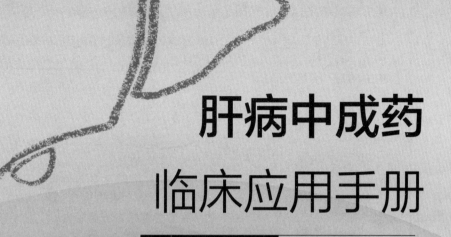

肝病中成药
临床应用手册

主　编　李秀惠

副主编　车念聪　徐春军　黄象安

人民卫生出版社
·北京·

图书在版编目（CIP）数据

肝病中成药临床应用手册 / 李秀惠主编. — 北京：
人民卫生出版社，2022.1（2023.11重印）
ISBN 978-7-117-32531-8

Ⅰ.①肝…　Ⅱ.①李…　Ⅲ.①肝疾病 – 中成药 – 用药
法 – 手册　Ⅳ.①R286.5-62

中国版本图书馆 CIP 数据核字（2021）第 244692 号

人卫智网	www.ipmph.com	医学教育、学术、考试、健康，
		购书智慧智能综合服务平台
人卫官网	www.pmph.com	人卫官方资讯发布平台

肝病中成药临床应用手册

Ganbing Zhongchengyao Linchuangyingyong Shouce

主　　编：李秀惠
出版发行：人民卫生出版社（中继线 010-59780011）
地　　址：北京市朝阳区潘家园南里 19 号
邮　　编：100021
E - mail：pmph @ pmph.com
购书热线：010-59787592　010-59787584　010-65264830
印　　刷：天津科创新彩印刷有限公司
经　　销：新华书店
开　　本：710×1000　1/16　印张：20
字　　数：297 千字
版　　次：2022 年 1 月第 1 版
印　　次：2023 年 11 月第 2 次印刷
标准书号：ISBN 978-7-117-32531-8
定　　价：59.00 元

打击盗版举报电话：**010-59787491**　E-mail：**WQ @ pmph.com**
质量问题联系电话：**010-59787234**　E-mail：**zhiliang @ pmph.com**

序一

古老而传统的中医药遇上了前所未有的现代科技进步与发展，全球气候在变，自然与社会环境在变，人体疾病谱在变，中医药的认识论也在变。然万变不离其宗——辩证唯物观、整体全息论始终指导着中医药学。中医药学以自身独特的诊疗思想指导疾病的治疗，历经数千年而不衰，以其临床实效这一"真理"护佑着人类的生命与健康。

肝病的中医药研究虽始于《黄帝内经》，然中医所谓之肝病不仅是现代解剖概念上"肝"自身的疾病，而且是多系统出现的病态或异常状态，与现代医学认识的"肝病"既有区别又有联系，包含代谢、免疫、精神、神经等多系统出现的器质病变与功能失调等。中华中医药学会肝胆病分会始终致力于中医肝胆病研究，以现代肝脏疾病的中医药学研究为主线，开展了持续研究、探索，在人才培养、科学研究、社会服务、文化传承等各方面做出不懈努力并取得了丰硕成果。

《肝病中成药临床应用手册》是中医药治疗肝病的又一成果展现，继《肝病中医治疗合理用药与常用中药肝损伤》后对中成药应用知识进行普及，指导帮助医务人员更加精准地使用中成药。

用于肝病相关的中成药品种繁多，配方各异，剂型甚多，临床应用心得也各不相同。虽然在学习和应用上有不少困惑，但毕竟在当代生活节奏下有诸多便捷之处，患者易于接受。为便于"答疑解惑"，很有必要对肝病治疗中的中成药应用进行规范与指导。

中华中医药学会肝胆病分会凝聚了全国中医药肝胆病研究的专家群体，承载着中医药肝胆病研究和治疗的使命，拥有一支技术业务精湛、文化底蕴丰厚、爱岗敬业奉献、共融创新发展的医教研队伍，在共同的事业中奋力拼搏做出成绩，秉持了传承发扬，守正创新的理念，在中医药肝胆病研究领域做出了应有的贡献。《肝病中成药临床应用手册》介绍了肝病的中医药学基础知识、常见肝病相关中医病证、13 类中成药物及 8 类现代医学肝病，并对 16 个肝病相关病证的中成药应用进行了全面指导，其药物选择均以《中华人民共和国药典》（2020 年版）、《国家基本药物目录（2018 年版）》、《国家基本医疗保险、工伤保险和生育保险药品目录（2020 年）》等为依据，以各疾病的诊疗共识、标准、意见为参考，面向临床医师指导规范其治疗肝病中的中成药应用，既是一份很好的应用研究报告与成果，亦是一部很好的临床教材，读后吾为之振奋，值得共同探索。

辛丑新春，邀吾为序，欣然提笔。愿《肝病中成药临床应用手册》有助于提高临床工作者更好地辨证用药、精准用药。

中华中医药学会肝胆病分会名誉主任委员
全国老中医药专家学术经验继承工作指导老师
首都医科大学教授

钱英

2021 年 2 月于北京

序二

新年伊始，粗读由中华中医药学会肝胆病分会主任委员李秀惠教授主编，国内知名中医、中西医结合肝病专家编写的《肝病中成药临床应用手册》，虽是熟悉的内容，但仍觉受益不浅。

中医药已是临床常用的防治肝病的有效疗法，越来越多的医师用中医药治疗多种肝脏疾病，其疗效得到公认，其中不乏西医同道亦主动和积极应用中成药治疗肝病患者，在取得疗效的基础上，也加深了对中医的了解。

但由于专业所限，临床上如何合理应用中成药，对于西医同道以及初涉医坛的青年医师，都是一门必须学习的学问。目前临床用于治疗肝病的中成药品种繁多，但其适应证并不相同，如果药不对症或误服误用，非但于病无益，反而不利病情。事实上，这也是影响中医药防治肝病疗效评价的因素之一，所以应该引起重视。

本书从肝病的中医学基础知识、中医防治肝病的方药、常见肝病的中成药应用等方面全面介绍了中医尤其是中成药治疗肝病的有关知识，包括肝病常见证候识别、辨证论治、理法方药、药物功效、临床应用、注意事项等，足供临证参考。

本书可作为从事中医肝病专业医师的参考书，尚有以下几个特点：

（1）理论联系实际。书中有关中医学基础知识较多，如能了解、掌握，则对于防治肝病中成药的正确应用大有帮助，避免了断章取义之弊。

（2）注重辨证治疗。辨证治疗是正确应用中成药的关键。如能基本掌握辨证要点，自能选对合理有效的中成药，这点对于非中医专业的医师和患者十分重要。

（3）在应用篇中除中药外，还介绍了现代医学对于每种肝病的诊断、治疗原则和方法，便于中西医沟通。

（4）除常用的防治肝病中成药外，还罗列了若干治疗肝病的民族药物可供参考。在民族医药中找寻防治肝病的有效方药也是我国传统医学一项重要的任务。

（5）对常见肝病相关病证的中成药应用作了归纳，内容齐全，条理清晰，方便实用。经常复习，应用时自能得心应手，不致出现"张冠李戴、南辕北辙"之谬误。

本书编者均为目前国内著名的中医、中西医结合肝病专家，在治疗肝病方面都有较深造诣，故能保证本手册内容的实用性和先进性，为从事中医、中西医结合防治肝病专业的临床工作者提供一本很好的参考书。

虽然防治肝病中成药种类繁多，但能解决疑难肝病的有效中成药并不多见。希冀同道加强临床实践，深入科学研究，无论是研发新药或二次开发经典成药，都以提高临床疗效为主要目标，共为肝病患者造福。

应李秀惠教授之约，凑成陋文聊以为序。

中华中医药学会肝胆病分会名誉副主任委员
上海中医药大学附属曙光医院教授

王灵台

2021 年 2 月于上海

前言

　　为落实《中共中央 国务院关于促进中医药传承创新发展的意见》，坚持中西医并重，加强中医药人才队伍建设，在国家鼓励西医学习中医药理论、遵循中医药特点规律和辨证施治的原则规范、合理使用中成药的大背景下，中华中医药学会肝胆病分会组织临床和教学专家，编撰了《肝病中成药临床应用手册》，旨在提高从事肝病及相关专业医师，尤其是西医医师的中成药临床应用水平，促进肝病中成药的合理使用，更好地发挥中医药原创优势，为促进健康中国发展做出贡献。

　　本书分为基础篇、方药篇和应用篇三部分。基础篇从中医整体观念、辨证论治这些基本观念入手，介绍了肝的主要生理功能、中西医学中"肝"的异同、肝病的病因病机，同时介绍了常见的肝病相关中医病证，包括胁痛、黄疸、积聚、臌胀等16个病证的病因、病机、临证辨识。方药篇向读者介绍了肝病相关中成药的组成、功效与作用、规格与用法、不良反应、禁忌、注意事项、现代研究等内容。遵循"以法统方"的原则，将中成药分为清热类、温里类、扶正类、安神类、止血类、祛瘀类、理气类、消导类、祛湿类、化浊降脂类、外科用药、抗肿瘤药等，同时对藏药、蒙药、苗药、傣药、彝药等民族医药进行了介绍，收录药物共计214种。应用篇介绍了常见肝病如何采用辨病辨证相结合的方式选择中成药，详细介绍了同一西医疾病出现不同中医证候时如何辨证使用中成药。同时也对16种常见肝病相关中医病证的中成药应用做了详细介绍。

　　本书的出版将为各级肝病相关医师，尤其是西医医师提供内容丰富、实用的中成药使用参考资料，提高他们对于中医肝病病因病机、辨证论治的理解，促进肝病中成药的合理使用。

本书编者为中华中医药学会肝胆病分会部分常务委员，他们为本书的撰写倾注了大量心血和智慧。本书的组织和出版也得到了中华中医药学会、中国肝炎防治基金会下属中西医肝病基金的大力支持，在此向各位专家、机构及所有提供帮助的单位和个人表示由衷感谢！由于水平有限，错漏之处在所难免，欢迎广大读者在阅读过程中提出宝贵意见，我们将在再版时进行完善和修正。读者对于本书有任何意见和建议，请发送邮件至gdbfh2015@163.com，我们在此表示衷心的感谢。

李秀惠

2021 年 6 月

目录

第三部分　应用篇

中成药名索引

第一部分

基础篇

第一章
中医学基础知识

一、中医学的基本特点

中医学是发源于中国古代社会的一门学科。它与我国的人文地理和传统学术思想等有着密切的内在联系，属于东方传统科学范畴。中医学最重要的特点是整体观念和辨证论治。

1. 整体观念　整体观念是中医学关于人体自身的完整性及人与自然、社会环境的统一性认识。中医把人看作一个有机的整体，人的各部位和器官是不可分割的，人的五脏六腑是相辅相成、相互协调、相互为用的。中医治疗就是通过整体观念，达到人体的脏腑平衡、阴阳协调及气血充盈。而人的整体变化与外界环境密切相关，不同的生活生理环境，会对人体生理病理造成不同的影响。整体观念的基本内容包括以下 3 个方面：

（1）人体自身的整体性：人体由五脏六腑、四肢百骸、经脉诸窍构成，气、血、津、液是人体内物质的不同存在形式，可以相互转换。在组织结构上，人体是以五脏为中心，通过经络将六腑、肢体组织、五官九窍等联系在一起的一个统一整体；在生理功能上，不同的脏腑系统互相配合协调，共同完成人体正常的功能活动。人之五脏（心、肝、脾、肺、肾）、六腑（胆、胃、小肠、大肠、膀胱、三焦）、形体（筋、脉、肉、皮、骨）、官窍（目、舌、口、鼻、耳、前阴、后阴）可以彼此衔接、沟通。以五脏为中心，通过经络系统联络作用，构成了心、肝、脾、肺、肾五个生理系统。生理系统之间又通过经络系统的沟通联络作用，构成在结构上完整统一的整体。

在病理状态时，不同脏腑之间可以互相影响。"有诸内者，必形诸外"。中医学在分析病证的病理机制时，往往着眼于整体，着眼于局部病变引起的整体性病理反映，把局部病理变化与整体病理反映统一起来，既重视局部病变的形体官窍，又不忽视病变之形体官窍对其他脏腑的影响，从而形成中医学病理上的整体观。

临床诊治体现整体性，其源于中医对生理及病理上整体性的把握。《灵枢·本脏》："视其外应，以知其内脏，则知所病矣。"望、闻、问、切，四诊合参，以诊断疾病，并辨明某些局部之病变与全身的关系。"病在上者下取之，病在下者高取之""从阴引阳，从阳引阴，以右治左，以左治右"，是中医治疗法则上整体性的体现。

由此可见，中医认为人在组织形态结构上相互沟通，有着层次结构；在物质组成上是同一的，气、血、津、液时刻灌注全身，循行不休；在功能活动上相互协调、相互制约、互根互用；在病理变化上又相互影响，互为因果。故在认识和阐述人的生理功能、病理变化，以及进行疾病的诊断和治疗时，都贯穿着"人是一个有机整体"这一基本观念。

（2）人与自然环境是一个统一整体：中医学认为，自然界各种事物之间不是各自孤立、互不相干的，而是互为关联，相互间有着种种的内在和外在联系。人生活在自然环境中，自然界的各种变化如气候的寒暑更替、地域环境改变等都会直接或间接影响人体的病理生理。《灵枢·邪客》提出："人与天地相应也。"自然环境主要包括自然气候和地理环境，可以"天地"名之。天地阴阳二气处于不断的运动变化之中，故人体的生理活动必然受天地之气的影响而有相应的变化，随季节气候的规律性变化而出现相应的适应性调节，正所谓春温、夏热、秋凉、冬寒，故而春生、夏长、秋收、冬藏。自然界的适度变化，对人体的生命活动有促进作用。若变化过于剧烈，则又可诱发疾病。如风、寒、暑、湿、燥、火等气候因素的急骤变化，都会成为致病因素。

（3）人与社会环境是一个统一的整体：人具有社会属性，人体的生命活动受到社会环境变化的制约。政治、经济、文化、宗教、法律、婚姻、人际关系等社会因素，必然通过与人的信息交换影响着人体的各种生理、心理活动和病理变化，而人也在认识世界和改造世界的交流中，维持着生命活动的稳定、有序、平衡、协调，此即人与社会环境的统一性。

2. 辨证论治　辨证论治是通过四诊收集患者的病史、症状等临床资料，根据中医理论进行综合分析，辨别出证候，拟订治疗方法，包括中医理论贯穿在预防与养生实践中的过程，体现中医学的整体观、恒动观和辩证观，是中医学的基本特点之一。

证，是机体在疾病发展过程中某一阶段的病理概括，由于它包括了病变的部位、原因、性质，以及邪正关系，反映疾病发展过程中某一阶段病理变化的本质，因此比症更全面、更深刻、更正确地揭示了疾病的本质。

辨证，就是将四诊（望、闻、问、切）所收集的资料，通过分析、综合，辨清疾病的原因、性质、部位以及邪正之间的关系，概括判断为某种性质的证。论治，又称施治，则是根据辨证的结果，确定相应的治疗方法。辨证是决定治疗的前提和依据，论治是治疗疾病的手段和方法。通过辨证论治的效果，可以检验辨证论治的正确与否。辨证论治的过程，就是认识疾病和解决疾病的过程。辨证和论治，是诊治疾病过程中相互联系、不可分割的两个方面，是理论和实践相结合的体现，是理法方药在临床上的具体运用，是指导中医临床工作的基本原则。

辨证时应注意运用恰当的辨证方法。常用的辨证方法有脏腑辨证、六经辨证、卫气营血辨证、三焦辨证、气血津液辨证等，总属八纲辨证范畴，即辨阴阳表里、寒热虚实。内伤杂病常用脏腑辨证、气血津液辨证；外感病常用六经辨证、卫气营血辨证、三焦辨证。

二、肝的主要生理功能

肝位于上腹部，横膈之下，右胁之内，有分叶。其主要生理功能是主疏泄与主藏血。肝与胆本身直接相连，又互为表里。肝的经脉循行于胁肋、小腹和外生殖器等部位，故这些部位的病证多从肝论治。

1. 肝主疏泄　是指肝脏具有调畅气机，推动机体的气、血和津液在人体内正常运行，进而通过对气机的疏导、畅达与调节作用来调畅血液的运行。另外，肝脏之藏血、藏魂、主筋等生理功能也与肝的疏泄功能息息相关。《素问·灵兰秘典论》说："肝者，将军之官，谋虑出焉。"《素问·六节脏象论》说："肝者，罢极之本，魂之居也。"肝主疏泄的功能主要表现在调畅气机，调节精神情志，协助脾胃运化，维持气血、津液的运行及通利水道，调理冲任方面。

（1）调畅气机：气机，即气的升降出入运动。升降出入是气化作用的基本形式，气化作用的升降出入过程是通过脏腑的功能活动而实现的。肝的疏泄功能，对全身各脏腑组织的气机升降出入之间的平衡协调，起着重要的疏通调节作用。肝的疏泄功能正常，则气机调畅、气血和调、经络通利，脏腑组织的活动也就正常协调。

（2）调节精神、情志：情志泛指人的情绪、情感活动。中医学认为，人的精神活动除由心所主外，还与肝的疏泄功能有关。肝主疏泄，为将军之官，谋虑所出，若肝的升发条达之性不及，必致疏泄无能，气血运行不畅、血不养心、神失所养、精神失养，初期临床出现以气郁为主的病理变化，反映在情志上以精神抑郁为主，可见郁郁不乐、多疑善虑、喜叹息、悲伤欲哭等症状。若肝气疏泄太过、升发无制，肝气升腾失常，则出现气机逆乱，临床可见头目胀痛、面红目赤、急躁易怒、心烦失眠的症状，甚则出现咳血、呕血、昏厥等情况。

（3）协助脾胃运化：中医学认为饮食物的消化吸收主要依靠脾的运化功能，而肝有疏通气机、助脾运化的作用。肝、胆与脾、胃在组织结构上相互毗邻，在经络循行上密切联系，在功能活动上相互配合，形成了木土生克、促进饮食运化和气血生化的作用。食物的消化吸收除了依赖脾胃的升降过程外，还需要胆汁的协助。胆汁是肝之余气积聚而成，胆汁的分泌与排泄也依赖于肝主疏泄的作用。肝脏与胆腑在组织结构上直接相连通，经脉上互为络属，为表里相合之脏腑。肝气疏泄调达，则胆汁排泄正常。若肝失疏泄，则胆汁排泄障碍，造成饮食精粗不分、食物不化。脾的升清依赖肝气畅达，若肝失疏泄，影响脾之升清，可表现为胁肋胀痛、脘腹胀满、肠鸣、腹泻等，称为"肝脾不和"；若影响到胃之和降，出现嗳气、食欲不振、脘痞腹胀，或攻窜作痛、吞酸嘈杂或呕吐等，称为"肝胃不和"。

（4）维持气血、津液的运行：肝的疏泄作用对全身脏腑组织的气机进行调节，使其平衡协调不致郁滞，进而调节全身功能。气机通畅，则血液运行随之正常。若肝失疏泄，气机阻滞，可出现胸胁、乳房或少腹胀痛。气是血液运行的动力，气行则血行，气滞则血瘀。若肝失疏泄，气滞血瘀，则可见胸胁刺痛，甚至癥积、肿块，女子还可出现经行不畅、痛经、经闭等。

水液在体内的升降运动，是肺、脾、肾、三焦、膀胱等脏腑共同活动的结果。其中三焦是水液气化、输布、排泄的重要通道。人体津液的输布，是通过脾的升清运化、肺的宣发肃降、肾的蒸腾气化以及三焦的气化共同实现的。肝失疏泄，则升降失度，肝脾不升，肺胃不降，则水道不通。肝失泄疏，则气机不畅，三焦水道不通，导致水液停聚。

（5）调理冲任：肝主疏泄，还体现在调理冲任，调节女子月经和男子排精方面。肝的疏泄功能正常，足厥阴经之气调畅，冲任二脉得其所助，则任脉通利，太冲脉盛，月经应时而下，带下分泌正常，妊娠孕育，分娩顺利。若肝失疏泄而致冲任失调，气血不和，从而形成月经、带下、胎产之疾，以及性功能异常和不孕等，故有"女子以肝为先天"之说。

精室为男子藏精之处，肝之疏泄与肾之闭藏协调平衡，则精室开阖适度，精液排泄有节，使男子的性与生殖功能正常。若肝之疏泄失常，必致开阖疏泄失度。其不及，可见性欲低下、阳痿、精少、不育等；其太过，则性欲亢奋、阳强、梦遗等。

2. 肝主藏血　《素问·调经论》谓："夫心藏神，肺藏气，肝藏血……"《素问·五脏生成》曰："故人卧血归于肝，肝受血而能视，足受血而能步，掌受血而能握，指受血而能摄。"肝藏血是指肝脏具有贮藏血液、调节血量及防止出血的功能。

（1）贮藏血液：血液来源于水谷精微，生化于脾而藏受于肝，肝脏具有储藏血液的生理功能。肝贮藏充足的血液，为女子月经来潮的重要保证。病理上，肝贮存血量不足，而致肝血虚，营养物质不能合成、储存并交换至血液，也不能及时输送至全身，机体各部分得不到足够的血液营养，甚则血虚生风、血燥生风、血不养肝、肝失柔润而硬化等。另一方面，肝藏血不足不能制约肝的阳气升动，而致肝阳上亢、肝火上炎、肝风内动等病理变化。

（2）调节血量：肝能根据机体各部分组织器官活动量的变化而调节循环血量，保证正常生理活动的需要。肝调节血量主要是在肝之疏泄作用下完成的，肝气条达则血脉通畅。其调节途径有三：一是根据机体的需要，调节人体各部的血量；二是调节冲任二脉，控制女子月经来潮；三是将肝藏之血输送至肾化为精藏于肾，还可将肾精注入于肝化为血为肝所藏，此即"精血互化"。

（3）防止出血：肝藏血有助于血液在脉中正常运行，防止其溢于脉外而发生出血。气有固摄血液之能，肝气充足，则能固摄肝血而不致出血；阴气主凝，肝阴充足，肝阳被涵，阴阳协调，则能发挥凝血功能而防止出血。

三、中西医学中"肝"的异同

1. 相同点

（1）在解剖和生理方面的相同点：西（现代）医学中肝的位置在腹部右上部，肝是人体中最大的腺体，也是最大的实质性脏器。肝是人体中最大的消化腺，是新陈代谢最旺盛的器官，担负着极其重要而复杂的功能，如调节脂肪、糖类及蛋白质的代谢和储存，调节血液中的物质浓度，分泌胆汁，生物转化等。肝的主要功能有：①合成与贮存作用；②分泌胆汁；③生物转化作用；④防御作用；⑤造血功能。

在大体解剖方面，中医文献中有关肝胆位置、形态的记载，与西医学的肝脏、胆囊大致相同。《难经·四十二难》："肝重四斤四两，左三叶，右四叶，凡七叶，主藏魂……胆在肝之短叶间，重三两三铢，盛精汁三合。"

（2）在系统疾病中的相同点：目前内科学中的肝脏疾病，主要有感染性肝病如各种病毒性肝炎；非感染性肝病如脂肪性肝病，酒精性肝病，药物性肝病，免疫性肝病，肝脏的恶性肿瘤，以及与之相关的肝硬化和急性或慢性肝衰竭。胆道系统疾病则主要是胆道系统炎症及结石。

中医学中肝脏疾病的胁痛、黄疸、积聚、臌胀，与内科学中的肝胆疾病如病毒性肝炎、脂肪性肝病、酒精性肝病、药物性肝病、免疫性肝病、肝硬化、胆道系统炎症及结石关系密切。

2. 不同点 中医学与现代医学是不同的医学体系，对"肝"的生理病理以及相关疾病的认识有较大差异。

（1）生理病理方面

1）生理功能：体现中医生理病理的"脏象学说"认为"肝"包含肝脏而不限于肝脏。肝为刚脏，体阴用阳。肝体可指肝实体，肝阴则为其功能。有学者提出中医"肝"与西医"肝脏"主体吻合，生理功能及病理改变部分吻合，但各自存在不同认识。肝脏象系统论述的内容，而肝脏理论尚未深入研究；反之，肝脏理论认识深刻的内容，而肝脏象描述得不够具体。西医学认为肝是人体中最大的消化腺，承担着极其重要而复杂的功能，如脂肪、糖类及蛋白质的代谢，生物转化，分泌胆汁等。中医学认为，肝主疏泄与主藏血，其功能效应不仅影响消化系统，而且与神经、精神、内分泌、血液等系统的功能是否能够正常发挥有关。

2）中医"肝助脾胃运化"与西医肝脏在消化系统中的作用：西医学认为，肝脏分泌胆汁，胆汁中所含的胆汁酸盐使脂肪乳化成极细的微粒，直接被人体吸收。另外，乳化后与胰脂肪酶（消化脂肪的特异酶）的接触面积增加；胆汁酸盐有激活胰脂肪酶的作用，故有间接促进脂肪消化吸收的作用。

中医认为肝协助脾胃消化，包括肝脏分泌胆汁、胆汁促进消化的作用。文献提示中医"肝协助脾胃消化"更多来自"肝病传脾"病理现象与从肝治疗脾胃病效应的观察。有研究表明：肝胃不和证以大脑皮质、自主神经功能紊乱，平滑肌脏器（如胃肠道、食管、胆总管、胆管、胰）活动或分泌障碍为特征。

肝脾不和证病理基本与肝胃不和证类同，但消化吸收功能减退、代谢紊乱、机体营养不良更为明显。中医肝协助脾胃消化的机制在于神经系统对消化道脏器的整体调控。相比而言，西医言肝脏与消化系统的关系主要局限在肝脏分泌胆汁、胆汁促进消化方面，两者的立足点截然不同。

3）中医"肝藏血"与西医肝脏在血液系统中的作用："肝藏血"学说始于《黄帝内经》，指肝内贮有一定量的血液量。恽铁樵《生理新语》云：

"惟肝含血管最富，故取生物之肝剖之，几乎全肝皆血……故肝为藏血之脏器。"此直观认识与现代医学"肝脏为人体一大贮血库，整个肝脏系统可储存全身血容量的50%"这一认识基本一致。"肝不藏血"以出血伴见一系列肝气、肝火或肝阴血虚的病理变化，常与情志失调相关。有学者认为情志因素导致出血是以人体应激机制为介导，表现为神经、内分泌、凝血等多环节的病理变化。可见"肝收摄血液"过程涉及多方面的因素，与西医"肝脏和凝血、抗凝物质的生成、清除有关，因而具有凝血功能"的作用显然不相等同。

4）中医"肝胆相表里"与西医肝脏和胆囊关系：中西医有关肝胆关系在解剖位置邻近、肝脏分泌胆汁、肝胆病理相互传变等方面有类同之处，提示"肝胆相表里"能部分反映西医肝脏与胆囊的关系特点。然而，两者仍有相异之处。如肝胆经脉相互络属、肝胆共主神志皆为中医学所特有。再如胆汁分泌、排泄的调节，中医学认为肝主疏泄对胆汁排泄分泌过程具有调节作用。现代医学证实胆汁排泄分泌过程受神经、体液、肠肝循环等因素影响。梗阻、炎症、代谢紊乱、情绪刺激等，皆可通过干扰胆汁排泄分泌过程的正常调节因素或造成肝胆局部病损，致胆汁分泌、排泄障碍。因此，中医肝主疏泄、调节胆汁排泄分泌过程涉及神经、内分泌等多重因素，并非肝脏功能所能概括。

（2）疾病范畴：中医肝系疾病除胁痛、黄疸、积聚、臌胀等与西医肝胆疾病基本在同一范畴外，还涉及循环、呼吸、消化、神经、精神、内分泌、血液等诸多其他系统的疾病。如眩晕，与属循环疾病的高血压密切相关，《素问·至真要大论》提出"诸风掉眩，皆属于肝"，认为眩晕与肝关系密切。中风、痴呆、痉证、痿证、颤证等属于神经内科疾病范畴，中医学认为其病位主要在肝，病机均以肝肾阴虚、肝风内动为主。咳嗽、喘证等与急性或慢性气管支气管炎、支气管哮喘、慢性阻塞性肺疾病等关系密切，其中某些证型发病与肝有关，如肝郁化火，上逆犯肺，可致咳嗽；情志不遂，或郁怒伤肝，肝气犯肺，肺失肃降，肺气郁痹而喘。胃痛、呕吐、泄泻与急性胃炎、慢性胃炎、消化性溃疡、功能性消化不良、幽门梗阻、急性或慢性肠炎、肠易激综合征、肠结核等消化系统疾病相关，而中医认为肝气郁滞，横逆犯胃，胃气郁滞，失于和降，可发为胃痛；肝气不疏，横逆犯胃，肝胃不和，胃气上逆，可导致呕吐；肝失疏泄，横逆乘脾，脾失健运，则出现泄泻，此皆与肝之功能失常有关。至于与抑郁症、焦虑症、神经官能症、癔症、更年期综合征等身心疾病密切相关的郁证，主要发病机制就是情志不畅，肝失疏泄，气机郁滞。

总之，中医肝的形态学基础为实质性肝脏，对其生理病理的某些认识也不同程度地源于实体；实体肝脏生理、病理特点观察可能作为认识来源之一，参与构筑了中医肝脏象理论。中医学的肝除少部分内容投射于现代医学肝脏生理病理中外，其绝大多数内涵超越了实体，涉及多系统、多器官。通过梳理中医学肝的认识发展脉络，不难看出，中医学的肝虽源于解剖，却不止于解剖，是由解剖、生理病理观察，逻辑推理，哲学思想渗透等多重因素构筑的"同形异构体"。中西医两种脏器概念的差异，归根到底是由两种医学体系不同的认知方法论决定的。从认识来源来看，中医学侧重从临床观察、经验总结中获取认识；现代医学主要从解剖、生理、生化等微观研究中获得认识。从认识角度来看，中医学把人置于自然、社会的大系统中，以"天人相应""形神相关"观点认知生命；现代医学把人从自然、社会环境中，从机体的普遍联系中抽取出来，单独加以考察。从认识内容来看，中医学注重考察整体的功能联系；现代医学重点着眼器官、组织的结构分析。从认识层次来看，中医学把握的是宏观整体的联系和规律；现代医学把握的是微观局部的结构与属性。从认识方法来看，中医学倾向于以思辨和心悟来领会医学的真谛，疏于形态结构研究，忽视实证；现代医学在"结构性原则"指导下，密切与自然科学新技术、新成果相结合，把对人体的认识逐步推进到微观的层次。

四、肝病的病因病机

1. **病因** 中医病因学说起源甚早，历代医家对病因的认识各有侧重。宋代陈言在《黄帝内经》和张机分类基础上，提出了"三因学说"，即六淫侵袭为外因，七情所伤为内因，饮食劳倦，跌仆金刃以及虫兽所伤为不内外因。

（1）外感病因：是指来源于自然界，多从肌表、口鼻入侵人体，而导致人体疾病的外感性致病因素。外感病因主要包括六淫和疠气。

六淫是风、寒、暑、湿、燥、火（热）6种外感病邪的总称，是自然界不正常的气候变化所致。六淫能否致病，除了与气候的异常变化有关外，还取决于人体正气的强弱，当人体正气强盛，抗病能力强时，就能够适应外界气候的异常变化而不发病。反之，当人体正气不足时，六淫则趁虚侵入人体而引发疾病，甚至当气候变化基本正常时，也会由于人体适应能力低下而发病。正如《素问·评热病论》所说："邪之所凑，其气必虚。"六淫邪气性质不同，易于侵犯的部位也不同，肝病常见邪气有热邪、湿邪。火热之邪侵犯人体，燔灼肝经，耗竭肝阴肝血，肝经失于濡养，进而肝风内动，有两目上视、颈项强直、四肢抽搐、角弓反张、高热等表现。湿热之邪侵犯人体，蕴于肝经，肝经疏泄失常，胆汁排泄不畅，溢于肌肤，则身目发黄。

（2）内伤病因：主要包括七情内伤、饮食失宜、劳逸失度等。

七情指喜、怒、忧、思、悲、恐、惊7种正常的情志活动，一般不会致病。只有突然、强烈、持久的情志刺激，超过人体调节的范围，使人体气机紊乱、脏腑阴阳气血失调，才会导致疾病的发生。肝主疏泄，肝在志为怒。肝病患者可出现烦躁易怒、两胁胀痛、善太息、咽中异物感、痛经、闭经等，过怒也会伤肝，使肝气疏泄太过而上冲，血随气逆，并走于上，可见面红目赤、头晕头痛、耳鸣，甚至呕血或昏厥、卒倒等症。除肝气上逆外，临床尚常见肝气横逆犯脾，可见腹痛、腹泻等，如《素问·举痛论》言："怒则气逆，甚则呕血及飧泄，故气上矣。"

饮食失宜包括饮食不节、饮食不洁、饮食偏嗜3个方面。酸先入肝，苦先入心，甘先入脾，辛先入肺，咸先入肾，五味偏嗜，不仅可以直接引起本脏病变，还可影响脏腑之间关系，引发多种病变。如多食酸味，则皮肉坚厚皱缩，口唇干薄而掀起。

劳逸失度包括过劳和过逸2个方面。过劳耗伤脏腑精气，致使脏气虚少，功能减退。过逸导致气机不畅、正气不振、阳气不足，易感外邪。

2. 病机 肝的病理变化内在基础是肝的阴阳气血失调，基本特点为肝气、肝阳常有余，肝阴、肝血常不足。肝的主要病机特点为体用失调、气机失调、血液生成运行异常、消化吸收功能障碍、精神情志改变、水液代谢失常。因此，肝病易于影响他脏，导致其他脏腑的病变。

（1）体用失调：肝具条达之性，其性刚，主动、主升；肝又主藏血，全赖肾水以涵之，血液以濡之，故叶桂在《临证指南医案》中指出肝有"体阴用阳"之性。肝体柔和、肝气条达是维持肝脏正常生理功能的基本条件。在病理上肝阳肝气具有易亢、易逆、易郁的特点，肝阴、肝血具有易亏虚的特点。

（2）气血失和：肝主调畅一身之气机，又主调节全身之血量。故肝的病变以气血失和、气血逆乱为基本病理表现。气机郁滞是肝病最常见的病理变化。肝郁可变生肝火、肝火久则可发展成肝阳上亢，甚则引动肝风。气病必及于血，所以肝病久则必及血分。如肝气郁结可致血行不畅而成瘀血；肝阳升发太过则使血随气升而病厥，或见咳血、呕血等；肝火耗伤阴血，日久可导致肝的阴血亏损等。

（3）干犯他脏：肝主升、主动、性刚的生理特性以及肝经循行络属涉及多脏的特点，决定了肝气易郁结、上扰下迫、横乘流窜，从而干犯他脏。如肝病最易上侮肺金，中乘胃，上逆冲心，下竭肾阴，旁攻脏腑，流窜经络。其中尤以肝病传脾和肝病犯肺或肝胆同病为常见。

第二章
常见肝病相关中医病证

一、胁痛

胁痛是以一侧或者两侧胁肋部位疼痛为主要临床表现的病证，也是临床肝脏疾病、胆道感染及胆石症、胸膜病变、内分泌失调以及神经系统等病变中较为常见的一种自觉症状。

中医学认为，胁痛的病变脏腑主要在于肝、胆，又与脾、胃及肾有关。《素问·脏气法时论》："肝病者，两胁下痛引少腹。"《素问·刺热论》："肝热病者，小便先黄，……胁满痛，手足躁，不得安卧。"《灵枢·五邪》："邪在肝，则两胁中痛。"《灵枢·经脉》："胆足少阳之脉……是动则病口苦，善太息，心胁痛不能转侧……"临床上疼痛性质、程度和诱发因素可有不同，如胁肋胀痛，窜痛、刺痛、灼热痛，隐痛，痛有定处或痛无定处，情绪变化或者劳累后诱发或者加重，持续疼痛或阵发性疼痛加重等。基本病机为肝络失和，其病理变化可归结为"不通则痛"与"不荣则痛"两类。

胁痛的病因与情志不畅、饮食不节、外感湿热、疫疠之邪以及久病体虚等因素有关，在诊察上重点询问胁痛性质、程度、加重或缓解或诱发因素等，辨别虚实与气血的不同。实证中以气滞、血瘀、湿热为主，三者又以气滞为先。虚证多属阴血亏损，肝失所养。需结合伴发症状和舌脉特点，临床应用辨清证候归属，确定理法方药。

■ 临证辨识

1. **肝气郁结** 胁肋胀痛，走窜不定，甚则连及胸肩背，且情志不舒则痛增，舌苔薄白，脉弦。

2. 瘀血阻络　胁肋刺痛，痛处固定，疼痛持续，或胁下有积块，舌质紫暗有瘀斑瘀点，脉弦细涩。

3. 肝胆湿热　胁肋胀痛，或有脘闷纳呆，或恶心呕吐，或厌食油腻，或有黄疸，舌苔黄腻，脉滑数。

4. 肝阴不足　胁肋隐痛，遇劳加重，口干咽燥，两目干涩，舌质红少苔，脉细弦。

5. 肝郁脾虚　胁肋胀痛或隐痛，伴有腹胀乏力，或兼时有大便不成形，舌苔白，脉沉细弦。

二、黄疸

黄疸是以目黄、身黄、尿黄为主要临床表现的一种病证。本病与现代医学所述黄疸意义相同，可为肝细胞性黄疸、胆汁淤积性黄疸、溶血性黄疸等，可见于病毒性肝炎、肝硬化、胆石症、胆囊炎、钩端螺旋体、某些消化系统肿瘤，以及出现黄疸的败血症等。

中医学认为，黄疸的发生与脾、胃、肝、胆相关。《素问·平人气象论》："溺黄赤，安卧者，黄疸；……目黄者曰黄疸。"《灵枢·经脉》："是主脾所生病者，……黄疸，不能卧。"《圣济总录·黄疸门》："大率多因酒食过度，水谷相并，积于脾胃，复为风湿所搏，热气郁蒸，所以发病黄疸。"《类证治裁·黄疸》："阴黄系脾脏寒湿不运，与胆液浸淫，外渍肌肉，则发而为黄。"《诸病源候论·黄病诸候》提出了一种卒然发黄，命在顷刻的"急黄"。临床上以目黄、身黄、小便黄为主症，其中目黄为必具的症状，病程或长或短，发黄程度或浅或深，其色或鲜明或晦暗，急黄者，其色甚则如金。急黄患者还可出现神昏、衄血、吐血等症。黄疸的病机关键是湿，由于湿邪困遏脾胃，壅塞肝胆，疏泄失常，胆汁泛溢而发生黄疸。与脾胃阳气盛衰相关，中阳偏盛，湿从热化，则致湿热为患，发为阳黄；中阳不足，湿从寒化，则致寒湿为患，发为阴黄。至于急黄则为湿热夹时邪疫毒所致。

黄疸病因有外感和内伤2个方面，外感多属湿热疫毒所致，内伤常与饮食、劳倦或其他疾病有关。从病邪来说，主要是湿浊之邪，其发病往往是内外因相因为患。在诊察上重点辨起病缓急、病程长短、黄疸的色泽，同时结合伴发症状和舌象特点，临床应用辨清证候归属，确定理法方药。

■ 临证辨识

1. 阳黄

（1）热重于湿：黄疸色泽鲜明，口干口苦，或有恶心呕吐，脘腹胀满，大便秘结，舌红，苔黄腻或黄糙，脉弦数。

（2）湿重于热：身目发黄如橘，脘闷腹胀，头重身困，嗜卧乏力，纳呆，或有恶心呕吐，口黏不渴，便溏，舌苔厚腻微黄，脉濡。

（3）胆腑郁热：身目发黄鲜明，右胁剧痛且放射至肩背，壮热或寒热往来，伴有口苦咽干，恶心呕吐，便秘，舌红，苔黄而干，脉弦滑数。

（4）疫毒炽盛（急黄）：起病急骤，黄疸迅速加深，身目呈深黄色，烦躁不安，或呕吐频作，或尿少，或神昏谵语，或有腹水，舌质红，苔黄，脉弦滑或数。

2. 阴黄

（1）寒湿阻遏：黄色晦暗不泽或如烟熏，痞满食少，神疲畏寒，腹胀便溏，口淡不渴，舌淡苔白腻，脉沉滑。

（2）瘀血阻滞：黄疸日久，肤色暗黄、苍黄，甚则黧黑，胁下癥结刺痛、拒按，面颈部见赤丝红纹，舌有紫斑或紫点，脉涩。

三、积聚

积聚是以腹内结块，或胀或痛为主要临床特征的病证。主要包括现代医学中的腹部肿瘤、肝硬化、脂肪肝，以及增生型肠结核、胃肠功能紊乱、不完全性肠梗阻等疾病。

中医学认为，积聚的发生主要关系到肝、脾两脏。但积和聚又分别有不同的临床特征，聚证以气机阻滞为主，积证则气滞、血瘀、痰结三者均有，而以血瘀为主。《灵枢·五变》："人之善病肠中积聚者，……皮肤薄而不泽，肉不坚而淖泽。如此，则肠胃恶，恶则邪气留止，积聚乃伤。"《医宗必读·积聚》："积之成也，正气不足，而后邪气踞。"《济生方·积聚论治》："忧、思、喜、怒之气，人之所不能无者，过则伤乎五脏，……留结而为五积。"《景岳全书·积聚》："凡脾肾不足及虚弱失调之人，多有积聚之病。"《诸病源候论·积聚病诸候》："诸脏受邪，初未能成积聚，留滞不去，乃成积聚。"临床上聚证则表现为腹中气聚，攻窜胀痛，时聚时散，或如条状物聚集在腹部，积证则见腹部可扪及或大或小、质地或软或硬的包块，部位固定不移。积证须辨积块的部位与虚实，可分为初、中、末三期，初期正气未大虚，邪气虽实而不甚；中期正气渐衰而邪气渐甚；末期正气大虚而邪气实甚。病机主要是气机阻滞，瘀血内结。

积聚的病因主要有情志抑郁，饮酒过度，嗜食肥甘厚味，感受邪毒，或黄疸经久不退，或久疟不愈，或感染血吸虫。其中，情志、饮食、邪毒等致病原因常交错夹杂，混合致病。在诊察上重点辨积与聚的不同。积属有形，结块固定不移，痛有定处，病在血分，是为脏病；聚属无形，包块聚散无常，痛无定处，病在气分，是为腑病。临床上结合伴发症状和舌脉特点，辨清证候归属，确定理法方药。

▉ 临证辨识

1. 聚证

（1）肝气郁滞：腹中气聚，攻窜胀痛，时聚时散，脘胁之间时或不适，病情常随情绪而起伏，苔薄，脉弦。

（2）食浊阻滞：腹胀或痛，便秘，纳呆，时有如条状物聚起在腹部，重按则胀痛更甚，舌苔腻，脉弦滑。

2. 积证

（1）气滞血阻：积证初起，积块软而不坚，固着不移，胀痛并见，舌苔薄白，脉弦。

（2）气结血瘀：腹部积块渐大，按之较硬，痛处不移，食少乏力，舌质青紫，或有瘀点瘀斑，脉弦细涩。

（3）正虚瘀结：积块坚硬，疼痛逐渐加剧，饮食大减，面色萎黄或黧黑，消瘦，舌质色淡或紫，舌苔灰糙或无苔，脉细弦。

四、臌胀

臌胀是以腹胀大如鼓，皮色苍黄，脉络暴露为主要临床表现的病证。主要包括现代医学中的病毒性、脂肪性、药物性、免疫性、代谢性、血吸虫性、胆汁性、中毒性等肝病所致的肝硬化腹水。其他如腹腔内肿瘤、结核性腹膜炎等疾病。

中医学认为，臌胀的发生与肝、脾、肾功能失调相关，以致气滞、血瘀、水停于腹中。《灵枢·水胀》记载其症状有"腹胀，身皆大，大与肤胀等也，色苍黄，腹筋起"。《金匮要略·水气病脉证并治》："肝水者，其腹大，不能自转侧，胁下腹痛。""脾水者，其腹大，四肢苦重，津液不生，但苦少气，小便难。""肾水者，其腹大，脐肿腰痛，不得溺，阴下湿如牛鼻上汗，其足逆冷，面反瘦。"《景岳全书·肿胀》："少年纵酒无节，多成水鼓。"临床上以腹部胀满，按压腹部，按之即陷，随手而起，如按气囊，鼓之如鼓等症为主者，多以气滞为主；腹胀大，内有积块疼痛，外有腹壁青筋暴露，面、颈、胸部出现红丝赤缕者，多以血瘀为主；腹部胀大，状如蛙腹，按之如囊裹水，或见腹部坚满，腹皮绷急，叩之呈浊音者，多以水停为主。基本病机为肝、脾、肾受损，气滞血结，水停腹中，特点为本虚标实。

臌胀的病因主要有情志抑郁，饮酒过度，嗜食肥甘厚味，感受邪毒，或久疟不愈，或感染血吸虫，或黄疸、积证失治，或脾肾亏虚。在诊察上重点辨疾病的缓急，虚实的侧重，气滞、血瘀、水停的主次等。临床上结合伴发症状和舌脉特点，辨清证候归属，确定理法方药。

■ 临证辨识

1. 气滞湿阻 腹部胀大，按之不坚，饮食减少，食后腹胀，嗳气后稍减，尿量减少，舌白腻，脉弦滑。

2. 水湿困脾 腹大胀满，按之如囊裹水，胸脘胀闷，得热则舒，周身困重，畏寒肢肿，面浮或下肢微肿，大便溏薄，小便短少，舌苔白腻，脉缓。

3. **水热蕴结**　腹大坚满，脘腹绷急，拒按，烦热口苦，渴不欲饮，小便赤涩，大便秘结或溏，或有面目肌肤发黄，舌边尖红，苔黄腻或灰黑而润，脉弦数。

4. **肝脾血瘀**　腹大坚满，按之不陷而硬，青筋怒张，面色晦暗，头颈、胸、臂等处可见红点赤缕，唇色紫褐，舌质紫暗或有瘀斑，脉细涩。

5. **脾肾阳虚**　腹大胀满，形如蛙腹，撑胀不甚，食少便溏，畏寒肢冷，尿少腿肿，舌淡胖边有齿痕，苔厚腻，脉沉细无力。

6. **肝肾阴虚**　腹大坚满，甚则腹部青筋暴露，形体反见消瘦，口燥咽干，齿鼻时或衄血，小便短少，舌红绛少津，脉细数。

7. **臌胀出血**　轻者齿鼻出血，重者病势突变，大量吐血或便血，吐血鲜红或大便油黑，舌红苔黄，脉弦细数。

8. **臌胀神昏**　神志昏迷，烦躁，怒目狂叫，或手足抽搐，口臭便秘，尿短赤，舌红苔黄，脉弦滑数。

五、纳呆

纳呆是指患者胃纳呆滞，以食欲、食量改变为主要临床表现的病证。主要包括现代医学中的肝胆系统疾病、胃肠道疾病，作为症状可兼见于多种疾病，临床较为多见。

中医学认为，纳呆与脾、胃、肝、胆关系最为密切。肝主疏泄、脾主运化，脾胃之气健旺，升降自如，则能纳能化。《黄帝内经太素·喜怒》："怒，肝木也。食，脾土也。今木克土，故怒不欲食。"《世医得效方·大方脉杂医科·集证说》："思伤脾者，气留不行，积聚在中脘，不得饮食，腹胀满，四肢怠惰。"《徐批叶天士晚年方案真本·卷下》："情志不适，肝木必乘胃土，食少不化，是以虚中有滞。"《临证指南医案》："纳食主胃，运化主脾，脾宜升则健，胃宜降则和。……脾胃之病，虚实寒热，宜燥宜润，固当详辨，其于升降二字，尤为紧要。"《医学实在易》："不能食者，胃中元气虚也。"基本病机为脾胃气机升降失司。

纳呆的病因主要有情志抑郁，外邪犯胃，感受邪毒，或黄疸、积证失治，或脾胃之气虚，或食积胃肠，或其他脏腑疾病累及脾胃。在诊察上重点辨疾病虚实，实者，邪气有余，干犯胃腑而致胃气不降。虚者，正气不足，可以脾胃自虚，也可其他脏腑虚损累及脾胃，如下焦肾阳不足，火不生土。实证多见于新病，虚证多见于久病，亦有虚实夹杂者。临床上结合伴发症状和舌脉特点，辨清证候归属，确定理法方药。

■ 临证辨识

1. **肝郁气滞** 多有抑郁、愤懑等情绪方面诱因，胃脘胀满、不思饮食，甚则胸胁胀满，嗳气后症状可缓解，苔薄白，脉弦。

2. **脾胃湿热** 纳呆口黏，脘腹痞闷或疼痛，口干口苦，身重倦怠，小便短黄，便溏不爽，舌红，苔黄厚腻，脉滑。

3. **食积胃肠** 纳呆厌食，甚则呕吐，兼见嗳腐吞酸，嗳气有食臭味，脘腹胀痛，苔厚腻，脉滑。

4. **外邪犯胃** 突然纳呆，伴恶寒、发热、头痛等症状，或疲乏身困，胁肋胀痛，或有黄疸等肝胆湿热表现。多口苦，大便秘结，苔黄，脉浮数。

5. **脾胃气虚** 纳呆便溏，气短乏力，肌肉松解，舌质淡，脉沉细。

6. **脾肾阳虚** 纳呆畏寒，便溏，甚则完谷不化，肢冷腰酸。舌质淡，脉沉弱。

7. **胃阴不足** 饥不欲食，兼见胃中嘈杂、灼热，口干，便秘，舌红少苔，脉细数。

六、呕吐

呕吐是以食物、痰涎等胃内之物从胃中上涌，自口而出为主要临床表现的病证。主要包括现代医学中的胃肠、肝胆系统本身疾病，其他可见急性胃肠炎、急性胰腺炎、急性胆囊炎、急性食物中毒、神经性呕吐、心源性呕吐、颅脑疾病、尿毒症、糖尿病酮症酸中毒等。

中医学认为，呕吐的病位主要在胃，但发病与肝、脾有密切的关系。《素问·举痛论》："寒气客于肠胃，厥逆上出，故痛而呕也。"《素问·至真要大论》："久病而吐者，胃气虚不纳谷也。"《灵枢·四时气》："邪在胆，逆在胃，胆液泄，则口苦，胃气逆，则呕苦，故曰呕胆。"《济生方·呕吐》："若脾胃无所伤，则无呕吐之患。"《诸病源候论·呕哕病诸候》："呕吐者，皆由脾胃虚弱，受于风邪所为也。"《三因极一病证方论·呕吐叙论》："呕吐虽本于胃，然所因亦多端，故有饮食寒热气血之不同，皆使人呕吐。"临床表现常有恶心之先兆，或食后即吐，或良久复出，或呕而无力，或呕吐如喷，或呕吐新入之食，或呕吐不消化之宿食，或呕吐涎沫，或呕吐黄绿苦水。呕吐常有诱因，如饮食不节，情志不遂，寒暖失宜，以及闻及不良气味等因素，皆可诱发呕吐，或使呕吐加重。基本病机为胃失和降，胃气上逆。

呕吐的病因有外邪、饮食、情志、脏腑虚弱等，常相互影响，兼杂致病。在诊察上重点辨疾病虚实、缓急。实证多由外邪、饮食、情志所伤，起病较急；虚证常因脾胃虚寒、胃阴不足，起病缓慢，或见于病后；也多虚实并见者。另外，吐出物常能直接反映病因，病变的脏腑，以及寒热虚实。临床上结合伴发症状和舌脉特点，辨清证候归属，确定理法方药。

■ 临证辨识

1. 外邪犯胃　呕吐食物，吐出有力，起病较急，常伴有恶寒发热，胸脘满闷，不思饮食，舌苔白，脉濡缓。

2. 饮食停滞　呕吐物酸腐，脘腹胀满，嗳气厌食，得食更甚，吐后反快，大便或溏或结，气味臭秽，苔厚腻，脉滑有力。

3. 痰饮内停　呕吐物多为清水痰涎，胸脘满闷，头眩心悸，或呕而肠鸣，苔白腻，脉滑。

4. 肝气犯胃　呕吐吞酸，嗳气，胸胁胀满，烦闷，每因情志不遂而呕吐更甚，舌边红，苔薄白，脉弦。

5. 脾胃虚弱　呕吐时作时止，脘腹痞闷，面白少华，倦怠乏力，大便溏薄，舌质淡，苔薄白，脉濡弱。

6. 胃阴不足　呕吐反复发作，呕吐量少，或仅吐唾涎沫，时作干呕，口燥咽干，胃中嘈杂，似饥不欲食，舌红少津，脉细数。

七、泄泻

泄泻是以排便次数增多，粪质稀溏或完谷不化，甚至泻出物如水样为主要临床表现的病证。主要包括现代医学中的多种疾病，如肝胆系统疾病、急性或慢性肠炎、肠结核、肠易激综合征、吸收不良综合征等。

中医学认为，泄泻的病位在脾、胃、肠，脾、胃为泄泻之本，其他内外之邪以及肝、肾等脏腑所致的泄泻，都是在伤脾的基础上，脾失健运才能引起泄泻。《素问·阴阳应象大论》："清气在下，则生飧泄"，"湿胜则濡泻。"《素问·脉要精微论》："胃脉实则胀，虚则泄。"《素问·脏气法时论》："脾病者，……虚则腹满肠鸣，飧泄食不化。"《素问·举痛论》："怒则气逆，甚则呕血及飧泄。"《景岳全书·泄泻》："若饮食失节，起居不时，以致脾胃受伤，则水反为湿，谷反为滞，精华之气不能输化，乃致合污下降而泻痢作矣。""凡遇怒气便作泄泻者，必先以怒时夹食，致伤脾胃，故但有所犯，即随触而发，此肝脾二脏之病也。"临床上或大便次数增多，粪质清稀，或便次不多，但粪质清稀，甚至如水状，或大便清薄，完谷不化，便中无脓血。泄泻之量或多或少，泄泻之势或缓或急。起病或缓或急，常有反复发作史。常由外感寒热湿邪，内伤饮食情志，劳倦，脏腑功能失调等诱发或加重。基本病机是脾虚湿盛，升降失调，清浊不分。

泄泻的病因有外感、内伤之分，外感之中湿邪最为重要，内伤中脾虚最为关键。脾胃受损，运化失司，小肠无以分清别浊，大肠传化失司，水反为湿，谷反为滞，合污而下，发为泄泻。在诊察上重点辨寒热虚实，轻重缓急，泻下物性状，辨病在脾、在肝、在肾的不同。临床上结合伴发症状和舌脉特点，辨清证候归属，确定理法方药。

■ 临证辨识

1. 寒湿泄泻 泄泻清稀，甚则如水样，腹痛肠鸣，脘闷食少，苔白腻。若兼外感风寒，则恶寒发热头痛，肢体酸痛，苔薄白，脉濡缓。

2. 湿热泄泻 泄泻腹痛，泻下急迫，或泻而不爽，粪色黄褐，气味臭秽，肛门灼热，或身热口渴，小便短黄，苔黄腻，脉滑数。

3. 伤食泄泻 泻下臭如败卵，伴有不消化食物，脘腹胀满，腹痛肠鸣，泻后痛减，嗳腐酸臭，不思饮食，苔垢浊或厚腻，脉滑。

4. 脾虚泄泻 稍进油腻食物或饮食稍多，大便次数即明显增多而发生泄泻，食后脘闷不舒，神疲倦怠，舌淡苔白，脉沉细。

5. 肾虚泄泻 黎明之前脐腹作痛，肠鸣即泻，泻下完谷，形寒肢冷，腰膝酸软，舌淡苔白，脉细弱。

6. 肝郁泄泻 每逢抑郁恼怒，或情绪紧张之时，即发生腹痛泄泻，攻窜作痛，腹痛即泻，泻后痛减，矢气频作，嗳气食少，舌质淡，脉弦细。

八、便秘

便秘是指以大便排出困难，排便时间或排便间隔时间延长为临床特征的病证。主要包括现代医学中的肝胆系统疾病所致的便秘、功能性便秘、肠易激综合征、肠炎恢复期、直肠及肛门疾病、药物性便秘、内分泌及代谢性疾病所致的便秘，以及肌力减退所致的便秘等。

中医学认为，本病病位在大肠，发病与脾、胃、肺、肝、肾密切相关。《素问·举痛论》："热气留于小肠，肠中痛，瘅热焦渴，则坚干不得出，故痛而闭不通矣。"《兰室秘藏·大便结燥门》："若饥饱失节，劳役过度，损伤胃气，及食辛热厚味之物，而助火邪，伏于血中，耗散真阴，津液亏少，故大便燥结。"《景岳全书·秘结》："阳结证，必因邪火有余，以致津液干燥。""凡下焦阳虚，则阳气不行，阳气不行，则不能传送而阴凝于下，此阳虚而阴结也。"临床上粪质干结，排出艰难，舌淡苔白滑，多属寒；粪质干燥坚硬，便下困难，肛门灼热，舌苔黄燥或垢腻，则属热；年高体弱，久病新产，粪质不干，欲便不出，便下无力，多属虚；年轻气盛，嗳气频作，面赤口臭，舌苔厚，多属实。基本病机是邪滞大肠，腑气闭塞不通或肠失温润，推动无力，导致大肠传导功能失常。气机郁滞日久化热，可导致热结；热结日久，耗伤阴津，转化成阴虚等。

便秘的病因有外感寒热之邪，内伤饮食情志，病后体虚，阴阳气血不足等。各种病因病机常常相兼为病，或互相转化，肠胃积热与气机郁滞并见，阴寒积滞与阳气虚衰相兼；在诊察上重点辨虚实寒热，冷秘、热秘、气秘属实，阴阳气血不足所致属虚。虚实之间可以转化，可由虚转实，可因虚致实，可虚实并见。临床上结合伴发症状和舌脉特点，辨清证候归属，确定理法方药。

■ 临证辨识

1. 肠胃积热 大便干结，腹胀腹痛，面红身热，口干口臭，心烦不安，小便短赤，舌红苔黄燥，脉滑数。

2. 气机郁滞 大便干结，或欲便不得出，或便而不畅，肠鸣矢气，腹中胀痛，嗳气，舌苔薄腻，脉弦。

3. 阴寒积滞 大便艰涩，腹痛拘急，胁下偏痛，手足不温，舌苔白腻，脉弦紧。

4. 气虚 粪质并不干硬，临厕排便困难，需努挣方出，挣得汗出短气，便后乏力，体质虚弱，面白神疲，舌淡苔白，脉弱。

5. 血虚 大便干结，排出困难，面色无华，心悸气短，健忘，口唇色淡，脉细。

6. 阴虚 大便干结，如羊屎状，形体消瘦，心烦失眠，潮热盗汗，腰酸膝软，舌红少苔，脉细数。

7. 阳虚 大便或干或不干，排出困难，小便清长，面色㿠白，四肢不温，腹中冷痛，得热痛减，腰膝冷痛，舌淡苔白，脉沉迟。

九、血证

血证是指凡血液不循常道，或上溢于口鼻诸窍，或下泄于前后二阴，或渗出于肌肤，所形成的出血性疾病。主要包括现代医学中的呼吸、消化、泌尿系统疾病有出血症状者，以及造血系统病变所引起的出血性疾病。

中医学认为，当各种原因导致脉络损伤或血液妄行时，就会引起血液溢出脉外而形成血证。随其病因、病位的不同，而表现为鼻衄、齿衄、咳血、吐血、便血、尿血、紫斑等。《灵枢·百病始生》："阳络伤则血外溢，血外溢则衄血。阴络伤则血内溢，血内溢则后血。"《金匮要略·惊悸吐衄下血胸满瘀血病脉证治》："心气不足，吐血，衄血，泻心汤主之。"《济生方·血病门》："夫血之妄行也，未有不因热之所发，盖血得热则淖溢，血气俱热，血随气上，乃吐衄也。"《医学正传·血证》："从胃而上溢于口者，曰呕血""咳血嗽血者出于肺也。"《先醒斋医学广笔记·吐血》："肝为将军之官，主藏血。吐血者，肝失其职也。"临床上则有出血量或少或多、病程或短或长及伴随症状等的不同。热盛多发生在血证的初期，大多起病较急；阴虚火旺一般起病较缓，或由热盛迫血证迁延转化而成；气虚不摄多见于病程较长，久病不愈的出血患者。共同病机可归结为火热熏灼、迫血妄行及气虚不摄、血溢脉外两类。

血证的病因有感受外邪、情志过极忧思恼怒过度、饮食不节、饮酒过多以及过食辛辣厚味、劳倦过度、久病或热病之后。实证和虚证虽病因病机不同，但在疾病发展变化过程中，常发生实证向虚证的转化。此外，离经脉之血留积体内，蓄结而为瘀血。在诊察上重点首先辨证候之寒热虚实，不仅要辨临床病证不同血证，还要辨脏腑病变之异、临床病证相同血证。临床上结合病史、伴发症状和舌脉特点，辨清证候归属，确定理法方药。

■ 临证辨识

1. 鼻衄

（1）热邪犯肺：鼻燥衄血，口干咽燥，或有身热、咳嗽痰少等症，舌质红，苔薄，脉浮数。

（2）胃热炽盛：鼻衄，或兼齿衄，血色鲜红，口渴欲饮，烦躁，便秘，舌红，苔黄，脉数。

（3）肝火上炎：鼻衄，头痛，目眩，耳鸣，烦躁易怒，面目红赤，口苦，舌红，脉弦数。

（4）气血亏虚：鼻衄，或齿衄、肌衄，神疲乏力，面色苍白，头晕，心悸，夜寐不宁，舌质淡，脉沉细。

2. 齿衄

（1）胃火炽盛：齿衄，血色鲜红，牙龈红肿疼痛，头痛，口臭，舌红，苔黄，脉数有力。

（2）阴虚火旺：齿衄，血色淡红，起病较缓，常因受热及烦劳而诱发，齿摇不坚，舌质红，苔少，脉沉细稍数。

3. 咳血

（1）燥热伤肺：喉痒咳嗽，痰中带血，口干鼻燥，或有身热，舌质红，少津，苔薄黄，脉数。

（2）肝火犯肺：咳嗽阵作，痰中带血或纯血鲜红，胸胁胀痛，烦躁易怒，口苦，舌质红，苔薄黄，脉弦。

（3）阴虚肺热：咳嗽痰少，痰中带血或反复咳血，血色鲜红，口干咽燥，颧红，潮热盗汗，舌质红，脉细数。

4. 吐血

（1）胃热壅盛：脘腹胀闷，甚则作痛，吐血色红或紫暗，常夹有食物残渣，口臭，便秘，大便色黑，舌质红，苔黄腻，脉滑数。

（2）肝火犯胃：吐血色红或紫暗，口苦胁痛，心烦易怒，寐少梦多，舌质红绛，脉弦数。

（3）气虚血溢：吐血缠绵不止，时轻时重，血色暗淡，神疲乏力，心悸气短，面色苍白，舌质淡，脉细弱。

5. 便血

（1）肠道湿热：便血色红，大便不畅或稀溏，或有腹痛，口苦，舌质红，苔黄腻，脉濡数。

（2）气虚不摄：便血色红或紫暗，食少，体倦，面色萎黄，心悸，少寐，舌质淡，苔少，脉沉细。

（3）脾胃虚寒：便血紫暗，甚则黑色，腹部隐痛，喜热饮，面色不华，神倦懒言，便溏，舌质淡，苔白，脉细。

6. 尿血

（1）下焦湿热：小便黄赤灼热，尿血鲜红，心烦口渴，面赤口疮，夜寐不安，舌质红，苔黄腻，脉沉滑。

（2）肾虚火旺：小便短赤带血，头晕耳鸣，神疲，颧红潮热，腰膝酸饮，舌质红，苔少，脉细数。

（3）脾不统血：久病尿血，甚或兼见齿衄、肌衄，食少，体倦乏力，气短声低，面色不华，舌质淡，脉沉细。

（4）肾气不固：久病尿血，血色淡红，头晕耳鸣，精神困惫，腰脊酸痛，舌质淡，脉沉无力。

7. 紫斑

（1）血热妄行：皮肤出现青紫斑点或斑块，或伴有鼻衄、齿衄、便血、尿血，或有发热，口渴，便秘，舌红，苔黄，脉数。

（2）阴虚火旺：皮肤出现青紫斑点或斑块，时发时止，常伴鼻衄、齿衄或月经过多，口渴，手足心热，或有潮热，盗汗，舌质红，苔少，脉细数。

（3）气不摄血：反复发生肌衄，久病不愈，神疲乏力，头晕目眩，面色苍白或萎黄，食欲不振，舌质淡，脉弱。

十、不寐

不寐是以不能获得正常睡眠，睡眠时间、深度及消除疲劳作用不足为主的一种病证。主要包括现代医学中的神经官能症、更年期综合征、慢性消化不良、贫血、动脉粥样硬化症等。

中医学认为，不寐的病位主要在心，与肝、脾、肾有关。当各种原因导致心失所养、心神不安，就会引起不寐病证。不寐在《黄帝内经》中称为"目不瞑""不得眠""不得卧"，并认为其发生的原因主要有两种：一是其他病证影响，如咳嗽、呕吐、腹满等，使人不得安卧；二是气血阴阳失和，使人不能入寐。《素问·病能论》："人有卧而有所不安者，何也？……脏有所伤，及精有所之寄则安，故人不能悬其病也。"《素问·逆调论》："胃不和则卧不安。"《难经·四十六难》："老人血气衰，肌肉不滑，营卫之道涩，故昼日不能精，夜不得寐也。"《医宗必读·不得卧》："一曰气盛，一曰阴虚，一曰痰滞，一曰水停，一曰胃不和。"临床上表现为入睡困难、夜寐易醒，醒后难以再睡、严重者甚至彻夜不寐。睡眠深度不够常表现为夜间时醒时寐，寐则不酣，或夜寐梦多。基本病机以心血虚、胆虚、脾虚、肾阴亏虚导致心失所养及由肝火、痰热、胃失和降导致心神不安两方面。

不寐的病因虽多，但以情志、饮食或气血亏虚等内伤病因居多，由这些病因引起心、肝、胆、脾、胃、肾的气血失和，阴阳失调。虚证多由心脾两虚，心虚胆怯，阴虚火旺，引起心神失养所致。实证则多由心火炽盛，肝郁化火，痰热内扰，引起心神不安所致。但久病可表现为虚实兼夹，或为瘀血所致。在诊察上重点首先辨证候之虚实，并且要辨心神与脏腑之间的关系。临床上结合病史、伴发症状和舌脉特点，辨清证候归属，确定理法方药。

■ 临证辨识

1. 肝火扰心 不寐多梦，甚则彻夜不眠，性情急躁易怒，伴头晕头胀，目赤耳鸣，口干口苦，便秘尿赤，不思饮食，舌红苔黄，脉弦数。

2. 痰热内扰 心烦不寐，胸闷脘痞，泛恶，嗳气，伴有头重目眩，口苦，舌红苔黄腻，脉滑数。

3. 心脾两虚 不易入睡，多梦易醒，心悸健忘，神疲食少，头晕目眩，伴有四肢倦怠，面色少华，舌淡苔薄，脉沉细。

4. 阴虚火旺 心烦不眠，入睡困难，心悸多梦，头晕、耳鸣、健忘，腰膝酸软，潮热盗汗，五心烦热，咽干少津，男子遗精，女子月经不调，舌红少苔，脉细数。

5. 心胆气虚 虚烦不寐，多梦易醒，胆怯心悸，触事易惊，伴有气短自汗，倦怠乏力，舌淡，脉弦细。

十一、郁证

郁证是以心情抑郁、情绪不宁，胸部满闷、胁肋胀痛或易怒喜哭，或咽中如有异物梗塞等为临床表现的一类病证。主要包括现代医学中的神经衰弱、癔症及焦虑症等。另外，也见于更年期综合征及反应性精神病。

中医学认为，郁证病位主要在肝，可涉及心、脾、肾。《灵枢·口问》："悲哀愁忧则心动，心动则五脏六腑皆摇。"《素问·举痛论》："思则心有所存，神有所归，正气留而不行，故气结矣。"《灵枢·本神》："愁忧者，气闭塞而不行"。《素问·本病论》："人忧愁思虑即伤心""人或恚怒，气逆上而不下，即伤肝也。"《诸病源候论·气病诸候·结气候》："结气病者，忧思所生也。心有所存，神有所止，气留而不行，故结于内。"《古今医统大全·郁证门》："郁为七情不舒，遂成郁结，既郁之久，变病多端。"《丹溪心法·六郁》提出了气、血、火、食、湿、痰六郁之说。郁证基本病机为肝失疏泄，脾失健运，心失所养，脏腑阴阳气血失调。

郁证的病因是七情所伤，情志不遂，或郁怒伤肝，导致肝气郁结而为病。初病多实，以六郁见证为主，其中以气郁为病变的基础，病久则由实转虚，引起心、脾、肝气血阴精的亏损，而成为虚证类型。临床上虚实互见的类型亦较为多见。在诊察上应依据临床症状，辨明其受病脏腑侧重之差异。气郁、血郁、火郁主要与肝有关；食郁、湿郁、痰郁主要与脾有关；而虚证则与心的关系最为密切。临床上结合病史、伴发症状和舌脉特点，辨清证候归属，确定理法方药。

■ 临证辨识

1. 肝气郁结 精神抑郁，情绪不宁，胸部满闷，胁肋胀痛，痛无定处，脘闷嗳气，不思饮食，大便不调，苔薄腻，脉弦。

2. 气郁化火 急躁易怒，胸胁胀满，口苦而干，或头痛，目赤，耳鸣，或嘈杂吞酸，大便秘结，舌质红，苔黄，脉弦数。

3. 痰气郁结 精神抑郁，胸部闷塞，胁肋胀满，咽中如有物梗塞，吞之不下，咳之不出，苔白腻，脉弦滑。

4. 心神失养 精神恍惚，心神不宁，多疑易惊，悲忧善哭，喜怒无常，或时时欠伸，或手舞足蹈，骂詈喊叫等，舌质淡，脉弦。

5. 心脾两虚 多思善疑，头晕神疲，心悸胆怯，失眠健忘，纳差，面色不华，舌质淡，苔薄白，脉细。

6. 心肾阴虚 情绪不宁，心悸健忘，失眠，多梦，五心烦热，盗汗，口咽干燥，舌红少津，脉细数。

十二、发热

发热是指以发热为主要临床表现的病证。一般起病较缓，病程较长，热势轻重不一，但以低热为多，或自觉发热而体温并不升高。主要包括现代医学中的功能性低热，肿瘤、血液病、结缔组织疾病、内分泌疾病、部分慢性感染性疾病所引起的发热，以及某些原因不明的发热。

中医学认为，发热可见于多种疾病中，病机比较复杂，可由一种或多种病因引起发热。《金匮要略·血痹虚劳病脉证并治》："虚劳里急，悸，衄，腹中痛，梦失精，四肢酸疼，手足烦热，咽干口燥，小建中汤主之。"《诸病源候论·虚劳热候》："虚劳而热者，是阴气不足，阳气有余，故内外生于热，非邪气从外来乘也。"《医学入门·发热》："内伤劳役发热，脉虚而弱，倦怠无力，不恶寒，乃胃中真阳下陷，内生虚热，宜补中益气汤。"《景岳全书·寒热》："阴虚之热者，宜壮水以平之；无根之热者，宜益火以培之。"临床多表现为低热，但有时高热，亦有少数患者自觉发热或五心烦热，而体温并不升高。一般发热而不恶寒，或虽感怯冷但得衣被则冷感即减轻或消失。发热持续，或时作时止，或作有定时。发热的同时多伴有头晕、神疲、自汗盗汗、脉弱无力等症。基本病机是气、血、阴、阳亏虚，或因阴血不足，阴不配阳，水不济火，阳气亢盛而发热，或因阳气虚衰，阴火内生，阳气外浮而发热。总属脏腑功能失调，阴阳失衡所导致。

发热的病因主要是久病体虚、饮食劳倦、情志失调及外伤出血，阴、阳亏虚，以及气、血、湿等郁结壅遏而致发热两类。在诊察上应辨明证候的虚实，由气郁、血瘀、痰湿所致的发热属实；由气虚、血虚、阴虚、阳虚所致的发热属虚。若邪实伤正及因虚致实，表现为虚实夹杂证候者，应分析其主次。病程长久，热势亢盛，持续发热或反复发作，经治不愈，胃气衰败，正气虚甚，兼夹证多，均为病情较重的表现；反之病情较轻。若内脏无实质性病变，仅属一般体虚所致者，病情亦轻。临床上结合病史、伴发症状和舌脉特点，辨清证候归属，确定理法方药。

■ 临证辨识

1. 阴虚发热 午后潮热，或夜间发热，不欲近衣，手足心热，烦躁，少寐多梦，盗汗，口干咽燥质红，或有裂纹，苔少甚至无苔，脉细数。

2. **血虚发热** 发热，热势多为低热，头晕眼花，身倦乏力，心悸不宁，面白少华，唇甲色淡，舌质淡，脉细弱。

3. **气虚发热** 发热，热势或低或高，常在劳累后发作或加剧，食少便溏，舌质淡，苔白薄，脉沉细。

4. **阳虚发热** 发热而欲近衣，形寒怯冷，四肢不温，少气懒言，面色㿠白，舌质淡胖，或有齿痕，苔白润，脉细无力。

5. **气郁发热** 发热多为低热或潮热，热势常随情绪波动而起伏，精神抑郁，胁肋胀满，烦躁易怒，口干而苦，纳食减少，舌红，苔黄，脉弦。

6. **痰湿郁热** 低热，午后热甚，心内烦热，胸闷脘痞，不思饮食，渴不欲饮，呕恶，大便稀薄或黏滞不爽，舌苔白腻或黄腻，脉濡。

7. **血瘀发热** 午后或夜晚发热，或自觉身体某些部位发热，口燥咽干，但不多饮，肢体或躯干有固定痛处或肿块，面色萎黄或晦暗，舌质青紫或有瘀点，瘀斑，脉细涩。

十三、神昏

神昏是以神志昏迷，不省人事，呼之不应为主要临床表现的一种急性病证。多为急危重症，神昏的深度常与疾病的严重程度有关。主要包括现代医学中的急性感染性疾病、肺性脑病、心脑缺血综合征、肝性脑病、酸中毒、尿毒症、药物和食物中毒等出现神昏者。

中医学认为，神昏病位在心、脑，可由一种或多种病因引起心脑受邪、窍络不通、神明被蒙。《许叔微医案》："神昏，如睡，多困，谵语，不得眠。"《伤寒明理论》："真气昏乱，神识不清，神昏不知所以然。"《温热论》："又夏月热久入血，最多蓄血一证，谵语，昏狂。看法以小便清长者，大便必黑为是。"《类证治裁》："如牙关紧闭，两手握固，是为闭证。"《杂病源流犀烛》："脱绝者何？经曰：口开者心绝，手撒者脾绝，眼合者肝绝，遗尿者肾绝，声如鼾者肺绝，皆由虚极而阳脱也。"临床上表现为神昏时牙关紧闭，肢强拳握，面赤气粗，痰涎壅盛等为闭证。脱证则表现目合口开，手撒遗尿，鼻鼾息微，汗出肢冷等。其基本病机是外感时疫、热毒内攻，内伤阴阳气血逆乱，导致邪气蒙扰神窍，神明失司，或元气败绝，神明散乱。

神昏的病因有外感内伤之分，其病必犯心、脑而成。心主神明，脑为元神之府，清窍之所在，主精神意识和思维活动。凡外感时疫，热陷心营，或内伤痰火，阴阳气血逆乱，浊邪上扰等，皆可导致神明失守，清窍闭塞而发病。在诊察上分辨其属于实证或虚证，以及兼湿兼瘀等兼证。一般热毒、痰浊、气滞、瘀血等阻塞清窍，导致阴阳逆乱，神明蒙蔽者，为闭证，属实。凡气血亏耗，阴阳衰竭，不相维系，清窍失养，神无所倚而神昏者，多为脱证，属虚。临床上结合病史、伴发症状和舌脉特点，辨清证候归属，确定理法方药。

■ 临证辨识

1. **亡阴** 神志昏迷，汗出，面红身热，手足温，唇舌干红，脉芤或细数或结代。

2. **亡阳** 神志昏迷，目合口开，鼻鼾息微，手撒肢厥，大汗淋漓，面色苍白，二便自遗，唇舌淡润，甚则口唇青紫，脉细微欲绝。

3. **热闭** 神昏，高热或身热不扬，烦躁，或见谵语，二便秘结，舌红或绛，苔厚或腻或黄或白，脉沉实有力。

4. **内闭外脱** 神志昏迷，口开目合，肢厥，鼻鼾息微，或声高气促，面色苍白，舌苔厚腻，脉滑。

十四、水肿

水肿是体内水液潴留，泛滥肌肤，表现以头面、眼睑、四肢、腹背，甚至全身浮肿为特征的一类病证。主要包括现代医学中的急性或慢性肾小球肾炎、肾病综合征、肝硬化、充血性心力衰竭、内分泌失调，以及营养障碍等疾病出现的水肿等。

中医学认为，本病的病位在肺、脾、肝、肾四脏，与心有密切关系。《灵枢·水胀》："水始起也，目窠上微肿，如新卧起之状，其颈脉动，时咳，阴股间寒，足胫肿，腹乃大，其水已成矣。以手按其腹，随手而起，如裹水之状，此其候也。"《素问·水热穴论》："故其本在肾，其末在肺。"《素问·至真要大论》："诸湿肿满，皆属于脾。"《丹溪心法·水肿》："若遍身肿，烦渴，小便赤涩，大便闭，此属阳水；若遍身肿，不烦渴，大便溏，小便少，不涩赤，此属阴水。"临床上表现为水肿初起多从眼睑开始，继则延及头面、四肢、腹背，甚者肿遍全身，有的水肿先从下肢足胫开始，然后及于全身。轻者仅眼睑或足胫浮肿，重者全身皆肿，肿处皮肤绷急光亮，按之凹陷即起，或皮肤松弛，按之凹陷不易恢复，甚则按之如泥。基本病机为肺失宣降通调，肝失疏泄，脾失转输，肾失开阖，膀胱气化失常，导致体内水液潴留，泛滥肌肤。

水肿的病因有风邪袭表、毒邪内犯、外感水湿、饮食不节及禀赋不足、久病劳倦等。阳水属实，多由外感风邪、毒邪、水湿而成，病位在肺、肝、脾。阴水属虚或虚实夹杂，多由饮食劳倦、禀赋不足、久病体虚所致，病位在脾、肝、肾。在诊察上首先须辨阳水、阴水，分辨其属于实证或虚证。因体质差异，湿有寒化、热化之不同。湿从寒化，寒湿伤及脾阳，则变为脾阳不振之证，甚者脾虚及肾，又可成为肾阳虚衰之证。湿从热化，可转为湿热壅盛之证。湿热伤阴，则可表现为肝肾阴虚之证。此外，肾阳虚衰，阳损及阴，又可导致阴阳两虚之证。临床上结合病史、伴发症状和舌脉特点，辨清证候归属，确定理法方药。

■ 临证辨识

1. 阳水

（1）风水相搏：眼睑浮肿，继则四肢及全身皆肿，来势迅速，多有恶寒，发热，肢节酸楚，小便不利等偏于风热者，伴咽喉红肿疼痛，舌质红，脉浮滑。

（2）湿毒浸淫：眼睑浮肿，延及全身，皮肤光亮，尿少色赤，身发疮痍，甚则溃烂，恶风发热，舌质红，苔薄黄，脉滑数。

（3）水湿浸渍：全身水肿，下肢明显，按之没指，小便短少，身体困重，胸闷，纳呆，泛恶，苔白腻，脉沉缓。

（4）瘀水互结：水肿延久不退，肿势轻重不一，四肢或全身浮肿或伴血尿，以下肢为主，皮肤瘀斑，腰部刺痛，舌紫暗，苔白，脉沉细涩。

（5）湿热壅盛：遍体浮肿，皮肤绷急光亮，胸脘满闷，烦热口渴，小便短赤，或大便干结，舌红苔黄腻，脉沉滑数。

2. 阴水

（1）脾阳虚衰：身肿，腰以下为甚，按之凹陷不易恢复，脘腹胀闷，纳减便溏，食少，面色不华，神倦肢冷，小便短少，舌质淡，苔白腻或白滑，脉沉缓。

（2）肾阳衰微：水肿反复消长不已，面浮身肿，腰以下甚，按之凹陷不起，尿量减少或反多，腰酸冷，四肢厥冷，怯寒神疲，面色㿠白，甚者心悸胸闷，喘促难卧，腹大胀满，舌质淡胖，脉沉迟无力。

十五、腹胀（痞满）

腹胀（痞满）是以自觉心下痞塞，脘腹胀满，触之无形，按之柔软，压之不痛为主要症状的病证。主要包括现代医学中的慢性胃炎、胃神经官能症、胃下垂、慢性肝病、功能性消化不良等疾病。

中医学认为，本病的病位在胃，与肝、脾密切相关。《素问·太阴阳明论》："饮食不节，起居不时者，阴受之。阴受之则入五脏，入五脏则䐜满闭塞。"《素问·异法方宜论》："脏寒生满病。"《伤寒论》："满而不痛者，此为痞。"《诸病源候论·诸否候》："诸否者，营卫不和，阴阳隔绝，脏腑否塞而不宣，故谓之否。""其病之候，但腹内气结胀满，闭塞不通。"《景岳全书·痞满》："痞者，痞塞不开之谓；满者，胀满不行之谓，盖满则近胀，而痞则不必胀也。"临床上表现常伴有胸膈满闷，饮食减少，得食则胀，嗳气稍舒，大便不调，消瘦等症。多为慢性起病，时轻时重，反复发作，缠绵难愈。多为饮食、情志、起居、寒温等诱发。基本病机为肝、脾、胃功能失调，中焦气机不利，脾胃升降失职，而发腹胀（痞满）。

腹胀（痞满）的病因多由表邪内陷入里，饮食不节，痰湿阻滞，情志失调，或脾胃虚弱等所致。在诊察上首先须辨虚实、寒热。实者由外邪、痰湿、食积、气滞所致，虚者由脾胃虚弱（气虚、阴虚）所致。正虚与邪实常相互影响、互相转化，形成虚实互见，寒热错杂的病理变化。临床上要结合病史、伴发症状和舌脉特点，辨清证候归属，确定理法方药。

■ 临证辨识

1. 饮食内停　脘腹痞闷而胀，进食尤甚，嗳腐吞酸，恶食呕吐，大便不调，矢气频作，臭如败卵，舌苔厚腻，脉滑。

2. 痰湿中阻　脘腹痞塞不舒，胸膈满闷，头晕目眩，身重困倦，呕恶纳呆，口淡不渴，舌苔白厚腻，脉沉滑。

3. 湿热阻胃　脘腹痞闷，或嘈杂不舒，恶心呕吐，口干不欲饮，口苦，纳少，舌红苔黄腻，脉滑数。

4. 肝胃不和　脘腹痞闷，胸胁胀满，心烦易怒，善太息，呕恶嗳气，呕吐苦水，大便不爽，舌质淡红，苔薄白，脉弦。

5. 脾胃虚弱　脘腹满闷，时轻时重，喜温喜按，纳呆便溏，神疲乏力，少气懒言，语声低微，舌质淡，苔薄白，脉细弱。

6. 胃阴不足　脘腹痞闷，嘈杂，饥不欲食，恶心嗳气，口燥咽干，大便秘结，舌红少苔，脉细稍数。

十六、眩晕

眩是指眼花或眼前发黑，晕是指头晕甚或感觉自身或外界景物旋转。眩晕是以头晕、眼花为主要症状的病证。主要包括现代医学中的多种疾病，如梅尼埃综合征、高血压、低血压、脑动脉硬化、椎 - 基底动脉供血不足、贫血、神经衰弱等。

中医学认为，本病的病位在头窍，其病变脏腑与肝、脾、肾三脏相关。《素问·至真要大论》："诸风掉眩，皆属于肝。"《灵枢·海论》："髓海不足，则脑转耳鸣，胫酸眩冒，目无所见，懈怠安卧。"《灵枢·卫气》："上虚则眩。"《灵枢·大惑论》："故邪中于项，因逢其身之虚，……入于脑则脑转，脑转则引目系急，目系急则目眩以转矣。"《素问·六元正纪大论》："木郁之发……甚则耳鸣眩转。"《丹溪心法·头眩》："无痰则不作眩。"临床表现轻者闭目即止，重者如坐车船，旋转不定，不能站立，或伴有恶心、呕吐、汗出，甚则昏倒等症状。基本病机为虚实两端，风、火、痰、瘀上扰清窍或精亏血少，清窍失养而眩晕。

　　眩晕的病因主要有情志、饮食、体虚年高、跌仆外伤等方面。在诊察上首先须辨虚实与相关脏腑。属虚者居多，气虚血亏，髓海空虚，肝肾不足所导致的眩晕多属虚证；因痰浊中阻、瘀血阻络、肝阳上亢所导致的眩晕属实证。风、火、痰、瘀是眩晕的常见病理因素。眩晕的病变过程中，各证候之间相互兼夹或转化，常形成虚实夹杂之证候。临床上要结合病史、伴发症状和舌脉特点，辨清证候归属，确定理法方药。

■ 临证辨识

　　1. 肝阳上亢　眩晕，耳鸣，头目胀痛，口苦，失眠多梦，遇烦劳郁怒而加重，甚则仆倒，颜面潮红，急躁易怒，肢麻震颤，舌红苔黄，脉弦。

　　2. 气血亏虚　眩晕动则加剧，劳累即发，面色㿠白，神疲乏力，倦怠懒言，唇甲不华，少寐，纳少腹胀，舌淡苔薄白，脉沉细无力。

　　3. 肾精不足　眩晕日久不愈，精神委靡，腰酸膝软，遗精滑泄，少寐多梦，健忘，两目干涩，视力减退；或五心烦热，潮热颧红，舌红少苔；或面色㿠白，形寒肢冷，舌淡苔白，脉弱。

　　4. 痰湿中阻　眩晕，头重昏蒙，或伴视物旋转，胸闷恶心，呕吐痰涎，食少多寐，舌苔白腻，脉濡滑。

　　5. 瘀血阻窍　眩晕，头痛，兼见健忘，失眠，心悸，精神不振，耳鸣耳聋，面唇紫暗，舌暗有瘀斑，脉细涩。

第二部分

方药篇

"方以药成"，方剂是中药应用的基本形式，是中医学理、法、方、药体系的重要组成部分。中成药（traditional Chinese patent medicines and simple preparations）是方剂的一种，是按照中医药理论，以中草药为原料，按规定的处方和标准制成不同剂型，方便存贮、携带和临床应用。它分为固体制剂，如散剂、颗粒剂、胶囊剂、丸剂、滴丸剂、片剂、胶剂、栓剂、丹剂、贴膏剂、涂膜剂；半固体剂型，如煎膏剂、软膏剂、凝胶剂；液体制剂，如合剂、口服液、酒剂、酊剂、糖浆剂、注射剂；气体剂型，如气雾剂。这些不同的剂型在使用后所产生的疗效、持续时间和作用特点各有不同，在使用时还要依据中医理论辨证选用针对某种病证或症状制定的中成药，这样才能有效安全使用中成药。近年来，中成药在临床应用时出现不良反应事件的主要原因包括中成药自身的药理作用或含有毒性成分、机体的特异性体质、临床应用方证不符或长期或超剂量用药或不适当的中药或中西药的联合应用等。临床使用中成药后出现的不良反应有皮肤黏膜系统、消化系统、神经系统、泌尿系统、循环系统、呼吸系统、血液系统等多种症状，严重者有过敏性休克，甚至死亡。提高中成药的临床用药安全性，重点把握合理用药，同时注意加强不良反应监测，特别是长期服药的患者要加强安全性指标监测，完善中药不良反应报告制度，加强辨证、辨证与辨病相结合的选择用药，注意联合用药时药物间相互作用，警惕患者的药物过敏史，对特殊人群，如老年人、儿童、孕妇以及有脏器功能不全者，制订合理的用药方案。

本篇介绍了肝胆病相关中成药的组成、功效与作用、规格与用法、不良反应、禁忌、注意事项、现代研究等内容。遵循"以法统方"的原则，参考《中成药临床应用指导原则》（国中医药医政发〔2010〕30号），将中成药分为清热类、温里类、扶正类、安神类、止血类、祛痰类、理气类、消导类、祛湿类、化浊降脂类、外科用药、抗肿瘤药物等，同时对藏、蒙古、苗、傣、彝等民族医药进行了介绍，收录药物共计214余种，包括来源于《国家基本药物目录》《国家基本医疗保险、工伤保险和生育保险药品目录》中的药物，以及未在上述目录内但又属临床常用的中成药。中药注射剂的临床应用及使用管理，还应遵照原卫生部《关于进一步加强中药注射剂生产和临床使用管理的通知》（卫医政发〔2008〕71号）执行。一些中成药还介绍了现代研究结果，以使应用者对其有全面了解。

第三章

清热类

　　凡以清解里热，治疗里热证的药物，称为清热类药，根据药性、功效及其主治证的差异，可分为清热泻火、清热燥湿、清热解毒、清热凉血、清虚热药五类。本类药物药性寒凉、沉降入里，通过清热泻火、清湿热、凉血、解毒及清虚热等不同作用，使里热得以清解。即《黄帝内经》"热者寒之"，《神农本草经》"疗热以寒药"的用药原则。

　　由于里热证的致病因素、疾病表现阶段即脏腑、部位不同，里热证有很多种证型，有热在气分、血分之分，有实热、虚热之别，需要选择不同的清热类药物进行治疗。实热证有气分实热、营分实热及气血两燔之别，应分别予以清热泻火、清热凉血、气血两清。虚热证则以养阴清热，若兼有表证，当先解表后清里，或与解表药同用，以表里双解。若里热兼有积滞者，宜配通腑泻下药。

　　本类药物药性大多寒凉，易伤脾胃，故脾胃虚弱，食少便溏者慎用。苦寒药物易化燥伤阴，热证伤阴或阴虚者慎用。清热类药禁用于阴盛格阳或真寒假热之证。

一、清热泻火剂

熊胆胶囊

【组成】熊胆粉。本品为胶囊，内容物为浅黄棕色粉末；味苦、微腥。

【功效与作用】清热，平肝，明目。用于惊风抽搐，咽喉肿痛。

【规格与用法】每粒装 0.25g（含熊胆粉 50mg）。口服，一次 2～3 粒，一日 3 次。

【不良反应】尚不明确。

【禁忌】尚不明确。

【注意事项】重症肝功能不全，胆道完全阻塞者慎用。

二、清热解毒剂

1. 安宫牛黄丸

【组成】牛黄、水牛角浓缩粉、麝香或人工麝香、珍珠、朱砂、雄黄、黄连、黄芩、栀子、郁金、冰片。

【功效与作用】清热解毒、镇惊开窍。用于热病、邪入心包、高热惊厥、神昏谵语；中风昏迷及脑炎、脑膜炎、中毒性脑病、脑出血、败血症见上述证候者。

【规格与用法】每丸重 1.5g（规格 1）、3g（规格 2）。口服，一次 2 丸（规格 1）或一次 1 丸（规格 2）；小儿 3 岁以内一次 1/2 丸（规格 1）或一次 1/4 丸（规格 2）；4～6 岁一次 1 丸（规格 1）或一次 1/2 丸（规格 2），一日 1 次；或遵医嘱。

【不良反应】有文献报道不当使用本品致体温过低，亦有个别患者引起过敏反应。

【禁忌】尚不明确。

【注意事项】孕妇慎用。

2. 清开灵颗粒（胶囊、软胶囊、片剂、注射液）

【组成】胆酸、珍珠母、猪去氧胆酸、栀子、水牛角、板蓝根、黄芩苷、金银花。

【功效与作用】

颗粒、软胶囊：清热解毒，镇静安神。用于外感风热所致发热，烦躁不安，咽喉肿痛；上呼吸道感染、病毒性感冒、急性咽炎见上述证候者。

胶囊、片剂：清热解毒，镇静安神。用于外感风热时毒、火毒内盛所致高热不退、烦躁不安、咽喉肿痛、舌质红绛、苔黄、脉数者；上呼吸道感染、病毒性感冒、急性化脓性扁桃体炎、急性咽炎、急性气管炎、高热等病症见上述证候者。

注射液：清热解毒，化痰通络，醒神开窍。用于热病，神昏，中风偏瘫，神志不清；急性肝炎、上呼吸道感染、肺炎、脑血栓形成、脑出血见上述证候者。

【规格与用法】

颗粒：每袋装 3g（含黄芩苷 20mg）。口服，一次 1～2 袋，一日 2～3 次。

软胶囊：每粒装 0.2g（含黄芩苷 10mg）、0.4g（含黄芩苷 20mg）。口服，一次 1～2 粒。一日 3 次；儿童酌减或遵医嘱。

胶囊：每粒装 0.25g（含黄芩苷 10mg，规格 1）；每粒装 0.40g（含黄芩苷 20mg，规格 2）。口服，一次 2～4 粒（规格 1），或一次 1～2 粒（规格 2），一日 3 次。儿童酌减或遵医嘱。

片剂：每片重 0.5g（含黄芩苷 20mg）。口服，一次 1～2 片，一日 3 次。儿童酌减或遵医嘱。

注射液：每支装 2ml、10ml。肌内注射，一日 2～4ml。重症患者静脉滴注，一日 20～40ml，以 10% 葡萄糖注射液 200ml 或氯化钠注射液 100ml 稀释后使用。

【不良反应】

颗粒、软胶囊、胶囊、片剂：尚不明确。

注射液：

（1）过敏反应：皮肤潮红或苍白、皮疹、瘙痒、呼吸困难、心悸、发绀、血压下降、喉头水肿、过敏性休克等。

（2）全身性反应：畏寒、寒战、发热、高热、疼痛、乏力、多汗、水肿、颤抖等。

（3）呼吸系统：鼻塞、喷嚏、流涕、咽喉不适、咳嗽、喘憋、呼吸急促、呼吸困难等。

（4）心血管系统：心悸、胸闷、胸痛、发绀、血压下降或升高、心律失常等。

（5）消化系统：恶心、呕吐、腹胀、腹痛、腹泻等。

（6）神经精神系统：眩晕、头痛、烦躁、抽搐、惊厥、晕厥、震颤、意识模糊、昏迷、口舌和/或肢体麻木、嗜睡、失眠等。

（7）皮肤及其附件：皮肤发红、瘙痒、皮疹、斑丘疹、红斑疹、荨麻疹、局部肿胀等。

（8）血管损害和出凝血障碍：黏膜充血、紫癜、静脉炎等。

（9）用药部位：疼痛、红肿、皮疹、瘙痒等。

（10）其他：面部不适、耳鸣、流泪异常、视觉异常、眼充血、肌痛、肢体疼痛、疱疹、低钾血症、血尿等。

【禁忌】

颗粒、软胶囊：孕妇禁用。

胶囊：久病体虚患者如出现腹泻时慎用。

片剂：尚不明确。

注射液：

（1）对本品或胆酸、珍珠母（粉）、猪去氧胆酸、栀子、水牛角（粉）、板蓝根、黄芩苷、金银花制剂及成分中所列辅料过敏或有严重不良反应病史者禁用。

（2）新生儿、婴幼儿、孕妇禁用。

（3）过敏体质者禁用。

（4）有家族过敏史者禁用。

（5）有低钾血症包括与低钾血症相关的周期性瘫痪病史者禁用。

【注意事项】

颗粒、软胶囊、片剂：

（1）忌烟、酒及辛辣、生冷、油腻食物。

（2）不宜在服药期间同时服用滋补性中药。

（3）风寒感冒者不适用，其表现为恶寒重，发热轻，无汗，头痛，鼻塞，流清涕，喉痒咳嗽。

（4）高血压、心脏病患者慎服；平素脾胃虚寒及久病体虚患者如出现腹泻时慎服。

（5）患有肝病、肾病、糖尿病等慢性病严重者应在医生指导下服用。

（6）服药 3 天症状无缓解，应去医院就诊。

（7）儿童、年老体弱者应在医师指导下服用。

（8）对本品过敏者禁用，过敏体质者慎用。

（9）本品性状发生改变时禁止使用。

（10）儿童必须在成人监护下使用。

（11）请将本品放在儿童不能接触的地方。

（12）如正在使用其他药品，使用本品前请咨询医师或药师。

胶囊：本品含有黄芩苷，黄芩苷与含镁、铝、锌类药物合用时，会发生络合作用，影响药物吸收。

注射液：

（1）本品只适用于温邪入里所致的高热证候者。有表证恶寒发热者、药物过敏史者、脾胃虚弱者慎用。

（2）用药前应详细询问患者是否为过敏体质，是否有药物过敏史，是否有使用清开灵制剂的历史。

（3）到目前为止，已确认清开灵注射液不能与硫酸庆大霉素、青霉素G钾、青霉素G、肾上腺素、间羟胺、乳糖酸红霉素、多巴胺、硫酸镁注射液、洛贝林、硫酸美芬丁胺等药物配伍使用。根据现有临床使用文献资料，清开灵注射液与青霉素类、林可霉素类、氨基糖苷类、喹诺酮类、头孢菌素类、维生素类、盐酸氯丙嗪、葡萄糖酸钙、垂体后叶素、氨甲苯酸、氨茶碱、肌苷、1,6-二磷酸果糖、胸腺素、盐酸精氨酸、小诺新霉素、氨溴索、去甲肾上腺素、异丙肾上腺素、盐酸川芎嗪、川芎嗪注射液等存在配伍禁忌。本品不能与能量合剂、高糖维持液和复方乳酸钠葡萄糖注射液、复方电解质葡萄糖MG3注射液、酸性药物配伍使用。

（4）本品如产生沉淀或浑浊时不得使用。如经10%葡萄糖或氯化钠注射液稀释后，出现浑浊亦不得使用。

（5）适宜单独使用，不能与其他药物在同一容器中混合使用。谨慎联合用药，如确需联合使用其他药品时，应谨慎考虑与清开灵注射剂的间隔时间以及药物相互作用等问题。

（6）静脉滴注时必须稀释后使用，且应现配现用，并在4小时以内用完。

（7）除按【规格与用法】中说明使用以外，还可用5%葡萄糖注射液按每 10ml 药液加入 100ml 溶液稀释后使用。

（8）严格控制滴注速度和用药剂量。建议滴速小于 40 滴 /min，一般控制在 15～30 滴 /min。儿童用药应严格按千克体重计算。

（9）本品是纯中药制剂，保存不当可能影响产品质量。发现药液出现浑浊、沉淀、变色或瓶身有漏气、裂纹等现象时不能使用。

（10）务必加强全程用药监护和安全性监测，密切观察用药反应，特别是开始 30 分钟，发现异常立即停药。

（11）对老人、儿童、心脏严重疾病、肝肾功能异常患者等特殊人群和初次使用的患者应慎重使用。孕妇、哺乳期妇女慎用。

（12）临床用药时，建议根据患者年龄、病情、体征等从低剂量开始，缓慢滴入，1 个疗程不宜大于 2 周，坚持中病即止，防止长期用药。对长期使用者在每疗程之间要有一定的时间间隔。

（13）禁止使用静脉推注的方法给药。

（14）避免空腹用药。用药时不宜对患者强调可能发生的不适，以免诱发心理反应。

三、清脏腑热剂

1. 护肝片（颗粒、胶囊、丸）

【组成】柴胡、茵陈、板蓝根、五味子、猪胆粉、绿豆。

【功效与作用】

片剂、颗粒：疏肝理气，健脾消食。本品具有降低转氨酶作用。用于慢性肝炎及早期肝硬化。

胶囊：疏肝理气，健脾消食。用于慢性肝炎及早期肝硬化。

【规格与用法】

片剂：①薄膜衣片，每片重 0.36g；②薄膜衣片，每片重或 0.38g；③糖衣片，片芯重 0.35g。口服，一次 4 片，一日 3 次。

颗粒：每袋装 2g。口服。一次 2g，一日 3 次。

胶囊：每粒装 0.35g。口服，一次 4 粒，一日 3 次。

丸剂：每 50 丸重 3g。口服，一次 3g，一日 3 次。

【不良反应】尚不明确。

【禁忌】尚不明确。

【注意事项】尚不明确。

【现代研究】恩替卡韦基础上联合护肝片治疗慢性乙型肝炎效果观察，能够提高慢性乙型肝炎 HBV-DNA 阴转率，显著改善肝功能，缓解临床症状。

2. 益肝灵片（滴丸、胶囊）

【组成】水飞蓟素。

【功效与作用】

片剂、滴丸：具有改善肝功能、保护肝细胞膜的作用。用于急性或慢性肝炎。

软胶囊：具有清热利湿的功效。用于急性或慢性肝炎属于肝胆湿热证者。

【规格与用法】

片剂：糖衣片：每片重 38.5mg。口服，一次 2 片，一日 3 次，饭后服用。

滴丸：每丸重 45mg。口服，一次 10 丸，一日 3 次。

软胶囊：每粒装 0.33g。口服，一次 2 粒，一日 3 次。

【不良反应】尚不明确。

【禁忌】尚不明确。

【注意事项】

片剂、滴丸：尚不明确。

软胶囊：

（1）服药期间忌食辛辣、油腻食物。

（2）药品性状发生改变时禁止使用。

（3）小心存放，避免儿童触及。

3. 五灵胶囊

【组成】柴胡、灵芝、丹参、五味子。

【功效与作用】疏肝健脾活血。用于慢性乙型肝炎肝郁脾虚夹瘀证，症见纳呆、腹胀嗳气、胁肋胀痛、疲乏无力。

【规格与用法】每粒装 0.35g。口服，一次 5 粒，一日 3 次，饭后半小时服用。

【不良反应】尚不明确。

【禁忌】尚不明确。

【注意事项】尚不明确。

4. 安络化纤丸

【组成】地黄、三七、水蛭、僵蚕、地龙、白术、郁金、牛黄、瓦楞子、牡丹皮、大黄、生麦芽、鸡内金、水牛角浓缩粉。

【功效与作用】健脾养肝，凉血活血，软坚散结。用于慢性乙型肝炎，乙肝早、中期肝硬化，表现为肝脾两虚、瘀热互结证候者。

【规格与用法】每袋装 6g。口服，一次 6g，一日 2 次或遵医嘱，3 个月为一疗程。

【不良反应】尚不明确。

【禁忌】孕妇禁用。

【注意事项】忌酒、辣椒，月经期减量。

【现代研究】安络化纤丸治疗乙肝肝硬化，可改善患者的临床症状，降低肝纤维化四项指标，使肝组织纤维化程度减轻，减缓乙肝相关肝硬化的进展。安络化纤丸被列入中国中西医结合学会肝病专业委员会发布的《肝纤维化中西医结合诊疗指南（2019 年版）》，用于肝纤维化的治疗。

5. 复方益肝灵片（胶囊）

【组成】

片剂：水飞蓟素、五仁醇浸膏。

胶囊：水飞蓟素、五味子。

【功效与作用】

片剂：益肝滋肾，解毒祛湿。用于肝肾阴虚，湿毒未清引起胁痛，纳差，腹胀，腰酸乏力，尿黄等症；慢性肝炎转氨酶增高者。

胶囊：益肝滋肾，解毒祛湿。用于肝肾阴虚，湿毒未清所致的胁痛，症见胁痛、纳差、腹胀、腰酸乏力、尿黄；慢性肝炎见上述证候者。

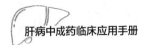
【规格与用法】

片剂：每片 21mg。口服，一次 4 片，一日 3 次，饭后服用。

胶囊：①每粒装 0.20g（含水飞蓟素 21mg），一次 4 粒；②每粒装 0.27g（含水飞蓟素 28mg），一次 3 粒；③每粒装 0.36g（含水飞蓟素 42mg），一次 2 粒；④每粒装 0.30g（含水飞蓟素 60mg），一次 1 粒。一日 3 次，饭后口服。

【不良反应】

片剂：尚不明确。

胶囊：偶见胃部不适。

【禁忌】尚不明确。

【注意事项】

片剂：

（1）肝郁脾虚所致的胁痛，不宜使用本品。

（2）服药期间饮食宜用清淡消化之品，慎食辛辣肥腻之物，忌酒。

（3）忌愤怒、忧郁、劳碌。

胶囊：

（1）不得与含铝离子（Al^{3+}）的物质同时服用。

（2）服药期间随时进行肝功能检查。

（3）饭后服用如有不良反应时请立即就医。

6. 肝爽颗粒

【组成】党参、柴胡（醋制）、白芍、当归、茯苓、白术（炒）、枳壳（炒）、蒲公英、虎杖、夏枯草、丹参、桃仁、鳖甲（烫）。

【功效与作用】疏肝健脾，清热散瘀，保肝护肝，软坚散结。用于急性或慢性肝炎，肝硬化，肝功能损害。

【规格与用法】每袋装 3g。口服，一次 3g，一日 3 次。

【不良反应】尚不明确。

【禁忌】尚不明确。

【注意事项】尚不明确。

7. 肝苏丸（片、胶囊、颗粒）

【组成】扯根菜。

【功效与作用】

丸剂、胶囊、颗粒：降酶，保肝，退黄，健脾。用于慢性活动性肝炎、乙型肝炎，也可用于急性病毒性肝炎。

片剂：清利湿热。用于急性病毒性肝炎、慢性活动性肝炎属湿热证者。

【规格与用法】

丸剂：每袋装 2.5g。口服，一次 1 袋，一日 3 次。

片剂：每片重 0.3g。口服，一次 5 片，一日 3 次；小儿酌减。

胶囊：每粒装 0.42g。口服，一次 3 粒，一日 3 次；小儿酌减。

颗粒：每袋装 9g（含原药材 16.7g）。口服，一次 9g，一日 3 次；小儿酌减。

【不良反应】

丸剂：对本品过敏者禁用。肝昏迷、严重氮质血症及氨基酸代谢障碍者禁用。

片剂、胶囊、颗粒：尚不明确。

【禁忌】尚不明确。

【注意事项】尚不明确。

【现代研究】肝苏丸用于慢性乙型肝炎患者，可以明显提高患者的免疫力，提高患者的生活质量。联合恩替卡韦片治疗湿热中阻证慢性乙型病毒性肝炎，能有效改善患者的肝功能及肝纤维化指标，且不良反应少。

8. 护肝宁片（胶囊）

【组成】垂盆草、虎杖、丹参、灵芝。

【功效与作用】清热利湿退黄，疏肝化瘀止痛，降低谷丙转氨酶。用于湿热中阻、瘀血阻络所致的脘胁胀痛、口苦、黄疸、胸闷、纳呆；急性或慢性肝炎见上述证候者。

【规格与用法】

片剂：①糖衣片（片芯重 0.27g）；②糖衣片（片芯重 0.3g）；③糖衣片（片芯重 0.35g）；④薄膜衣片（每片重 0.27g）；⑤薄膜衣片（每片重 0.35g）。口服，一次 4 ~ 5 片，一日 3 次。

胶囊：①每粒装 0.35g；②每粒装 0.5g。口服，一次 4～5 粒，一日 3 次。

【不良反应】尚不明确。

【禁忌】尚不明确。

【注意事项】尚不明确。

9. 利肝隆片（胶囊、颗粒）

【组成】板蓝根、茵陈、郁金、五味子、甘草、当归、黄芪、刺五加浸膏。

【功效与作用】

片剂、胶囊：疏肝解郁，清热解毒。用于急性或慢性肝炎，迁延性肝炎，慢性活动性肝炎，对血清谷丙转氨酶、麝香草酚浊度、黄疸指数均有显著降低作用，对乙型肝炎表面抗原转阴有较好的效果。

颗粒：疏肝解郁，清热解毒，益气养血。用于肝郁湿热、气血两虚所致的两胁胀痛或隐痛、乏力、尿黄；急性或慢性肝炎见上述证候者。

【规格与用法】

片剂：每片重 0.37g。口服，一次 5 片，一日 3 次，小儿酌减。

胶囊：每粒装 0.3g。口服，一次 2～4 粒，一日 3 次。

颗粒：①每袋装 10g（规格 1）；②每袋装 3g（无蔗糖）（规格 2）。开水冲服。一次 1 袋，一日 3 次，小儿酌减。

【不良反应】尚不明确。

【禁忌】尚不明确。

【注意事项】

片剂：尚不明确。

颗粒：忌烟酒及辛辣油腻食品。

10. 双虎清肝颗粒

【组成】金银花、虎杖、黄连、瓜蒌、白花蛇舌草、蒲公英、丹参、野菊花、紫花地丁、法半夏、麸炒枳实、甘草。

【功效与作用】清热利湿，化痰宽中，理气活血。用于湿热内蕴所致的胃脘痞闷，口干不欲饮，恶心厌油，食少纳差，胁肋隐痛，腹部胀满，大便黏滞不爽或臭秽，或身目发黄，舌质暗、边红，舌苔厚腻或黄腻，脉弦滑或弦数者；慢性乙型肝炎见上述证候者。

【规格与用法】每袋装 12g。口服，一次 1～2 袋，一日 2 次。或遵医嘱。

【不良反应】尚不明确。

【禁忌】尚不明确。

【注意事项】脾虚便溏者慎用；忌烟酒及辛辣油腻食物。

11. 澳泰乐颗粒（胶囊）

【组成】返魂草、郁金、黄精、白芍、麦芽。

【功效与作用】

颗粒：疏肝理气，清热解毒。用于肝郁毒蕴所致的胁肋胀痛，口苦纳呆，乏力；慢性肝炎见上述证候者。

胶囊：疏肝理气，清热解毒。用于疲乏无力，厌油腻，纳呆食少，胁痛腹胀，口苦恶心；甲、乙型肝炎及各种慢性肝炎见上述证候者。

【规格与用法】

颗粒：①每袋装 15g；②每袋装 5g。开水冲服。一次 1 袋，一日 3 次。30 天为一疗程。

胶囊：每粒装 0.35g。口服，一次 4 粒，一日 3 次。

【不良反应】尚不明确。

【禁忌】尚不明确。

【注意事项】

颗粒：忌酒及辛辣油腻食物。

胶囊：尚不明确。

12. 五酯滴丸（片、胶囊、颗粒）

【组成】

片剂：南五味子醇浸膏。

滴丸、胶囊、颗粒：南五味子。

【功效与作用】降低血清谷丙转氨酶。用于慢性肝炎谷丙转氨酶升高者。

【规格与用法】

滴丸：每丸重 33mg（含总木脂素以五味子甲素计为 2.5mg）（规格 1）；每丸重 23mg（含五味子酯甲 0.082mg）（规格 2）；每粒重 30mg（含总木脂素以五味子甲素计 1.125mg）（规格 3）。口服。一次 9 丸，一日 3 次或遵医嘱（规格 1）；一次 50 丸，一日 3 次或遵医嘱（规格 2）；一次 20 粒，一日 3 次（规格 3）。

片剂：基片重 0.27g（含五味子酯甲 7.5mg）。口服，一次 3 片，一日 3 次。

胶囊：每粒含五味子甲素 11.25mg。口服，一次 2 粒，一日 3 次，或遵医嘱。

颗粒：每袋装 2g。口服，一次 1 袋，一日 3 次，或遵医嘱。

【不良反应】

片剂：个别有恶心或轻微胃部不适症状。

滴丸、胶囊、颗粒：尚不明确。

【禁忌】尚不明确。

【注意事项】尚不明确。

【现代研究】五酯片治疗轻度药物性肝损伤具有较好的临床疗效。五酯胶囊联合还原型谷胱甘肽可显著降低化疗药物性肝损害患者血清的谷丙转氨酶（ALT）、谷草转氨酶（AST）水平，疗效良好。联合注射用复方甘草酸苷治疗非酒精性脂肪性肝炎能显著改善肝功能，提高临床综合疗效。

13. 乙肝健片

【组成】花锚草、黄芪、甘草。

【功效与作用】利胆退黄；改善肝功能，调节免疫功能。用于急性或慢性乙型肝炎和其他肝炎。

【规格与用法】A 片为黄色糖衣片，除去糖衣后显褐色，味苦；B 片为白色糖衣片，除去糖衣后显褐色，味甜。每片 0.25g。口服，A、B 片合用，一次各 2~3 片，一日 3 次。

【不良反应】偶见轻度胃肠不适，饭后服用可减轻。

【禁忌】孕妇忌用。

【注意事项】尚不明确。

14. 乙肝清热解毒片（胶囊、颗粒）

【组成】虎杖、白花蛇舌草、北豆根、拳参、茵陈、白茅根、茜草、淫羊藿、甘草、土茯苓、蚕沙、野菊花、橘红。

【功效与作用】清肝，利胆，利湿解毒。

片剂：用于肝胆湿热、毒瘀内阻所致的胁痛，症见黄疸或无黄疸，发热或低热，口干苦或黏臭，厌油腻，胃肠不适；急性或慢性乙型病毒性肝炎见上述证候者。

胶囊：用于肝胆湿热引起的黄疸（或无黄疸）、发热（或低热）、口干苦或黏臭，厌油、胃肠不适，舌质红，舌苔厚腻，脉弦滑数等；急性或慢性乙型病毒性肝炎或乙型肝炎病毒携带状态见上述证候者。

颗粒：用于肝胆湿热型急性或慢性病毒性乙型肝炎初期或活动期；乙型肝炎病毒携带者。症见黄疸（或无黄疸），发烧（或低烧），舌质红，舌苔厚腻，脉弦滑数，口干苦或黏臭，厌油，胃肠不适等。

【规格与用法】

片剂：每片重0.3g。口服，一次8片，一日3次。

胶囊：每粒装0.4g。口服，一次6粒，一日3次。

颗粒：每袋装6g（无糖型）。一次一袋（6g），一日3次。

【不良反应】

片剂：可能造成软便或便稀。

胶囊、颗粒：尚不明确。

【禁忌】尚不明确。

【注意事项】

片剂：尚不明确。

胶囊、颗粒：脾虚便溏者慎用或减量服用。忌烟酒、油腻。

15. 茵莲清肝颗粒

【组成】茵陈、板蓝根、绵马贯众、茯苓、郁金、当归、红花、琥珀、白芍（炒）、白花蛇舌草、半枝莲、广藿香、佩兰、砂仁、虎杖、丹参、泽兰、柴胡、重楼。

【功效与作用】清热解毒，调肝和脾。用于急性甲型、慢性乙型病毒性肝炎属"湿热蕴结，肝脾不和"证者，症见胁痛、脘痞、纳呆、乏力等。

【规格与用法】每袋装 10g。温开水冲服，一次 10g（1 袋），一日 3 次。急性甲型病毒性肝炎一疗程为 4 周，慢性乙型病毒性肝炎一疗程为 3 个月。

【不良反应】偶见恶心、呕吐、轻度腹泻。

【禁忌】孕妇慎用。

【注意事项】忌食辛辣油腻食物。

【现代研究】在慢性乙型病毒性肝炎的治疗中，采用干扰素（IFN）α-2b 联合茵莲清肝颗粒治疗可发挥协同抗病毒作用，提高治疗效果。

16. 肝炎灵注射液

【组成】山豆根。

【功效与作用】降低转氨酶，提高机体免疫力。用于慢性、活动性肝炎。

【规格与用法】每支 2ml（含苦参碱 35mg）。肌内注射，一次 2ml，一日 1～2 次，2～3 个月为一疗程或遵医嘱。

【不良反应】尚不明确。

【禁忌】尚不明确。

【注意事项】尚不明确。

17. 灭澳灵片

【组成】板蓝根、刺五加、金银花、冬虫夏草。

【功效与作用】清热解毒，益肝补肾。用于急性或慢性乙型肝炎及表面抗原携带者。

【规格与用法】每片重 0.25g。口服，一次 4 片，一日 3 次。

【不良反应】尚不明确。

【禁忌】尚不明确。

【注意事项】尚不明确。

18. 健肝乐颗粒

【组成】甘草、白芍。

【功效与作用】养血护肝，解毒止痛。有降低转氨酶、消退黄疸以及改善各类肝炎临床症状的作用。用于治疗急性或慢性病毒性肝炎等。

【规格与用法】每袋装 15g。开水冲服，一次 15g，一日 2 次；12 岁以下小儿酌减或遵医嘱。

【不良反应】尚不明确。

【禁忌】尚不明确。

【注意事项】重症高血压及水肿患者慎用。

19. 猪苓多糖胶囊

【组成】猪苓多糖。

【功效与作用】清热利湿。用于湿热内蕴型慢性乙型肝炎的辅助治疗。

【规格与用法】每粒装 0.25g。口服，一次 2 粒，一日 3 次，一疗程 3 个月。

【不良反应】尚不明确。

【禁忌】尚不明确。

【注意事项】尚不明确。

20. 紫叶丹胶囊

【组成】叶下珠、云芝、丹参、紫草。

【功效与作用】清肝解毒，活血化瘀。用于慢性乙型病毒性肝炎辨证属湿热内蕴兼气虚血瘀型者，症见脘腹胀满、胁肋疼痛、食欲不振、乏力口苦等。

【规格与用法】每粒装 0.5g。口服，一次 5 粒，一日 3 次，24 周为一疗程。

【不良反应】尚不明确。

【禁忌】尚不明确。

【注意事项】尚不明确。

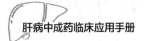

四、清肝胆湿热剂

1. 龙胆泻肝丸（片、胶囊、颗粒）

【组成】龙胆、柴胡、黄芩、栀子（炒）、泽泻、木通、盐车前子、酒当归、地黄、炙甘草。

【功效与作用】

丸剂：清肝胆，利湿热。用于肝胆湿热，头晕目赤，耳鸣耳聋，耳肿疼痛，胁痛口苦，尿赤涩痛，湿热带下。

片剂：清肝胆，利湿热。用于肝胆湿热所致的头晕目赤，耳鸣耳聋，耳部疼痛，胁痛口苦。

胶囊：清肝胆，利湿热。用于肝火上炎，肝胆湿热所致的眩晕头痛，目赤肿痛，耳鸣耳聋，耳道流脓，耳肿疼痛，胁痛口苦，尿赤涩痛，带下阴痒。

颗粒：清肝胆，利湿热。用于肝胆湿热所致的头晕目赤，耳鸣耳聋，耳部疼痛，胁痛口苦。

【规格与用法】

丸剂：小蜜丸每100丸重20g；大蜜丸每丸重6g。口服，一次3～6g，一日2次。

片剂：片芯重0.3g。口服，一次4～6片，一日2～3次。

胶囊：每粒装0.25g。口服，一次4粒，一日3次。

颗粒：每袋装6g。开水冲服，一次1袋，一日2次。

【不良反应】

丸剂、片剂、颗粒：尚不明确。

胶囊：少数患者可见恶心、腹痛、腹泻等消化道反应。

【禁忌】

丸剂：性味苦寒，久服易伤脾胃，故凡脾胃虚弱者不宜久服，孕妇及有胃寒者慎用。

胶囊：孕妇忌服。

片剂、颗粒：尚不明确。

【注意事项】

（1）孕妇，年老体弱，大便溏软者慎用。

（2）忌食辛辣刺激性食物。

（3）服本品时不宜同时服用滋补性中成药。

（4）有高血压、心律失常、心脏病、肝病、肾病、糖尿病等慢性病病情严重者，以及正在接受其他治疗的患者，应在医师指导下服用。

（5）服药3天后症状未改善或出现其他严重症状时，应停药，并去医院就诊。

（6）按照用法用量服用，小儿、年老体弱者应在医师指导下服用。

（7）长期服用应向医师咨询。

（8）对本品过敏者禁用，过敏体质者慎用。

（9）本品性状发生改变时禁止使用。

（10）儿童必须在成人监护下使用。

（11）请将本品放在儿童不能接触的地方。

（12）如正在使用其他药品，使用本品前请咨询医师或药师。

【现代研究】龙胆泻肝丸（片、胶囊、颗粒）虽然剂型不同，均由龙胆泻肝汤改变剂型而成，是清肝胆、利湿热的代表方。具有清肝胆实火，泻肝胆湿热的功效，对慢性胆囊炎患者症状改善有较好的作用。

2. 茵栀黄口服液（颗粒、胶囊、片、泡腾片）

【组成】茵陈提取物、栀子提取物、黄芩提取物、金银花提取物。

【功效与作用】清热解毒，利湿退黄。用于肝胆湿热所致的黄疸，症见面目悉黄，胸胁胀痛，恶心呕吐，小便黄赤。急性或慢性肝炎属上述证候者。

片剂：清热解毒，利湿退黄。有退黄疸和降低谷丙转氨酶的作用。用于湿热毒邪内蕴所致急性、慢性肝炎和重型肝炎（Ⅰ型），也可用于其他类型重症肝炎的综合治疗。

【规格与用法】

口服液：每支装10ml（含黄芩苷0.4g）。口服，一次10ml，一日3次。

颗粒：每袋装3g。开水冲服，一次2袋，一日3次。

胶囊：每粒装 0.33g（规格 1），每粒装 0.26g（规格 2）。口服，一次 2 粒（规格 1），或一次 3 粒（规格 2），一日 3 次。

片剂：每片重 0.4g（含黄芩苷 0.2g）。口服，一次 2 片，一日 3 次。

泡腾片：每片重 0.6g（含黄芩苷 0.2g）。用温开水溶解后服用，一次 2 片，一日 3 次。

【不良反应】本品有腹泻、呕吐、皮疹等不良反应报告。

【禁忌】对本品过敏者禁用。

【注意事项】

（1）服药期间忌酒及辛辣之品。

（2）鉴于茵栀黄口服制剂有葡萄糖 -6- 磷酸脱氢酶（G-6-PD）缺乏患者发生溶血的个例，目前关联性尚无法确定，有待进一步研究，建议 G-6-PD 缺乏者谨慎使用。

（3）脾虚便溏者慎用。

（4）妊娠及哺乳期妇女禁用或慎用。

【现代研究】2020 年版《中国药典》中收载的茵栀黄系列制剂有口服液、软胶囊、泡腾片、胶囊、颗粒 5 种剂型，在《非酒精性脂肪性肝病中西医结合诊疗共识意见（2017 年）》《肝硬化腹水的中西医结合诊疗共识意见》《抗结核药物性肝损伤诊治指南（2019 年版）》《中医儿科临床诊疗指南·胎黄（2018 修订）》等指南及共识中，茵栀黄系列制剂均有推荐使用；茵栀黄颗粒及口服液在《新生儿黄疸规范化用药指导专家建议》《急性胰腺炎中医诊疗专家共识意见（2017）》中有推荐使用。现代药理学研究已证实，茵栀黄系列制剂具有抗炎、抗氧化、保护线粒体、抑制细胞凋亡和保护肝细胞表面转运体的作用。

3. 八宝丹（胶囊）

【组成】牛黄、蛇胆、羚羊角、珍珠、三七、麝香等。

【功效与作用】清利湿热，活血解毒，去黄止痛。本品用于湿热蕴结所致发热、黄疸、小便黄赤、恶心呕吐、纳呆、胁痛腹胀、舌苔黄腻或厚腻干白，或湿热下注所致尿道灼热刺痛、小腹胀痛，以及传染性病毒性肝炎、急性胆囊炎，急性泌尿系感染等见有上述证候者。

【规格与用法】

锭剂：每粒重 3g。口服，1～8 岁，一次 0.15～0.3g；8 岁以上一次 0.6g，一日 2～3 次，温开水送服。

胶囊：每粒装 0.3g。口服，1～8 岁，一次 0.15～0.3g；8 岁以上一次 0.6g，一日 2～3 次，温开水送服。

【不良反应】尚不明确。

【禁忌】孕妇忌服。

【注意事项】运动员慎用。

【现代研究】在《慢性乙型肝炎中医诊疗指南（2018 年版）》中，八宝丹（胶囊）被推荐用于治疗慢性乙型肝炎肝胆湿热证，具有较好的保肝降酶退黄作用。临床研究表明，八宝丹辅助西医常规方案治疗乙型黄疸型病毒性肝炎和肝衰竭等的临床疗效肯定，毒副作用小。对早期重症肝炎、慢性重型肝炎、早期肝性脑病和原发性肝癌的治疗，八宝丹与谷胱甘肽等西药联合治疗后能显著改善病情。无严重不良反应发生。

4. 参芪肝康片（胶囊）

【组成】茵陈、党参、水飞蓟、五味子、当归、黄芪、刺五加浸膏。

【功效与作用】祛湿清热，调和肝脾。用于湿热内蕴、肝脾不和所致的急性或慢性肝炎。

【规格与用法】

片剂：每片重 0.42g。口服，一次 5 片，一日 3 次。

胶囊：每粒装 0.4g。口服，一次 5 粒，一日 3 次。

【不良反应】尚不明确。

【禁忌】尚不明确。

【注意事项】孕妇慎服。

【现代研究】参芪肝康片中黄芪能够防止肝糖流失，进而起到护肝的作用，同时还可提高白细胞活性，增强患者免疫力；当归可以提高胆酸排除效果，保护细胞 ATP 酶活性，可以对肝细胞起到保护作用；水飞蓟能够稳定细胞膜，抗氧化，起到保肝的作用，其联合抗病毒治疗能够提高慢性乙型肝炎轻至中度患者的治疗效果，提高 ALT 复常率，改善患者肝硬度值，缓解肝纤维化。与经导管动脉化疗栓塞（TACE）、恩替卡韦联合应用，能够改善 HBV 相关肝细胞癌术后肝功能、降低胆红素水平、改善生活质量及提高生存率。

5. 垂盆草片（颗粒）

【组成】垂盆草。

【功效与作用】

片剂：清利湿热，解毒。用于湿热黄疸，小便不利，痈肿疮疡；急性或慢性肝炎。

颗粒：清热解毒，活血利湿。用于急性或慢性肝炎湿热瘀结证。

【规格与用法】

片剂：每片含垂盆草干浸膏 0.32g。口服，一次 6 片，一日 3 次。

颗粒：每袋装 10g；5g（无蔗糖）。开水冲服，一次 1 袋，一日 2～3 次；或遵医嘱。

【不良反应】尚不明确。

【禁忌】尚不明确。

【注意事项】尚不明确。

【现代研究】《慢性乙型肝炎中医诊疗指南（2018 年版）》推荐垂盆草颗粒用于慢性乙型肝炎肝胆湿热证治疗，具有较好的保肝降酶作用。垂盆草中分离得到的化合物主要有生物碱、氰苷、甾体及其苷类、黄酮及其苷类、三萜、挥发油、糖类等，其中垂盆草苷、金丝桃苷、槲皮素等有效成分可通过抑制肝组织炎症浸润、减少肝细胞损伤而达到保肝降酶的效果。

6. 大黄利胆片（胶囊）

【组成】大黄、手掌参、余甘子。

【功效与作用】清热利湿，解毒退黄。用于肝胆湿热所致的胁痛，口苦，食欲不振；胆囊炎，脂肪肝见上述证候者。

【规格与用法】

片剂：每片重 0.35g。口服，一次 2 片，一日 2～3 次。

胶囊：每粒装 0.3g。口服，一次 2 粒，一日 2～3 次。

【不良反应】尚不明确。

【禁忌】孕妇忌用。

【注意事项】尚不明确。

【现代研究】大黄利胆片（胶囊）中3味药物分别是中药、蒙药、藏药的常用药，大黄模块所包含的靶标主要与先天性免疫相关，余甘子模块中所包含的抗炎靶标主要与获得性免疫相关，手掌参模块主要与蛋白质、营养物质以及脂质的代谢等生理活动相关，可减轻大黄的峻烈之性。研究表明，大黄利胆胶囊通过降低胆汁中的胆固醇与游离胆红素水平、提高胆汁中胆汁酸含量来逆转成石趋势，对胆囊结石具有良好的预防和治疗作用。

7. 胆胃康胶囊

【组成】青叶胆、滇黄芩、枳壳、滇柴胡、白芍、泽泻、茯苓、茵陈、淡竹叶、灯心草。

【功效与作用】彝医：色甲渴奴，嗨补且凯扎奴，达克奴，勒奴。中医：疏肝利胆，清利湿热。用于肝胆湿热所致的胁痛，黄疸；胆汁反流性胃炎，胆囊炎见上述症状者。

【规格与用法】每粒装0.3g。口服，一次1~2粒，一日3次；饭后服用。

【不良反应】尚不明确。

【禁忌】孕妇禁服。

【注意事项】哺乳期妇女慎用。

【现代研究】临床研究表明：胆胃康胶囊具有缓解呕苦等症状，抑制胆汁反流的作用，对中医辨病之胁痛疗效较好。在《胆囊炎中医诊疗专家共识意见（2017）》《慢性胃炎中医诊疗专家共识意见（2017）》《胃食管反流病中医诊疗专家共识意见（2017）》中推荐胆胃康胶囊治疗肝胆湿热所致胁痛、黄疸、胆汁反流性胃炎、胆囊炎等。

8. 当飞利肝宁片（胶囊）

【组成】水飞蓟、当药。

【功效与作用】

片剂：清利湿热，益肝退黄。用于湿热郁蒸而致的黄疸，急性黄疸型肝炎，传染性肝炎，慢性肝炎而见湿热证候者。

胶囊：清利湿热，益肝退黄。用于湿热郁蒸所致的黄疸，急性黄疸型肝炎，慢性肝炎而见湿热证候者。另外还可用于非酒精性单纯性脂肪肝湿热内蕴证者，症见脘腹痞闷、口干口苦、右胁胀痛或不适、身重困倦、恶心、大便秘结、小便黄，舌质苔黄腻，脉滑数。

【规格与用法】

片剂：每片重 0.45g。口服，一次 2 片，一日 3 次或遵医嘱，小儿酌减。

胶囊：每粒装 0.25g。黄疸、急性黄疸型肝炎、传染性肝炎和慢性肝炎用法用量：口服，一次 4 粒，一日 3 次或遵医嘱，小儿酌减。非酒精性单纯性脂肪肝用法用量：口服，一次 4 粒，一日 3 次，12 周为一疗程。

【不良反应】尚不明确。

【禁忌】尚不明确。

【注意事项】

片剂：尚不明确。

胶囊：忌油及油腻食物。

【现代研究】在《慢性乙型肝炎中医诊疗指南（2018 年版）》中，推荐当飞利肝宁胶囊治疗病毒性肝炎，具有降低转氨酶、保护肝细胞的良好作用。在《非酒精性脂肪性肝病中医诊疗专家共识意见（2017）》中，推荐当飞利肝宁胶囊治疗非酒精性脂肪肝湿热内蕴证。

9. 肝泰舒胶囊

【组成】獐牙菜、唐古特乌头、山苦荬、小檗皮、节裂角茴香、木香、黄芪、甘草。

【功效与作用】清热解毒，疏肝利胆。用于乙型肝炎肝胆湿热证。

【规格与用法】每粒装 0.4g。口服，一次 2～4 粒，一日 3 次。

【不良反应】尚不明确。

【禁忌】孕妇忌服。

【注意事项】定期复查肝功能。

【现代研究】meta 分析表明，肝泰舒胶囊在抗病毒、改善肝脏炎症方面具有明显优势。临床研究显示，本品治疗急性或慢性乙型病毒性肝炎，具有改善肝炎症状与体征、退黄降酶效果；治疗肝炎肝硬化，在抗纤维化、软化回缩肝脾、减轻门脉高压方面具有一定作用。

10. 金黄利胆胶囊

【组成】川西獐牙菜、金钱草、大黄。

【功效与作用】疏肝利胆，清热解毒。用于急性或慢性胆囊炎属肝胆湿热证者。

【规格与用法】每粒装 0.3g。口服，一次 2～3 粒，一日 3 次。

【不良反应】尚不明确。

【禁忌】孕妇忌服。

【注意事项】尚不明确。

11. 苦黄颗粒

【组成】茵陈、春柴胡、大青叶、大黄、苦参。

【功效与作用】清热利湿，疏肝退黄。用于因湿热内蕴引起的黄疸型病毒性肝炎患者的退黄。

【规格与用法】每袋装 6g。口服，一次 1 袋，一日 3 次。

【不良反应】

（1）偶见轻微腹泻，临床试验中曾有 1 例受试者在口服苦黄颗粒 1 天后出现频繁呕吐，其与药物的关系尚不明确。

（2）偶见红细胞、血红蛋白及白细胞减少，其与药物的关系尚不明确，一般停药后可恢复正常。

（3）偶见血清肌酐异常，其与药物的关系尚不明确。

【禁忌】孕妇及绞窄性肠梗阻患者忌服。

【注意事项】严重心、肾功能不全者慎用，脾虚患者慎用。

【现代研究】临床研究表明，苦黄颗粒联合多烯磷脂酰胆碱治疗湿热型酒精性肝炎，能更好地改善患者中医证候积分，特别是对改善便溏和口苦、口干等症状，效果更佳。在降低谷丙转氨酶、谷草转氨酶、甘油三酯和总胆红素水平方面更有优势。

12. 苦黄注射液

【组成】苦参、大黄、大青叶、茵陈、春柴胡。

【功效与作用】清热利湿，疏肝退黄。主治湿热黄疸，也用于黄疸型病毒性肝炎。

【规格与用法】每支装 10ml。静脉滴注。可用 5% 或 10% 葡萄糖注射液稀释，每 500ml 葡萄糖注射液最多可稀释本品 60ml。一次 10～60ml，一日 1 次，15 天为一疗程，或遵医嘱。

【不良反应】

（1）用药期间个别患者出现轻度消化道症状。

（2）个别患者可见过敏性休克、急性喉头水肿、药疹、药物热等过敏反应。

【禁忌】

（1）过敏体质禁用。

（2）严重心、肾功能不全者慎用。

【注意事项】

（1）使用剂量应逐日增加，第 1 天 10ml，第 2 天 20ml，第 3 天 30～60ml。

（2）滴速不宜过快（30 滴 /min），每 500ml 稀释液应在 3～4 小时缓慢滴入。

（3）本品尚无妊娠期及哺乳期妇女应用的研究数据。

（4）请严格按照说明书使用。

【现代研究】《慢加急性肝衰竭中医临床诊疗指南（2019）》中，推荐苦黄注射液治疗慢加急性肝衰竭湿热蕴结证。在《中医儿科临床诊疗指南·胎黄（2018 修订）》中，推荐苦黄注射液治疗新生儿黄疸湿热郁蒸证。不良反应多发生在注射 60 分钟以内，主要表现为皮疹、皮肤瘙痒、寒战、发热、腹痛、恶心、呕吐、头痛、胸闷、心悸等，常见的处理措施为停药，给予氯雷他定、地塞米松、异丙嗪等进行抗过敏治疗。对首次使用的患者应加强用药监护，确保用药安全。

13. 利胆片

【组成】大黄、金银花、金钱草、木香、知母、大青叶、柴胡、白芍、黄芩、芒硝、茵陈。

【功效与作用】疏肝止痛，清热利湿。用于肝胆湿热所致的胁痛，症见胁肋及胃腹部疼痛、按之痛剧，大便不通，小便短赤，身热头痛，呕吐不食；胆道疾病见上述证候者。

【规格与用法】薄膜衣片，每片重 0.37g。口服，一次 6～10 片，一日 3 次。

【不良反应】尚不明确。

【禁忌】服药期间忌食油腻。

【注意事项】孕妇慎服。

【现代研究】现代药理试验表明，利胆片具有促进肝细胞胆汁分泌增加及增强胆囊收缩功能的作用，对于胆道感染常见的大肠埃希菌、金黄色葡萄球菌以及枯草杆菌、八叠球菌等也有明显抑制作用，从而达到利胆、消炎止痛的效果。临床推荐用于胆道疾病肝胆湿热证。

14. 舒胆片

【组成】木香、厚朴、枳壳、郁金、栀子、茵陈、大黄、虎杖、芒硝。

【功效与作用】清热化湿，利胆排石，行气止痛。用于肝胆湿热，黄疸胁痛，发热口苦，尿赤便燥；胆囊炎、胆道感染、胆石症见上述证候者。

【规格与用法】每片相当于原药材 1.15g。口服，一次 5～6 片，一日 3 次，小儿酌减，或遵医嘱。

【不良反应】尚不明确。

【禁忌】尚不明确。

【注意事项】孕妇忌服。

【现代研究】舒胆片具有舒张胆管、促进胆汁分泌以及有较强的体内体外抑菌作用。在《胆囊炎中医诊疗专家共识意见（2017）》《急性胆囊炎中西医结合诊疗共识意见（2018）》中，推荐舒胆片治疗胆囊炎、胆道感染、胆石症肝胆湿热证。

15. 舒胆胶囊

【组成】大黄、金钱草、枳实、柴胡、栀子、延胡索、黄芩、木香、茵陈、薄荷脑。

【功效与作用】疏肝利胆止痛，清热解毒排石。用于胆囊炎、胆管炎、胆道术后感染及胆道结石属湿热蕴结、肝胆气滞证候者。

【规格与用法】每粒装 0.3g。口服，一次 4 粒，一日 4 次。

【不良反应】尚不明确。

【禁忌】尚不明确。

【注意事项】寒湿困脾、脾虚便溏者慎用。

【现代研究】舒胆胶囊可促进胆汁排泄，有抗菌、消炎、解毒、止痛作用，《消化系统常见病急慢性胆囊炎、胆石症中医诊疗指南（基层医生版）》推荐用于慢性结石性胆囊炎、慢性胆囊炎及胆结石肝胆气滞证的治疗。

16. 舒肝宁注射液

【组成】茵陈提取物、栀子提取物、黄芩苷、板蓝根提取物、灵芝提取物。

【功效与作用】清热解毒，利湿退黄，益气扶正，保肝护肝。用于湿热黄疸，症见面目俱黄，胸胁胀满，恶心呕吐，小便黄赤，乏力，纳差，便溏；急性或慢性病毒性肝炎见前述症状者。

【规格与用法】①每支装 2ml；②每支装 10ml；③每支装 20ml。静脉滴注，一次 10～20ml，用 10% 葡萄糖注射液 250～500ml 稀释后静脉滴注，一日 1 次；症状缓解后可改用肌内注射，一日 2～4ml，一日 1 次。

【不良反应】偶见，以各种类型过敏反应为主，其中一般过敏反应可见皮疹、皮肤瘙痒、发热、面红等。严重过敏反应可见过敏性休克等。

【禁忌】对本品过敏者禁用。

【注意事项】

（1）用药前仔细询问患者过敏史，过敏体质者及孕妇慎用。

（2）注射前严密观察药液性状，有浑浊、沉淀、絮状物或瓶身细微破裂时严禁使用。如与稀释剂稀释后出现浑浊也严禁使用。

（3）严禁与其他药物混合配伍使用，否则可能出现不溶性微粒等变化，增加出现不良反应的风险。谨慎联合用药。

（4）特殊人群，如过敏体质者、老年人、体弱者、儿童、危重患者等应慎重使用，加强监测。

（5）用药过程中应密切观察用药反应，尤其在开始的 30 分钟内，如出现异常应及时停药并采取相应的处理措施。

（6）严格按规定用法用量用药。

（7）使用时滴注速度不宜过快，儿童以 10～20 滴 /min，成年人以 40～60 滴 /min 为宜。

【现代研究】舒肝宁注射液联合复方甘草酸苷治疗慢性乙型肝炎合并高胆红素血症患者，对改善肝功能及降低胆红素的效果优于门冬氨酸钾镁联合复方甘草酸。meta 分析结果显示：黄疸型病毒性肝炎患者应用舒肝宁注射液能改善临床症状，促进肝功能的恢复，对总胆红素改善效果更明显，不良反应发生率低。舒肝宁注射液治疗慢性乙型病毒性肝炎的 meta 分析结果显示：在常规治疗基础上，能在一定程度上改善乙肝患者的肝功能，抑制肝纤维化，且药物安全性高。

17. 胰胆舒胶囊（颗粒）

【组成】姜黄、赤芍、蒲公英、牡蛎、延胡索、大黄、柴胡。

【功效与作用】散瘀行气，活血止痛。用于急性或慢性胰腺炎或胆囊炎属气滞血瘀，热毒内盛者。

【规格与用法】

胶囊：每粒装 0.5g。口服，一次 4 粒，一日 2～3 次。

颗粒：每袋装 10g。开水冲服，一次 10g，一日 2～3 次。

【不良反应】尚不明确。

【禁忌】尚不明确。

【注意事项】尚不明确。

【现代研究】胰胆舒颗粒具有镇痛、抗菌、利胆、护胰的作用，能有效控制胰胆疾病的症状，同时对胆、胰具有保护作用，能够预防疾病进展并降低疾病的发作频率。在《急性胆囊炎中西医结合诊疗共识意见（2018）》中，推荐胰胆舒颗粒治疗急性或慢性胰腺炎或胆囊炎气滞血瘀，热毒内盛证。

18. 乙肝宁片（颗粒）

【组成】黄芪、白花蛇舌草、茵陈、金钱草、党参、蒲公英、制何首乌、牡丹皮、丹参、茯苓、白芍、白术、川楝子。

【功效与作用】

片剂：补气健脾，清热利胆，活血化瘀。用于慢性肝炎属湿热内蕴、肝郁脾虚、气虚血瘀证者，对急性肝炎属此证者亦有一定疗效。

颗粒：补气健脾，活血化瘀，清热解毒。用于慢性肝炎属脾气虚弱、血瘀阻络、湿热毒蕴证，症见胁痛、腹胀、乏力、尿黄，对急性肝炎属上述证候者亦有一定疗效。

【规格与用法】

片剂：每片重 0.55g。口服，一次 4 片，一日 3 次；儿童酌减。治疗慢性肝炎者以 3 个月为一疗程。

颗粒：①每袋装 17g；②每袋装 3g（含乳糖）。口服，一次 1 袋，一日 3 次；儿童酌减。治疗慢性肝炎者以 3 个月为一疗程。

【不良反应】尚不明确。

【禁忌】尚不明确。

【注意事项】

片剂：服用期间忌食油腻、辛辣食物。

颗粒：

（1）孕妇、糖尿病患者慎用。

（2）服药期间忌食油腻、辛辣食物。

【现代研究】多项临床研究表明，乙肝宁颗粒在改善肝病症状体征、降低肝功能指标、抑制病毒活性等方面有明显疗效。动物研究显示：乙肝宁颗粒对四氯化碳所致的小鼠急性肝损伤、D-氨基半乳糖（D-Gal）所致的大鼠急性肝损伤时转氨酶升高，均有较明显的抑制作用，并能减轻肝细胞损伤；能提高免疫功能低下的小鼠腹腔巨噬细胞的吞噬功能，使其吞噬百分率和吞噬指数均升高，提示乙肝宁颗粒有显著降酶、保肝、调节免疫功能的作用。

19. 茵陈五苓丸

【组成】茵陈、泽泻、茯苓、猪苓、白术（炒）、肉桂。

【功效与作用】清湿热，利小便。用于肝胆湿热，脾肺郁结引起的湿热黄疸，脘腹胀满，小便不利。

【规格与用法】每 20 粒重 1g。口服，一次 6g（1 瓶），一日 2 次。

【不良反应】尚不明确。

【禁忌】尚不明确。

【注意事项】

（1）黄疸属寒湿阴黄者忌用。

（2）方中含有温通、利水渗湿之品，有碍胎气，孕妇慎用。

（3）服药期间饮食宜用清淡易消化之品，忌酒，忌食辛辣油腻之品。

（4）忌愤怒、忧郁、劳碌，保持心情舒畅。

【现代研究】茵陈五苓丸配方中茵陈可加速胆汁分泌，同时也增加胆酸、胆红素排泄，可保护肝细胞膜，防止肝细胞坏死，促进肝细胞生长，改善肝脏微循环。茯苓可调节免疫功能，肉桂配合茯苓、泽泻、白术，具有健脾、化湿利水的作用。现代药理学表明其具有解热、利胆、抗菌、抗病毒、降脂、降压、利尿等作用，并对乙醇所致的脂肪肝有保护作用，对乙醇摄入引起的谷胱甘肽（GSH）耗竭有预防作用。

20. 茵芪肝复颗粒

【组成】茵陈、焦栀子、大黄、白花蛇舌草、猪苓、柴胡、当归、黄芪、党参、甘草。

【功效与作用】清热解毒利湿，疏肝补脾。用于慢性乙型病毒性肝炎肝胆湿热兼脾虚肝郁证，症见右胁胀满、恶心厌油、纳差食少、口淡乏味。

【规格与用法】每袋装 18g。口服，一次 1 袋，一日 3 次。

【不良反应】尚不明确。

【禁忌】尚不明确。

【注意事项】孕妇禁服；少数病例可出现恶心，腹泻，一般不影响继续治疗。

【现代研究】茵芪肝复颗粒与恩替卡韦联合使用可延缓乙型肝炎肝硬化患者肝纤维化的进程，调节及增强患者的免疫功能，延缓因免疫功能紊乱所致的肝纤维化进程，并有效抑制患者机体炎症反应，有助于延缓因炎症反应紊乱引起的肝纤维化进程。动物实验研究表明，茵芪肝复颗粒对胆汁淤积型肝炎大鼠肝功能损害及肝结构破损有明显改善作用，其作用机制可能与调控 IL-17、IFN-γ、丙二醛（MDA）等因子，缓解炎症反应、提高抗氧化能力等有关。

21. 鸡骨草肝炎颗粒

【组成】鸡骨草、茵陈、地耳草、桃金娘根、鸭脚艾、鹰不泊。

【功效与作用】疏肝，清热，利湿，祛黄。用于黄疸型和无黄疸型急性传染性肝炎。

【规格与用法】每袋装 15g（相当于原药材 31g）。开水冲服，一次 1 袋，一日 2 次。小儿酌减。

【不良反应】尚不明确。

【禁忌】尚不明确。

【注意事项】尚不明确。

22. 鸡骨草胶囊

【组成】三七、人工牛黄、猪胆汁、牛至、鸡骨草、白芍、大枣、栀子、茵陈、枸杞子。

【功效与作用】疏肝利胆，清热解毒。用于急性或慢性肝炎和胆囊炎属肝胆湿热证者。

【规格与用法】每粒装 0.5g。口服，一次 4 粒，一日 3 次。

【不良反应】尚不明确。

【禁忌】尚不明确。

【注意事项】尚不明确。

【现代研究】鸡骨草胶囊具有护肝、利胆、抗病原微生物、抗炎、解热、镇痛、提高免疫功能的作用，可明显缓解寒战发热、右上腹疼痛、恶心呕吐、胃脘胀满等症状。此外，在慢性乙型肝炎患者的临床联合用药研究对比中也显示，鸡骨草胶囊与恩替卡韦联合用药治疗比常规单用抗病毒治疗具有更明显的护肝、抗病毒优势，可迅速改善肝功能指标。在《消化系统常见病急慢性胆囊炎，胆石症中医诊疗指南（基层医生版）》《慢性乙型肝炎中医诊疗指南（2018 年版）》及《胆囊炎中医诊疗规范专家共识意见（2017）》中，推荐用于急性或慢性胆囊炎，胆石症、慢性乙型肝炎肝胆湿热证的治疗。

23. 茵陈退黄胶囊

【组成】茵陈、苦参、龙胆、黄芩、郁金、神曲、大黄、山楂。

【功效与作用】清热解毒，利湿退黄。用于急性或慢性肝炎肝胆湿热证引起的小便红赤、头晕口苦、食少纳呆等。

【规格与用法】每粒装 0.3g。口服，一次 5 粒，一日 3 次；或遵医嘱。

【不良反应】尚不明确。

【禁忌】孕妇禁服。

【注意事项】脾肾虚寒者不宜使用。

【现代研究】慢性乙型肝炎湿热内阻证患者在替诺福韦抗病毒基础上加用茵陈退黄胶囊治疗，显示更有效地抑制病毒和改善肝功能的作用。在抗结核治疗的同时服用茵陈退黄胶囊能较好地减少肝损害的发生。在《急性胆囊炎中西医结合诊疗共识意见（2018）》中，推荐本品用于急性或慢性肝炎肝胆湿热证及急性胆囊炎所致黄疸的治疗。

第四章
温里类

由温热药为主组成，具有温里助阳，散寒通脉作用，用于治疗里寒证的方剂，统称温里剂。本类方剂是依据《素问·至真要大论》"寒者热之""治寒以热"的原则立法，属于中医治疗"八法"中的"温法"。

里寒证以畏寒肢凉，喜温蜷卧，面色苍白，口淡不渴，小便清长，脉沉迟或缓等为主要临床表现。治疗当从温里祛寒立法，但因病位有脏腑经络之别，病势有轻重缓急之分，方剂又分为温中祛寒、温经散寒、回阳救逆3类。

温中祛寒剂，适用于脾胃虚寒，运化无权，升降失常而见脘腹疼痛，呕恶下利，不思饮食，肢体倦怠，手足不温，舌苔白滑，脉沉细或沉迟等症。代表方剂有理中丸、小建中汤、吴茱萸汤等。

温经散寒剂，适用于阳气虚弱，营血不足，寒邪入侵经脉，血行不畅。临床多表现为手足厥寒，或肢体疼痛，或发阴疽等。常用桂枝、细辛等温经散寒药与当归、白芍、熟地黄等补养营血药配伍组成。代表方剂有当归四逆汤、阳和汤。

回阳救逆剂，适用于阳气衰微，阴寒内盛，甚或阴盛格阳、戴阳的危重病证。症见四肢厥逆，精神委靡，恶寒蜷卧，甚或冷汗淋漓，脉微欲绝等。常用附子、干姜等温热药物为主组方，或配人参等益气固脱之品。代表方剂有四逆汤、回阳救急汤等。此类药物属于急救用药，不是常规治疗药物，属于"急则治其标"，不可久用。当阳气恢复后则"缓则治其本"。

一、温中祛寒剂

1. 附子理中丸

【组成】附子（制）、党参、白术（炒）、干姜、甘草。

【功效与作用】温中健脾。用于脾胃虚寒，脘腹冷痛，呕吐泄泻，手足不温。

【规格与用法】大蜜丸：每丸重9g；水蜜丸：每100粒重10g。口服，大蜜丸一次1丸，一日2～3次；水蜜丸，一次6g，一日2～3次。

【不良反应】偶见服药后呼吸急促、心律失常等报道。

【禁忌】尚不明确。

【注意事项】

（1）忌不易消化食物。

（2）感冒发热患者不宜服用。

（3）有高血压、心脏病、肝病、糖尿病、肾病等慢性病严重者应在医师指导下服用。

（4）孕妇慎用，哺乳期妇女、儿童应在医师指导下服用。

（5）吐泻严重者应及时去医院就诊。

（6）严格按用法用量服用，本品不宜长期服用。

（7）服药2周症状无缓解，应去医院就诊。

（8）对本品过敏者禁用，过敏体质者慎用。

（9）本品性状发生改变时禁止使用。

（10）儿童必须在成人监护下使用。

（11）请将本品放在儿童不能接触的地方。

（12）如正在使用其他药品，使用本品前请咨询医师或药师。

2. 小建中颗粒（胶囊）

【组成】饴糖、白芍、大枣、桂枝、炙甘草、生姜。

【功效与作用】温中补虚，缓急止痛。用于脾胃虚寒，脘腹疼痛，喜温喜按，嘈杂吞酸，食少心悸及腹泻与便秘交替症状的慢性结肠炎，胃及十二指肠溃疡。

【规格与用法】

颗粒：每袋装 15g。口服一次 15g，一日 3 次。

胶囊：每粒装 0.4g。口服，一次 2～3 粒，一日 3 次。

【不良反应】少见。

【禁忌】孕妇忌服。

【注意事项】

（1）外感风热表证未清患者及脾胃湿热或明显肠胃道出血症状者，不宜服用。

（2）糖尿病患者慎用。

二、温经散寒剂

1. 良附丸

【组成】高良姜、香附（醋制）。

【功效与作用】温胃理气。用于寒凝气滞，脘痛吐酸，胸腹胀满。

【规格与用法】每 100 丸重 6g。口服。一次 3～6g，一日 2 次。

【不良反应】尚不明确。

【禁忌】忌寒凉。阴虚津少、出血者及肝郁有火而胃阴不足、舌质红绛的胃痛者不宜用。

【注意事项】

（1）饮食宜清淡，忌酒及辛辣、生冷、油腻食物。

（2）忌愤怒、忧郁，保持心情舒畅。

（3）胃部灼痛，口苦便秘之胃热者不适用。

（4）有高血压、心脏病、肝病、糖尿病、肾病等慢性病严重者应在医师指导下服用。

（5）儿童、孕妇、哺乳期妇女、年老体弱者应在医师指导下服用。

（6）胃痛严重者，应及时去医院就诊。

（7）服药 3 天症状无缓解，应去医院就诊。

（8）对本品过敏者禁用，过敏体质者慎用。

（9）本品性状发生改变时禁止使用。

（10）儿童必须在成人监护下使用。

（11）请将本品放在儿童不能接触的地方。

（12）如正在使用其他药品，使用本品前请咨询医师或药师。

【现代研究】临床主要用于慢性胃炎、胃及十二指肠溃疡、痛经、盆腔炎、子宫内膜异位症属气滞寒凝者。

2. 香砂平胃颗粒

【组成】苍术（炒）、陈皮、甘草、厚朴（姜炙）、香附（醋炙）、砂仁。

【功效与作用】健脾，燥湿。用于胃脘胀痛。

【规格与用法】每袋装 10g。开水冲服，一次 1 袋（10g），一日 2 次。

【不良反应】尚不明确。

【禁忌】尚不明确。

【注意事项】

（1）脾胃阴虚者慎用，其表现为食欲不振，口干舌燥，手足心热等。

（2）忌食生冷食物。

（3）重度胃痛应在医师指导下服用。

（4）按照用法用量服用，糖尿病患者、小儿及年老体虚者应在医师指导下服用。

（5）服药三天症状未改善，应停止服用，并去医院就诊。

（6）对本品过敏者禁用，过敏体质者慎用。

（7）本品性状发生改变时禁止使用。

（8）儿童必须在成人监护下使用。

（9）请将本品放在儿童不能接触的地方。

（10）如正在使用其他药品，使用本品前请咨询医师或药师。

3. 香砂枳术丸

【组成】木香、麸炒枳实、砂仁、白术（麸炒）。

【功效与作用】健脾开胃，行气消痞。主治脾虚气滞，脘腹痞闷，食欲不振，大便溏软。

【规格与用法】每袋装 10g。口服，一次 10g，一日 2 次。

【不良反应】尚不明确。

【禁忌】忌食生冷食物。

【注意事项】

（1）饮食宜清淡，忌酒及辛辣、生冷、油腻食物。

（2）不宜在服药期间同时服用滋补性中药。

（3）胃脘灼热，便秘口苦者不适用。

（4）有高血压、心脏病、肝病、糖尿病、肾病等慢性病严重者应在医师指导下服用。

（5）儿童、孕妇、哺乳期妇女、年老体弱者应在医师指导下服用。

（6）服药3天症状无缓解，应去医院就诊。

（7）对本品过敏者禁用，过敏体质者慎用。

（8）本品性状发生改变时禁止使用。

（9）儿童必须在成人监护下使用。

（10）请将本品放在儿童不能接触的地方。

（11）如正在使用其他药品，使用本品前请咨询医师或药师。

三、回阳救逆剂

参附注射液

【组成】红参、附片（黑顺片）。

【功效与作用】回阳救逆，益气固脱。主要用于阳气暴脱的厥脱证（感染性、失血性、失液性休克等）；也可用于阳虚（气虚）所致的惊悸、怔忡、喘咳、胃痛、泄泻、痹证等。

【规格与用法】每支装10ml。肌内注射：一次2～4ml，一日1～2次。静脉滴注：一次20～100ml（用5%～10%葡萄糖注射液250～500ml稀释后使用）。静脉推注：一次5～20ml（用5%～10%葡萄糖注射液20ml稀释后使用）。或遵医嘱。

【不良反应】据文献报道本品偶见不良反应：

（1）过敏反应：可表现为瘙痒、皮疹、过敏性皮炎、面色苍白、憋气、呼吸困难、喉头水肿、心悸、发绀、血压下降等，严重者可发生过敏性休克。

（2）全身性损害：寒战、发热、乏力、多汗、腰背痛等。

（3）神经系统损害：头晕、头痛、失眠、震颤、抽搐、口唇及肢体麻木等。

（4）心血管系统损害：面部潮红、心悸、胸闷、心动过速、心律失常、血压波动等。

（5）消化系统损害：恶心、呕吐、腹胀、腹痛、腹泻、呃逆、口干、胃不适、肝功能异常等。

（6）呼吸系统损害：口唇发绀、咳嗽、气短、呼吸急促等。

（7）泌尿系统损害：尿潴留、浮肿等。

（8）其他：鼻衄、注射部位红肿疼痛、静脉炎、视觉异常等。

根据本品在全国 31 家医院内主动安全性集中监测显示：不良反应 / 事件累积发生率为 0.92‰，发生率为"罕见"，状态均为"一般"，无"严重"不良反应 / 事件。

【禁忌】

（1）对本品有过敏或严重不良反应病史者禁用。

（2）新生儿、婴幼儿禁用。

【注意事项】

（1）临床应严格按照中医理论辨证用药。本品主要适用于气虚、阳虚诸证，临床表现主要有：疲乏无力，少气懒言，语言低微，自汗怕冷，舌质淡、胖嫩，脉虚无力等，不能用于实热证、阴虚证。本品益气回阳，也可用于心力衰竭、冠心病、围手术期及肿瘤等属于阳虚、气虚证者。

（2）本品不良反应包括过敏性休克，应在有抢救条件的医疗机构使用。用药过程中应加强监护，特别是用药开始 30 分钟，一旦出现过敏反应或其他严重不良反应须立即停药，予以保持气道畅通、吸氧及使用肾上腺素、糖皮质激素等治疗措施及时救治。

（3）用药前应仔细询问患者情况、用药史和过敏史。有药物过敏史或过敏体质、年老体弱者、儿童、孕妇及哺乳期妇女、心肺严重疾病者、肝肾功能异常患者、初次使用中药注射剂的患者应慎重使用，如确需使用，请遵医嘱，并加强临床监护。

（4）严格掌握用法用量及疗程，按照药品说明书推荐剂量使用。临床应用时滴速不宜过快，初次使用中药注射剂者、儿童及年老体弱者以 20～40 滴 /min 为宜，成年人以 40～60 滴 /min 为宜，以防止不良反应的发生。一般连续使用不宜超过 20 天。

（5）糖尿病患者使用本品，应用 0.9% 氯化钠注射液稀释后使用。不建议使用说明书外的其他溶媒稀释。

（6）本品应单独使用，禁止与其他药品在同一容器内混合配伍使用。谨慎联合用药。如确需联合使用其他药品时，应考虑与本品的间隔时间及药物相互作用等问题，并应用适量稀释液对输液管道进行冲洗。

（7）动物实验表明：本品具有改善血流动力学、改善氧代谢和微循环障碍的作用；改善心脏功能、改善心律失常；减轻缺血再灌注损伤，改善能量代谢，抑制细胞凋亡；调节免疫功能失衡等作用。如治疗期间心绞痛持续发作，宜加服硝酸酯类药物或遵医嘱。

（8）本品是中药制剂，保存不当如高温、受冻、碰撞等可能影响产品质量。用药前和配制后及使用过程中应认真检查本品及滴注液；发现药液出现浑浊、沉淀、变色、结晶等药物性状改变以及瓶身有漏气、裂纹等现象时均不得使用。配制好后，应在 4 小时内使用。

（9）本品含有皂苷，摇动时产生泡沫是正常现象，不影响疗效。

【现代研究】小剂量多巴胺、呋塞米静脉泵入的基础上联合应用参附注射液治疗Ⅰ型心肾综合征合并利尿药抵抗患者，能够显著改善患者临床症状体征，减少利尿药用量，改善心肾功能，其机制可能与抑制神经内分泌系统和炎症反应有关。参附注射液、甲泼尼龙联合亚低温治疗动脉瘤性蛛网膜下腔出血（SAH）并发神经源性肺水肿（NPE），能够显著改善 SAH 合并 NPE 患者神经损伤和肺氧合功能，具有显著的脑、肺保护功效，可改善临床预后。参附注射液联合经面罩机械通气治疗（MVFM）能显著改善急性心源性肺水肿患者的缺氧状态，增加组织灌注，改善微循环。

第五章

扶正类

该类药物适用于扶助、补充人体正气。本类方剂是依据《素问·至真要大论》"虚则补之"的原则立法，属于中医治疗"八法"中的"补法"，可分为补气剂、补血剂、补阴剂、补阳剂。

补气剂用于肺脾气虚证，如气短声低、神疲乏力、面色㿠白、头晕自汗、纳差、便溏或脱肛、子宫脱垂、脉弱等。常以党参、黄芪、白术、炙甘草等补气药为组成方剂。代表方如四君子丸（颗粒）、补中益气丸（颗粒）。

补血剂用于血虚证，如面色萎黄、爪甲苍白、头晕目眩、心悸失眠、月经量少色淡等。常用熟地黄、当归、芍药等补血药为主组成方剂，配用党参、黄芪类以益气生血。代表方如四物汤、当归补血丸（胶囊、颗粒、口服液）、归脾丸（合剂、片、胶囊、颗粒）等。

补阴剂也称滋阴剂，主要用于肝肾阴虚，症见潮热颧红、五心烦热、盗汗失眠、夜寐梦多、遗精、消渴、舌红少苔、脉细数等。常用地黄、麦冬、龟甲等甘寒养阴药物为主组成方剂，代表方如六味地黄丸、一贯煎等。

补阳方主要用治肾阳虚证，症见腰膝酸软，腰以下有冷感，下肢软弱，虚喘耳鸣，或阳痿早泄、小便不利、溺后余沥、尿频等。常用附子、肉桂、杜仲、肉苁蓉等甘温补阳药为主组成方剂。代表方如肾气丸。

此类药物属于补益用药，主要适用于虚证，属于"缓则治其本"。对于虚实夹杂的患者应当补泻结合，扶助正气兼以祛邪。

一、补气剂

（一）健脾益气剂

1. 补中益气丸（颗粒）

【组成】

丸剂：炙黄芪、党参、炙甘草、炒白术、当归、升麻、柴胡、陈皮。

颗粒：炙黄芪、党参、炙甘草、当归、炒白术、升麻、柴胡、陈皮、生姜、大枣。

【功效与作用】补中益气，升阳举陷。用于脾胃虚弱、中气下陷所致的泄泻、脱肛、阴挺，症见体倦乏力、食少腹胀、便溏久泻、肛门下坠或脱肛、子宫脱垂。

【规格与用法】

丸剂：大蜜丸每丸重 9g。口服，小蜜丸一次 9g，大蜜丸一次 1 丸，一日 2～3 次。

颗粒：每袋装 3g。口服，一次 1 袋，一日 2～3 次。

【不良反应】尚不明确。

【禁忌】尚不明确。

【注意事项】

丸剂：

（1）忌不易消化食物。

（2）感冒发热患者不宜服用。

（3）有高血压、心脏病、肝病、糖尿病、肾病等慢性病严重者应在医师指导下服用。

（4）儿童、孕妇、哺乳期妇女应在医师指导下服用。

（5）服药 4 周症状无缓解，应去医院就诊。

（6）对本品过敏者禁用，过敏体质者慎用。

（7）本品性状发生改变时禁止使用。

（8）儿童必须在成人监护下使用。

（9）应将本品放在儿童不能接触的地方。

（10）如正在使用其他药品，使用本品前请咨询医师或药师。

颗粒：忌辛辣、冷硬食品。

【现代研究】长期应用补中益气丸治疗 HBV 相关的失代偿期肝硬化患者，能够明显改善患者肝肾功能、血凝、血常规及低钠血症，减少胸腹水、上消化道出血、感染、肝性脑病、肝肾综合征及充血性心力衰竭的发生，并且能够明显提高患者生存率。原发性肝癌采用冷循环射频消融，配合补中益气丸，提高了术后生存率。

2. 参苓白术散（丸、颗粒、片、胶囊）

【组成】

散剂、胶囊：人参、茯苓、白术（炒）、山药、白扁豆（炒）、莲子、薏苡仁（炒）、砂仁、桔梗、甘草。

丸剂、颗粒：人参、茯苓、麸炒白术、山药、炒白扁豆、莲子、麸炒薏苡仁、砂仁、桔梗、甘草。

片剂：党参、茯苓、白术（炒）、山药、白扁豆（炒）、莲子（炒）、薏苡仁（炒）、砂仁、桔梗、炙甘草、陈皮。

【功效与作用】

散剂、丸剂：补脾胃，益肺气。用于脾胃虚弱，食少便溏，气短咳嗽，肢倦乏力。

颗粒、片剂、胶囊：健脾，益气。用于体倦乏力，食少便溏。

【规格与用法】

散剂：每袋装 1.5g。口服，一次 6~9g，一日 2~3 次。

丸剂：每 100 粒重 6g。口服，一次 6g，一日 3 次。

颗粒：每袋装 6g。开水冲服，一次 1 袋，一日 3 次。

片剂：每片重 0.31g（相当于饮片 0.567g）。口服，一次 6~12 片，一日 2 次，小儿酌减。

胶囊：每粒装 0.5g。口服，一次 3 粒，一日 3 次。

【不良反应】尚不明确。

【禁忌】尚不明确。

【注意事项】

散剂：

（1）忌不易消化食物。

（2）感冒发热患者不宜服用。

（3）有高血压、心脏病、肝病、糖尿病、肾病等慢性病严重者应在医师指导下服用。

（4）儿童、孕妇、哺乳期妇女应在医师指导下服用。

（5）服药4周症状无缓解，应去医院就诊。

（6）对本品过敏者禁用，过敏体质者慎用。

（7）本品性状发生改变时禁止使用。

（8）儿童必须在成人监护下使用。

（9）请将本品放在儿童不能接触的地方。

（10）如正在使用其他药品，使用本品前请咨询医师或药师。

丸剂、颗粒、片剂、胶囊：

（1）泄泻兼有大便不通畅，肛门有下坠感者忌服。

（2）服本品时不宜同时服用藜芦、五灵脂、皂荚或其制剂。

（3）不宜喝茶和吃萝卜，以免影响药效。

（4）不宜和感冒类药同时服用。

（5）高血压、心脏病、肾病、糖尿病严重患者及孕妇应在医师指导下服用。

（6）本品宜饭前服用或进食同时服。

（7）按照用法用量服用，小儿应在医师指导下服用。

（8）服药2周后症状未改善者，应去医院就诊。

（9）对本品过敏者禁用，过敏体质者慎用。

（10）本品性状发生改变时禁止使用。

（11）儿童必须在成人的监护下使用。

（12）请将本品放在儿童不能接触的地方。

（13）如正在服用其他药品，使用本品前请咨询医师或药师。

【现代研究】参苓白术散加减治疗肝郁脾虚型慢性乙型肝炎的临床效

果明显，安全可靠。参苓白术散治疗非酒精性脂肪性肝炎脾虚湿盛证，能够有效改善肝功能、血脂指标，改善患者症状、减轻肝脏脂肪沉积。

3. 十一味参芪片（胶囊）/ 参芪十一味颗粒

【组成】人参（去芦）、黄芪、天麻、当归、熟地黄、泽泻、决明子、菟丝子、鹿角、枸杞子、细辛。

【功效与作用】补脾益气。用于脾气虚所致的体弱、四肢无力。

【规格与用法】

片剂：每片重 0.3g。口服，一次 4 片，一日 3 次。

胶囊：每粒装 0.33g。口服，一次 5 粒，一日 3 次。

颗粒：每袋装 2g。口服，一次 2g，一日 3 次。

【不良反应】尚不明确。

【禁忌】尚不明确。

【注意事项】尚不明确。

【现代研究】参芪十一味颗粒在升高因使用干扰素联合利巴韦林治疗所致白细胞、中性粒细胞、血红蛋白计数下降方面，与小檗胺片相似，其升高血小板的作用优于小檗胺片，可有效维持治疗所需的血细胞水平，安全性评估证明其未加重肝功能损害，对抗病毒治疗疗效无干扰，无明显副作用。

4. 刺五加片（胶囊、颗粒、注射液）

【组成】

片剂、颗粒：刺五加浸膏。

胶囊、注射液：刺五加。

【功效与作用】

片剂、胶囊、颗粒：益气健脾，补肾安神。用于脾肾阳虚，体虚乏力，食欲不振，腰膝酸痛，失眠多梦。

注射液：平补肝肾，益精壮骨。用于肝肾不足所致的短暂性脑缺血发作，脑动脉硬化，脑血栓形成，脑栓塞等。亦用于冠心病，心绞痛合并神经衰弱和更年期综合征等。

【规格与用法】

片剂：每片重 0.25g。口服，一次 2~3 片，一日 2 次。

胶囊：每粒装 0.4g。口服，一次 2~3 粒，一日 3 次。

颗粒：每袋装 10g。开水泡服，一次 10g，一日 2~3 次。

注射液：①每支装 20ml（含总黄酮 100mg）；②每瓶装 100ml（含总黄酮 300mg）；③每瓶装 250ml（含总黄酮 500mg）。静脉滴注。一次 300~500mg，一日 1~2 次。20ml 规格的注射液可按每次 7mg/kg，加入生理盐水或 5%~10% 葡萄糖注射液中。

【不良反应】

片剂、胶囊、颗粒：尚不明确。

注射液：

（1）过敏反应：皮肤潮红、皮疹、瘙痒、心悸等；严重过敏反应可见呼吸困难、发绀、血压下降、喉头水肿、急性肺水肿、过敏性休克，甚至死亡等。

（2）过敏性休克：一般于注射后数秒至 5 分钟内发生，先是局部瘙痒、皮疹，继而心慌、恶心、呕吐、发热、胸闷、烦躁、呼吸困难、血压稍降低或升高、腹痛、口唇麻木和肢体抽搐，并发急性肺水肿、视物模糊，个别出现呼吸、心搏骤停、过敏性休克，甚至死亡。

（3）全身性反应：畏寒、寒战、发热、疼痛、乏力、面色苍白、颤抖、胸闷、多汗、水肿、晕厥等。

（4）呼吸系统：喷嚏、鼻塞、流涕、咽喉部不适、呼吸急促、咳嗽、哮喘等。个别首次静脉滴注给药 5~30 分钟后出现频繁咳嗽、憋喘、心慌、咽痒、不能平卧，双肺满布哮鸣音，及时处理均迅速缓解。

（5）心血管系统：心悸、胸闷、胸痛、发绀、心律失常、血压升高或降低等。

（6）消化系统：口干、口唇麻木或肿胀、恶心、呕吐、腹胀、腹痛、腹泻等。

（7）神经精神系统：头晕、头胀、头痛、麻木、震颤、抽搐、舌麻痹、刺痛、感觉异常、烦躁不安、意识障碍，甚至昏迷等。偶见眼部胀痛。

（8）皮肤及其附件：红斑、丘疹、风团、水疱、瘙痒、皮肤潮红、肿胀等。多发生于首次用药，少数发生于连续用数天以后。多表现为全身性，但以面部、颈部及前胸部为甚，均伴有不同程度瘙痒、面部潮红，部分伴有轻至中度胸闷、烦躁、呼吸困难、恶心、呕吐、腹痛、口唇麻木等表现，停药或常规处理即可恢复。

（9）用药部位：疼痛、红肿、肿胀、麻木、瘙痒、皮疹等。

（10）血管：静脉炎、血管性疼痛、血管痉挛等。

（11）眼部：视物模糊、流泪、眼部肿胀疼痛等。

（12）肌肉骨骼：肌痛、关节痛、背痛、腰痛等。

（13）静脉滴注过程中偶见轻微血管疼痛，减慢滴速后疼痛感可消失。

（14）药物热：偶见全身发热、寒战。

（15）循环系统：血管疼痛、血压升高，并伴有心慌、胸闷、头痛、头晕，甚至视物模糊、手足搐动、心力衰竭等，个别导致心动过速、心悸、诱发心绞痛，停药后对症治疗均能恢复。

（16）其他：耳鸣、育龄妇女泌乳等。

【禁忌】

片剂、胶囊：尚不明确。

颗粒：糖尿病患者禁服。

注射液：

（1）对本品或刺五加及其制剂过敏或有严重不良反应病史者禁用。

（2）孕妇、儿童禁用。

（3）高敏体质或对同类产品有严重过敏史者禁止使用。

（4）本品严禁混合配伍。

【注意事项】

片剂：

（1）忌不易消化食物。

（2）感冒发热患者不宜服用。

（3）高血压、心脏病、肝病、糖尿病、肾病等慢性病严重者应在医师指导下服用。

（4）儿童、孕妇、哺乳期妇女应在医师指导下服用。

（5）服药4周症状无缓解，应去医院就诊。

（6）对本品过敏者禁用，过敏体质者慎用。

（7）本品性状发生改变时禁止使用。

（8）儿童必须在成人监护下使用。

（9）请将本品放在儿童不能接触的地方。

（10）如正在使用其他药品，使用本品前请咨询医师或药师。

胶囊、颗粒：

（1）忌油腻食物。

（2）服药期间保持情绪稳定。

（3）本品宜饭前服用。

（4）按照用法用量服用，小儿及孕妇应在医师指导下服用。

（5）服药2周或服药期间症状未明显改善，或症状加重者，应立即停药并到医院就诊。

（6）对本品过敏者禁用，过敏体质者慎用。

（7）本品性状发生改变时禁止服用。

（8）儿童必须在成人监护下使用。

（9）请将本品放在儿童不能接触的地方。

（10）如正在服用其他药品，使用本品前请咨询医师或药师。

注射液：

（1）本品不良反应包括过敏性休克，应在有抢救条件的医疗机构使用，使用者应接受过过敏性休克抢救培训，用药后出现过敏反应或其他严重不良反应须立即停药并及时救治。

（2）严格按照药品说明书规定的功能主治使用，禁止超功能主治用药。

（3）严格掌握用法用量。按照药品说明书推荐剂量使用药品。不过快滴注和长期连续用药。

（4）本品为中药注射剂，保存不当可能会影响药品质量；用药前和配制后及使用过程中应认真检查本品及滴注液，发现药液出现浑浊、沉淀、变色、结晶、有异物等药物性状改变，瓶身有漏气、裂纹及瓶口松动等现象时，禁止使用。

（5）严禁混合配伍，谨慎联合用药。本品应单独使用，禁忌与其他药品混合配伍使用。如确需要联合使用其他药品时，应谨慎考虑与本品的间隔时间以及药物相互作用等问题，应以适量稀释液对输液管道进行冲洗，避免刺五加注射液与其他药液在管道内混合的风险。

（6）用药前要认真询问患者的过敏史，过敏体质者应慎用，如确需使用应注意监护。

（7）本品在使用5%～10%葡萄糖注射液或0.9%氯化钠注射液稀释过程中，如出现浑浊或沉淀，禁止使用。

（8）本品稀释溶媒不宜过少，静脉滴注每20ml药液溶媒不应少于100ml。

（9）本品使用5%～10%葡萄糖注射液或0.9%氯化钠注射液稀释后，必须在4小时以内使用。

（10）静脉滴注时滴速过快可产生血管疼痛感，静脉滴注本品应遵循先慢后快的原则。开始滴注时应为20滴/min，15～20分钟后如患者无不适，可改为40～50滴/min，并注意监护患者有无不良反应发生。

（11）使用本品时应控制药液温度，建议尽可能接近体温。

（12）加强用药监护。用药过程中应密切观察用药反应，特别是开始30分钟，如出现过敏反应应立即停药，采取积极救治措施进行解救。

（13）首次使用本品应密切注意观察，一旦出现皮疹、瘙痒、面部潮红，特别是出现心悸、胸闷、呼吸困难、咳嗽等症状应立即停药，及时给予脱敏治疗。

（14）对老人、肝肾功能异常者和初次使用中药注射剂的患者应慎重使用，加强监护。

（15）应严格按照本品适应证范围使用。

5. 黄芪片（颗粒）

【组成】黄芪。

【功效与作用】

片剂：补气固表。用于气短心悸，自汗。

颗粒：补气固表，利尿，托毒排脓，生肌。用于气短心悸，虚脱，自汗，体虚浮肿，久泻，脱肛，子宫脱垂，痈疽难溃，疮口久不愈合。

【规格与用法】

片剂：每片重 0.55g。口服，一次 4 片，一日 2 次。

颗粒：①每袋装 15g；②每袋装 10g；③每袋装 4g（无蔗糖）。开水冲服，一次 1 袋，一日 2 次。

【不良反应】尚不明确。

【禁忌】糖尿病患者禁服。

【注意事项】

（1）忌食辛辣、生冷、油腻食物。

（2）儿童、孕妇应在医师指导下服用。

（3）高血压、心脏病、肝病、糖尿病、肾病等慢性病严重者应在医师指导下服用。

（4）服药 2 周症状无缓解，应去医院就诊。

（5）对本品过敏者禁用，过敏体质者慎用。

（6）本品性状发生改变时禁止使用。

（7）儿童必须在成人监护下使用。

（8）请将本品放在儿童不能接触的地方。

（9）如正在使用其他药品，使用本品前请咨询医师或药师。

（10）本品宜饭前服用。

（11）感冒发热患者不宜服用。

【现代研究】复方黄芪颗粒联合甘草酸制剂、还原型谷胱甘肽治疗慢性乙型病毒性肝炎患者，HBV-DNA 载量、肝功能指标及肝纤维化指标均显著优于单用西药治疗组，患者状态有明显改善。

6. 四君子丸（颗粒）

【组成】党参、炒白术、茯苓、炙甘草。

【功效与作用】益气健脾。用于脾胃气虚，胃纳不佳，食少便溏。

【规格与用法】

丸剂：每袋装 3g。口服，一次 3 ~ 6g，一日 3 次。

颗粒：每袋装 15g。口服，一次 1 袋，一日 3 次。

【不良反应】尚不明确。

【禁忌】尚不明确。

【注意事项】

丸剂：

（1）忌不易消化食物。

（2）感冒发热患者不宜服用。

（3）高血压、心脏病、肝病、糖尿病、肾病等慢性病严重者应在医师指导下服用。

（4）儿童、孕妇、哺乳期妇女应在医师指导下服用。

（5）服药 4 周症状无缓解，应去医院就诊。

（6）对本品过敏者禁用，过敏体质者慎用。

（7）本品性状发生改变时禁止使用。

（8）儿童必须在成人监护下使用。

（9）请将本品放在儿童不能接触的地方。

（10）如正在使用其他药品，使用本品前请咨询医师或药师。

颗粒：

（1）忌食生冷油腻、不易消化食物。

（2）不适用于脾胃阴虚，主要表现为口干、舌少津、大便干者。

（3）不适用于急躁易怒，脘胁作胀，嗳气者。

（4）不适用于急性肠炎，主要表现腹痛，水样大便频繁。

（5）糖尿病患者慎用。

（6）小儿用法用量，请咨询医师或药师。

（7）服药 3 天症状无改善或出现其他症状时，应立即停用并到医院诊治。

（8）对本品过敏者禁用，过敏体质者慎用。

（9）本品性状发生改变时禁止使用。

（10）儿童必须在成人监护下使用。

（11）请将本品放在儿童不能接触的地方。

（12）如正在使用其他药品，使用本品前请咨询医师或药师。

7. 贞芪扶正颗粒（胶囊）

【组成】黄芪、女贞子。

【功效与作用】

颗粒：提高人体免疫功能，保护骨髓和肾上腺皮质功能。用于各种疾病引起的损伤；配合手术、放射线、化学治疗，促进正常功能的恢复。

胶囊：补气养阴。本品用于久病虚损，气阴不足。配合手术、放射治疗、化学治疗，促进正常功能的恢复。

【规格与用法】

颗粒：①15g（含糖型）；②5g（无糖型）。口服，一次1袋，一日2次。

胶囊：每6粒相当于原生药12.5g。口服，一次6粒，一日2次。

【不良反应】尚不明确。

【禁忌】尚不明确。

【注意事项】

颗粒：尚不明确。

胶囊：本品极易吸潮，用后请立即加盖并拧紧。

【现代研究】在阿德福韦治疗的基础上，联合贞芪扶正胶囊治疗慢性乙型肝炎可以显著改善患者肝功能，缓解肝纤维化，提高细胞免疫功能。动物实验发现，贞芪扶正颗粒能够抑制肝癌模型大鼠血管形成，缓解癌症的发展，其机制可能与上调 miR-200c 表达，进而负调控 ZEB-2 蛋白表达有关。

（二）健脾和胃剂

8. 香砂六君丸

【组成】木香、砂仁、党参、炒白术、茯苓、炙甘草、陈皮、姜半夏。

【功效与作用】益气健脾，和胃。用于脾虚气滞，消化不良，嗳气食少，脘腹胀满，大便溏泄。

【规格与用法】

水丸：一袋 9g。口服，一次 1 袋，一日 2～3 次。

浓缩丸：一瓶 200 丸。口服，一次 12 丸，一日 2～3 次。

蜜丸：口服，一次 6～9g，一日 2～3 次。

【不良反应】尚不明确。

【禁忌】孕妇忌服。

【注意事项】

（1）忌食生冷油腻、不易消化食物。

（2）不适用于口干、舌少津、大便干者。

（3）不适用于急性胃肠炎，主要表现为恶心、呕吐、大便水泻频频，脘腹作痛。

（4）小儿用法用量，请咨询医师或药师。

（5）服药 3 天症状无改善或出现其他症状时，应立即停用并到医院诊治。

（6）对本品过敏者禁用，过敏体质者慎用。

（7）本品性状发生改变时禁止使用。

（8）儿童必须在成人监护下使用。

（9）请将本品放在儿童不能接触的地方。

（10）如正在使用其他药品，使用本品前请咨询医师或药师。

【现代研究】香砂六君丸可能通过调节 mtDNA 拷贝数与呼吸链酶复合物的活性，对非酒精性脂肪性肝炎起到治疗作用。其代表的健脾化痰法可以对抗氧化应激和内毒素血症，干预 JAK2/STAT3/Bcl-2 途径，可能具有控制肥胖人群罹患肝病的作用。

9. 健脾生血片（颗粒）

【组成】党参、茯苓、炒白术、甘草、黄芪、山药、炒鸡内金、醋龟甲、山麦冬、醋南五味子、龙骨、煅牡蛎、大枣、硫酸亚铁。

【功效与作用】

片剂：健脾和胃，养血安神。用于脾胃虚弱及心脾两虚所致的血虚证，症见面色萎黄或㿠白、食少纳呆，脘腹胀闷，大便不调，烦躁多汗，倦怠乏力、舌胖色淡、苔薄白、脉细弱；缺铁性贫血见上述证候者。

颗粒：健脾和胃，养血安神。用于小儿脾胃虚弱及心脾两虚型缺铁性贫血；成人气血两虚型缺铁性贫血。症见面色萎黄或㿠白，食少纳呆，腹胀脘闷，大便不调，烦躁多汗，倦怠乏力，舌胖色淡，苔薄白，脉细弱。

【规格与用法】

片剂：每片重 0.6g。饭后口服。周岁以内一次 0.5 片；1 ~ 3 岁一次 1 片；3 ~ 5 岁一次 1.5 片；5 ~ 12 岁一次 2 片；成人一次 3 片；一日 3 次，或遵医嘱，4 周为一疗程。

颗粒：每袋装 5g。饭后用开水冲服。周岁以内一次 2.5g（半袋），1 ~ 3 岁一次 5g（1 袋），3 ~ 5 岁一次 7.5g（1.5 袋），5 ~ 12 岁一次 10g（2 袋），成人一次 15g（3 袋），一日 3 次或遵医嘱。

【不良反应】

（1）服药期间，部分患儿可出现牙齿颜色变黑，停药后可逐渐消失。

（2）可排黑便，因铁与肠内硫化氢结合生成黑色硫化铁，从而使大便变黑，患者无须顾虑。

（3）可见上腹疼痛、便秘。

（4）少数患儿服药后，可见短暂性食欲下降、恶心、呕吐、轻度腹泻，多可自行缓解。

【禁忌】片剂、颗粒：非缺铁性贫血（如地中海贫血）患者禁用。

【注意事项】片剂、颗粒：忌茶；勿与含鞣酸类药物合用。

【现代研究】健脾生血片可以明显改善肝硬化脾功能亢进患者乏力、纳差、腹胀、鼻出血 / 牙龈出血等症状，改善肝脏合成代谢功能，尤其适用于脾肾阳虚、水湿内阻、瘀血阻络型肝硬化患者。

10. 健脾丸

【组成】党参、炒白术、陈皮、枳实（炒）、炒山楂、炒麦芽。

【功效与作用】健脾开胃。用于脾胃虚弱，脘腹胀满，食少便溏。

【规格与用法】大蜜丸每丸重 9g。口服，小蜜丸一次 9g，大蜜丸一次 1 丸，一日 2 次；小儿酌减。

【不良反应】尚不明确。

【禁忌】尚不明确。

【注意事项】

（1）饮食宜清淡，忌酒及辛辣、生冷、油腻食物。

（2）有高血压、心脏病、肝病、糖尿病、肾病等慢性病严重者应在医师指导下服用。

（3）儿童、孕妇、哺乳期妇女、年老体弱者应在医师指导下服用。

（4）服药 3 天症状无缓解，应去医院就诊。

（5）对本品过敏者禁用，过敏体质者慎用。

（6）本品性状发生改变时禁止使用。

（7）儿童必须在成人监护下使用。

（8）请将本品放在儿童不能接触的地方。

（9）如正在使用其他药品，使用本品前请咨询医师或药师。

11. 健脾止泻宁颗粒

【组成】党参、莲子、白扁豆、黄连、黄芩、金银花、建曲、山楂、车前子（盐炙）、干姜。

【功效与作用】清热除湿，健脾止泻。用于小儿脾虚湿热所致的腹泻。

【规格与用法】每袋装 10g。开水冲服，1 岁一次 5g，一日 6 次；2 岁一次 10g，一日 5 次；3～4 岁一次 15g，一日 4 次；1 岁以下酌减，4 岁以上酌增；或遵医嘱。

【不良反应】尚不明确。

【禁忌】糖尿病患儿禁服。

【注意事项】

（1）忌食辛辣、生冷、油腻及不易消化食物。

（2）婴儿应在医师指导下服用。

（3）感染性腹泻如肠炎、痢疾等疾病应立即去医院就诊。

（4）大便次数增多及水分丢失明显，有脱水表现者应去医院就诊。

（5）服用本品 2～3 天症状无缓解，应去医院就诊。

（6）对本品过敏者禁用，过敏体质者慎用。

（7）本品性状发生改变时禁止使用。

（8）儿童必须在成人监护下使用。

（9）请将本品放在儿童不能接触的地方。

（10）如正在使用其他药品，使用本品前请咨询医师或药师。

12. 六君子丸

【组成】党参、麸炒白术、茯苓、姜半夏、陈皮、炙甘草。

【功效与作用】补脾益气，燥湿化痰。用于脾胃虚弱，食量不多，气虚痰多，腹胀便溏。

【规格与用法】每袋重9g。口服，一次9g，一日2次。

【不良反应】尚不明确。

【禁忌】孕妇忌服。

【注意事项】

（1）忌食生冷、油腻、不易消化食物。

（2）不适用于脾胃阴虚，主要表现为口干、舌红少津、大便干。

（3）小儿、年老体弱者应在医师指导下服用。

（4）对本品过敏者禁用，过敏体质者慎用。

（5）本品性状发生改变时禁止使用。

（6）儿童必须在成人监护下使用。

（7）请将本品放在儿童不能接触的地方。

（8）如正在使用其他药品，使用本品前请咨询医师或药师。

（9）本品含姜半夏。

13. 启脾丸（口服液）

【组成】人参、麸炒白术、茯苓、甘草、陈皮、山药、莲子（炒）、炒山楂、六神曲（炒）、炒麦芽、泽泻。

【功效与作用】健脾和胃。用于脾胃虚弱，消化不良，腹胀便溏。

【规格与用法】

丸剂：①小蜜丸每100丸重20g；②大蜜丸每丸重3g。口服。小蜜丸一次3g（15丸），大蜜丸一次1丸，一日2～3次；3岁以内小儿酌减。

口服液：①每瓶装10ml；②每瓶装100ml；③每瓶装120ml。口服。

一次 10ml，一日 2～3 次，3 岁以内儿童酌减。

【不良反应】尚不明确。

【禁忌】尚不明确。

【注意事项】

（1）忌生冷、油腻及不易消化食物。

（2）婴幼儿应在医师指导下服用。

（3）感冒时不宜服用。

（4）高血压、心脏病、肝病、糖尿病、肾病等慢性病患者应在医师指导下服用。

（5）孕妇、哺乳期妇女应在医师指导下服用。

（6）长期厌食、体弱消瘦者，以及腹胀重、腹泻次数增多者应去医院就诊。

（7）服药 7 天症状无缓解，应去医院就诊。

（8）对本品过敏者禁用，过敏体质者慎用。

（9）本品性状发生改变时禁止使用。

（10）儿童必须在成人监护下使用。

（11）请将本品放在儿童不能接触的地方。

（12）如正在使用其他药品，使用本品前请咨询医师或药师。

14. 人参健脾丸

【组成】人参、白术（麸炒）、茯苓、山药、陈皮、木香、砂仁、炙黄芪、当归、酸枣仁（炒）、远志（制）。

【功效与作用】健脾益气，和胃止泻。用于脾胃虚弱所致的饮食不化、脘闷嘈杂、恶心呕吐、腹痛便溏、不思饮食、体弱倦怠。

【规格与用法】大蜜丸每丸重 6g，水蜜丸每 100 丸重 20g。口服。大蜜丸一次 2 丸，水蜜丸一次 8g，一日 2 次。

【不良反应】尚不明确。

【禁忌】尚不明确。

【注意事项】

（1）忌不易消化食物。

（2）感冒发热患者不宜服用。

（3）高血压、心脏病、肝病、糖尿病、肾病等慢性病严重者应在医师指导下服用。

（4）儿童、孕妇、哺乳期妇女应在医师指导下服用。

（5）服药4周症状无缓解，应去医院就诊。

（6）对本品过敏者禁用，过敏体质者慎用。

（7）本品性状发生改变时禁止使用。

（8）儿童必须在成人监护下使用。

（9）请将本品放在儿童不能接触的地方。

（10）如正在使用其他药品，使用本品前请咨询医师或药师。

15. 益气和胃胶囊

【组成】黄芪（蜜炙）、丹参、党参、黄芩、枳壳（炒）、白芍（炒）、白术（麸炒）、仙鹤草、甘草（蜜炙）、檀香。

【功效与作用】健脾和胃，通络止痛。用于慢性非萎缩性胃炎脾胃虚弱兼胃热瘀阻证，症见胃脘痞满胀痛、食少纳呆、大便溏薄、体倦乏力、舌淡苔薄黄、脉细。

【规格与用法】每粒装0.5g。口服。一次4粒，一日3次。

【不良反应】尚不明确。

【禁忌】尚不明确。

【注意事项】

（1）饮食宜清淡，忌酒及辛辣、生冷、油腻食物。

（2）忌愤怒、忧郁，保持心情舒畅。

（3）高血压、心脏病、肝病、糖尿病、肾病等慢性病患者应在医师指导下服用。

（4）本品尚无妊娠及哺乳期妇女、儿童的有效性和安全性研究数据，以上患者应去医院就诊。

（5）本品尚无幽门螺杆菌（Hp）根除疗效的充分研究数据，以上患者应去医院就诊。

（6）年老体弱者应在医师指导下服用。

（7）胃痛严重者，应及时去医院就诊。

（8）服药4周症状无缓解，应去医院就诊。

（9）对本品过敏者禁用，过敏体质者慎用。

（10）本品性状发生改变时禁止使用。

（11）请将本品放在儿童不能接触的地方。

（12）如正在使用其他药品，使用本品前请咨询医生或药师。

16. 香砂养胃丸（颗粒、片）

【组成】

丸剂、颗粒：木香、砂仁、白术、陈皮、茯苓、半夏（制）、醋香附、枳实（炒）、豆蔻（去壳）、姜厚朴、广藿香、甘草、生姜、大枣。

片剂：木香、麦芽、茯苓、甘草、陈皮、砂仁、豆蔻、白术、苍术、香附、厚朴、党参、神曲、半夏曲、广藿香油。

【功效与作用】

丸剂、颗粒：温中和胃。用于胃阳不足、湿阻气滞所致的胃痛、痞满，症见胃痛隐隐、脘闷不舒、呕吐酸水、嘈杂不适、不思饮食、四肢倦怠。

片剂：健胃消食，行气止痛。本品用于胃肠衰弱、消化不良、胸膈满闷、腹痛呕吐、肠鸣泄泻。

【规格与用法】

丸剂：蜜丸，每丸9g，口服，一次1丸，一日2次。水丸，每袋9g，口服，一次1袋，一日2次。浓缩丸，每8丸相当于原药材3g，口服，一次8丸，一日3次。

颗粒：每袋装5g。开水冲服。一次1袋，一日2次。

片剂：每片重0.6g。口服。一次4~8片，一日2次。

【不良反应】尚不明确。

【禁忌】尚不明确。

【注意事项】

丸剂：

（1）饮食宜清淡，忌酒及辛辣、生冷、油腻食物。

（2）忌愤怒、忧郁，保持心情舒畅。

（3）高血压、心脏病、肝病、糖尿病、肾病等慢性病严重者应在医师指导下服用。

（4）儿童、孕妇、哺乳期妇女、年老体弱者应在医师指导下服用。

（5）胃痛严重者，应及时去医院就诊。

（6）服药3天症状无缓解，应去医院就诊。

（7）对本品过敏者禁用，过敏体质者慎用。

（8）本品性状发生改变时禁止使用。

（9）儿童必须在成人监护下使用。

（10）请将本品放在儿童不能接触的地方。

（11）如正在使用其他药品，使用本品前请咨询医师或药师。

（12）本品含半夏（制）。

颗粒：

（1）忌生冷油腻食物。

（2）胃痛症见胃部灼热，隐隐作痛，口干舌燥者不宜服用本品。

（3）服药3天后症状无改善，或服药期间症状加重，应去医院就诊。

（4）按照用法用量服用，小儿、孕妇、哺乳期妇女及年老体虚患者应在医师指导下服用。

（5）长期连续服用应向医师咨询。糖尿病患者应在医师指导下服用。

（6）本品宜用温开水送服。

（7）对本品过敏者禁用，过敏体质者慎用。

（8）本品性状发生改变时禁止使用。

（9）儿童必须在成人监护下使用。

（10）请将本品放在儿童不能接触的地方。

（11）如正在使用其他药品，使用本品前请咨询医师或药师。

片剂：尚不明确。

二、养血剂

1. 八珍丸（片剂、颗粒、胶囊）

【组成】党参、茯苓、白术（炒）、熟地黄、白芍、当归、川芎、甘草。

【功效与作用】

丸剂、片剂、颗粒：补气益血。用于气血两虚，面色萎黄，食欲不振，四肢乏力，月经过多。

胶囊：补气益血。本品用于气血两虚，面色萎黄，四肢乏力。

【规格与用法】

丸剂：大蜜丸，每丸重 9g。口服，水蜜丸一次 6g，大蜜丸一次 1 丸，一日 2 次。

片剂：每片重 0.45g。口服，一次 3 片，一日 2 次。

颗粒：①每袋装 8g；②每袋装 3.5g（无蔗糖）。开水冲服。一次 1 袋，一日 2 次。

胶囊：每粒装 0.4g。口服，一次 3 粒，一日 2 次。

【不良反应】尚不明确。

【禁忌】

丸剂：对本品及其成分过敏者禁用。

片剂、颗粒、胶囊：尚不明确。

【注意事项】

丸剂：

（1）忌不易消化食物。

（2）感冒发热患者不宜服用。

（3）高血压、心脏病、肝病、糖尿病、肾病等慢性病严重者应在医师指导下服用。

（4）儿童、孕妇、哺乳期妇女应在医师指导下服用。

（5）服药 4 周症状无缓解，应去医院就诊。

（6）对本品过敏者禁用，过敏体质者慎用。

（7）本品性状发生改变时禁止使用。

（8）儿童必须在成人监护下使用。

（9）请将本品放在儿童不能接触的地方。

（10）如正在使用其他药品，使用本品前请咨询医师或药师。

片剂、颗粒、胶囊：

（1）孕妇慎用。

（2）不宜和感冒类药同时服用。

（3）服本品时不宜同时服用藜芦或其制剂。

（4）本品宜饭前服用或进食同时服。

（5）按照用法用量服用，高血压患者、小儿及年老体虚者应在医师指导下服用。

（6）本品性状发生改变时禁止使用。

（7）请将本品放在儿童不能接触的地方。

（8）儿童必须在成人监护下使用。

（9）对本品过敏者禁用，过敏体质者慎用。

（10）本品为气血双补之药，性质较黏腻，有碍消化，故咳嗽痰多、脘腹胀痛、纳食不消、腹胀便溏者忌服。

（11）服药期间出现食欲不振，恶心呕吐，腹胀便溏者应去医院就诊。

（12）如正在使用其他药品，使用本品前请咨询医师或药师。

【现代研究】2015 年发布的《下肢动脉硬化闭塞症诊治指南》推荐八珍丸用于气血亏虚型下肢动脉硬化闭塞症。2016 年发布的《肿瘤姑息治疗中成药使用专家共识（2013 版）》推荐使用八珍丸与化疗配合，用于改善乏力自汗，面色淡白或萎黄，头晕目眩，舌淡而嫩，脉细弱无力等症状。

2. 归脾丸（合剂、片、胶囊、颗粒）

【组成】党参、炒白术、炙黄芪、炙甘草、茯苓、制远志、炒酸枣仁、龙眼肉、当归、木香、大枣（去核）。

【功效与作用】

丸剂、合剂、颗粒：益气健脾，养血安神。用于心脾两虚，气短心悸，失眠多梦，头昏头晕，肢倦乏力，食欲不振，崩漏便血。

片剂、胶囊：益气健脾，养血安神。用于心脾两虚、气短心悸、失眠多梦、头昏头晕、肢倦乏力、食欲不振。

【规格与用法】

丸剂：大蜜丸每丸重 9g。用温开水或生姜汤送服。水蜜丸一次 6g，小蜜丸一次 9g，大蜜丸一次 1 丸，一日 3 次。

合剂：①每支装 10ml；②每瓶装 100ml；③每瓶装 120ml。口服，一次 10～20ml，一日 3 次，用时摇匀。

片剂：每片重 0.45g。口服，一次 4～5 片，一日 3 次。

胶囊：每粒装 0.3g。口服，一次 4 粒，一日 3 次，4 周为一疗程。

颗粒：每袋装 3g。开水冲服，一次 1 袋，一日 3 次。

【不良反应】有引起消化道不适及皮疹的病例报道。

【禁忌】尚不明确。

【注意事项】

（1）忌不易消化食物。

（2）感冒发热患者不宜服用。

（3）有高血压、肝病、糖尿病、肾病等慢性病患者应在医师指导下服用。

（4）有口渴、尿黄、便秘等内热表现者不宜服用。

（5）儿童、孕妇、哺乳期妇女应在医师指导下服用。

（6）服药 4 周症状无缓解，应去医院就诊。

（7）服药期间如症状加重或出现其他不适，应到医院就诊。

（8）对本品过敏者禁用，过敏体质者慎用。

（9）本品性状发生改变时禁止使用。

（10）儿童必须在成人监护下使用。

（11）本品放在儿童不能接触的地方。

（12）如正在使用其他药品，使用本品前请咨询医师或药师。

【现代研究】2016 年发布的《失眠症中医临床实践指南（WHO/WPO）》将归脾丸列为治疗失眠症的常用药物。2010 年发布的《中医耳鼻喉科常见病诊疗指南》中建议使用归脾丸治疗气血亏虚型暴聋症。

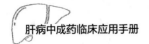

3. 养阴生血合剂

【组成】地黄、黄芪、当归、玄参、麦冬、石斛、川芎。

【功效与作用】养阴清热，益气生血。用于阴虚内热、气血不足所致的口干咽燥、食欲减退、倦怠无力；有助于减轻肿瘤患者白细胞计数下降，改善免疫功能，用于肿瘤患者放疗时见上述证候者。

【规格与用法】每瓶装 50ml。口服，一次 50ml，一日 1 次。放射治疗前 3 天开始服用，放疗期间，在每次放射治疗前 1 小时服用，至放疗结束。

【不良反应】偶见服药后胃部不适。

【禁忌】尚不明确。

【注意事项】忌食辛辣食物；脾虚湿重，舌苔厚腻者慎用。

【现代研究】2016 年发布的《肿瘤姑息治疗中成药使用专家共识（2013版）》认为养阴生血合剂有养阴清热、益气生血的功效，是肿瘤患者放射治疗时的辅助用药，有助于减轻患者白细胞计数下降，改善免疫功能，可用于肿瘤放疗患者阴虚内热、气血不足证。

4. 益血生胶囊（片）

【组成】阿胶、龟甲胶、鹿角胶、鹿血、牛髓、紫河车、鹿茸、茯苓、黄芪（蜜制）、白芍、当归、党参、熟地黄、白术（麸炒）、制何首乌、大枣、炒山楂、炒麦芽、炒鸡内金、知母（盐制）、大黄（酒制）、花生衣。

【功效与作用】

胶囊：健脾生血，补肾填精。用于脾肾两虚，精血不足所致的面色无华，眩晕气短，体倦乏力，腰膝酸软；缺铁性贫血，慢性再生障碍性贫血见上述证候者。

片剂：健脾生血，补肾填精。用于脾肾两亏所致的血虚，症见头昏眼花，心悸气短，体乏无力，面色萎黄，以及贫血见上述证候者。

【规格与用法】

胶囊：每粒装 0.25g。口服，一次 4 粒，一日 3 次，儿童酌减。

片剂：每片重 0.35g。口服，一次 4 片，一日 3 次，儿童酌减。

【不良反应】尚不明确。

【禁忌】尚不明确。

【注意事项】

胶囊：尚不明确。

片剂：

（1）忌油腻食物。

（2）凡脾胃虚弱、呕吐泄泻、腹胀便溏、咳嗽痰多者慎用。

（3）外感或实热内盛者不宜服用。

（4）孕妇、高血压、糖尿病患者应在医师指导下服用。

（5）哺乳期妇女慎用。

（6）本品宜饭前服用。

（7）按照用法用量服用，年老体弱者应在医师指导下服用。

（8）服药2周或服药期间症状无改善，或症状加重，或出现新的严重症状，应立即停药并去医院就诊。

（9）对本品过敏者禁用，过敏体质者慎用。

（10）本品性状发生改变时禁止使用。

（11）请将本品放在儿童不能接触的地方。

（12）如正在使用其他药品，使用本品前请咨询医师或药师。

（13）运动员慎用，应在医师指导下使用。

【现代研究】《肿瘤姑息治疗中成药使用专家共识（2013版）》将益血生胶囊列为保护心功能的推荐药物。

5. 当归补血丸（胶囊、颗粒、口服液）

【组成】

丸剂、胶囊、口服液：当归、黄芪。

颗粒：当归、熟地黄、川芎、党参、白芍、甘草、黄芪。

【功效与作用】

丸剂、胶囊、口服液：补养气血。用于气血两虚证。

颗粒：补血助气，调经。用于贫血衰弱，病后，产后血虚以及月经不调，痛经。

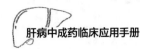

【规格与用法】

丸剂：大蜜丸，每丸重9g。水蜜丸，每袋装6g。大蜜丸：口服，一次1丸，一日2次。水蜜丸：口服，一次1袋，一日2次。

胶囊：每粒装0.4g。口服，一次5粒，一日2次。

颗粒：每袋装10g。口服，一次10g，一日2～3次。

口服液：每支装10ml。口服，一次10ml，一日2次。

【不良反应】尚不明确。

【禁忌】

胶囊：对本品过敏者禁用。

丸剂、颗粒、口服液：尚不明确。

【注意事项】

丸剂、口服液：

（1）忌油腻食物。

（2）高血压患者慎用。

（3）本品宜饭前服用。

（4）月经提前量多，色深红或经前，经期腹痛拒按，乳房胀痛者不宜服用。

（5）按照用法用量服用，小儿及孕妇应在医师指导下服用。

（6）服药2周或服药期间症状无改善，或症状加重，或出现新的严重症状，应立即停药并去医院就诊。

（7）对本品过敏者禁用，过敏体质者慎用。

（8）本品性状发生改变时禁止使用。

（9）儿童必须在成人监护下使用。

（10）本品放在儿童不能接触的地方。

（11）如正在使用其他药品，使用本品前请咨询医师或药师。

胶囊：

（1）孕妇及过敏体质者慎用。

（2）药品性状发生改变时禁止使用。

（3）请将本品放在儿童不能接触的地方。

颗粒：

（1）忌食寒凉、生冷食物。

（2）感冒时不宜服用。

（3）糖尿病患者慎用。

（4）月经过多者不宜服用本品。

（5）平素月经正常，突然出现月经量少，或月经错后，或阴道不规则出血应去医院就诊。

（6）按照用法用量服用，长期服用应向医师咨询。

（7）服药 2 周症状无改善，应去医院就诊。

（8）对本品过敏者禁用，过敏体质者慎用。

（9）本品性状发生改变时禁止使用。

（10）本品放在儿童不能接触的地方。

（11）如正在使用其他药品，使用本品前请咨询医师或药师。

【现代研究】《肿瘤姑息治疗中成药使用专家共识（2013 版）》将当归补血丸列为保护心功能推荐中成药。

6. 地榆升白片（胶囊）

【组成】地榆。

【功效与作用】升高白细胞。用于白细胞减少症。

【规格与用法】

片剂：每片重 0.1g。口服，一次 2～4 片，一日 3 次。

胶囊：每粒装 0.255g。口服，一次 1～2 粒，一日 3 次。

【不良反应】尚不明确。

【禁忌】尚不明确。

【注意事项】尚不明确。

【现代研究】2019 年发布的《老年急性髓系白血病（非急性早幼粒细胞白血病）中西医结合诊疗专家共识》推荐中成药地榆升白片用于骨髓过度抑制型老年急性髓系白血病（尤其用于白细胞减少）。

7. 复方阿胶浆

【组成】阿胶、红参、熟地黄、党参、山楂。

【功效与作用】补气养血。用于气血两虚，头晕目眩，心悸失眠，食欲不振及白细胞减少症和贫血。

【规格与用法】①每瓶装 20ml；②每瓶装 200ml；③每瓶装 250ml；④每瓶装 20ml（无蔗糖）。口服，一次 20ml，一日 3 次。

【不良反应】尚不明确。

【禁忌】对本品过敏者禁用。

【注意事项】

（1）服用本品同时不宜服用藜芦、五灵脂、皂荚多糖制剂，不宜喝茶和吃萝卜，以免影响药效。

（2）凡脾胃虚弱，呕吐泄泻，腹胀便溏，咳嗽痰多者慎用。

（3）感冒患者不宜服用。

（4）本品宜饭前服用。

（5）按照用法用量服用，小儿、孕妇、高血压、糖尿病患者应在医师指导下服用。

（6）服药 2 周或服药期间症状无改善，或症状加重，或出现新的严重症状，应立即停药并去医院就诊。

（7）对本品过敏者禁用，过敏体质者慎用。

（8）本品性状发生改变时禁止使用。

（9）儿童必须在成人监护下使用。

（10）请将本品放在儿童不能接触的地方。

（11）如正在使用其他药品，使用本品前请咨询医师或药师。

【现代研究】2018 年发布的《中西医结合治疗骨髓增生异常综合征专家共识》将复方阿胶浆列为治疗贫血，气血两虚型骨髓增生异常综合征的常用中成药。

8. 升血小板胶囊

【组成】青黛、连翘、仙鹤草、牡丹皮、甘草。

【功效与作用】清热解毒，凉血止血，散瘀消斑。用于原发性血小板减少性紫癜。症见全身瘀点或瘀斑，发热烦渴，小便短赤，大便秘结，或见鼻衄，齿衄，舌红苔黄，脉滑数或弦数。

【规格与用法】每粒 0.45g。口服，一次 4 粒，一日 3 次。

【不良反应】腹胀、腹泻、恶心、呕吐、胃部不适等胃肠系统反应，减量服用可耐受。皮疹、痒疹、心悸、头晕。有便血个例报道，如若发现，应立即停药就医。

【禁忌】孕妇及哺乳期妇女禁用。

【注意事项】

（1）骨髓巨核细胞减少型血小板减少症及白细胞减少者慎用。

（2）定期复查血象。

（3）儿童应在医师指导下使用。

（4）本品宜饭后服用。

（5）对本品过敏者禁用，过敏体质者慎用。

（6）本品的代谢产物可使尿液呈浅红色，此为正常现象，不应与血尿混淆。

【现代研究】升血小板胶囊对多种原因导致的血小板减少症表现出较好的治疗效果，与糖皮质激素联合用于治疗特发性血小板减少症，对化疗、脾功能亢进继发的血小板减少症有升高血小板的作用。2016 年发布的《中医儿科临床诊疗指南》将升血小板胶囊作为推荐中成药，用于血热妄行型小儿免疫性血小板减少症。

9. 生血宁片

【组成】蚕沙提取物。

【功效与作用】益气补血。用于缺铁性贫血属气血两虚证者，症见面部、肌肤萎黄或苍白，神疲乏力，眩晕耳鸣，心悸气短，舌淡或胖，脉弱等。

【规格与用法】每片重 0.25g。口服。轻度缺铁性贫血患者，一次 2 片，每日 2 次；中至重度患者，一次 2 片，每日 3 次；儿童患者，一次 1 片，每日 3 次。30 天为一疗程。

【不良反应】少数患者用药后可见上腹不适，恶心；个别患者大便次数增多；出现皮疹。有个别病例用药后出现中性粒细胞异常，未肯定与服用本品有关。

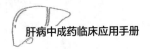

【禁忌】尚不明确。

【注意事项】服药期间注意复查血常规、血清铁等相关生化指标，以指导治疗。

【现代研究】2018年发布的《缺铁性贫血中医药防治康复一体化专家共识》指出，在对因治疗的前提下，中成药在缺铁性贫血预防、治疗与康复一体化过程中具有优势，生血宁片被列为推荐中成药之一。

10. 益气维血片（胶囊、颗粒）

【组成】猪血提取物、黄芪、大枣。

【功效与作用】

片剂：补血益气。用于血虚证、气血两虚证证候治疗，症见面色萎黄或苍白，头晕目眩，神疲乏力，少气懒言，自汗，唇舌色淡，脉细弱等，以及小细胞低色素性贫血见上述证候者。

胶囊：补血益气。用于面色萎黄或苍白，头晕目眩，神疲乏力，少气懒言。

颗粒：补血益气。用于气血两虚所致的面色萎黄或苍白、眩晕、神疲乏力、少气懒言、自汗、唇舌色淡、脉细弱；缺铁性贫血见上述证候者。

【规格与用法】

片剂：每片重0.57g。口服、嚼服或打碎服用。成人一次4片，一日3次；儿童一次4片，一日2次；或遵医嘱。

胶囊：每粒装0.45g。成人一次4粒，一日3次；儿童一次4粒，一日2次；3岁以下儿童一次2粒，一日2次；或遵医嘱。

颗粒：每袋装10g。口服，成人一次10g，一日3次；儿童一次10g，一日2次；3岁以下儿童一次5g，一日2次；或遵医嘱。

【不良反应】偶见恶心、呕吐、腹泻、便秘，可自行缓解或停药后症状消失。

【禁忌】尚不明确。

【注意事项】

片剂：

（1）儿童服药困难者应嚼服或打碎服用。

（2）3 岁以下儿童不推荐服用。

胶囊：

（1）忌油腻食物。

（2）凡脾胃虚弱、呕吐泄泻、腹胀便溏、咳嗽痰多者慎用。

（3）感冒患者不宜服用。

（4）本品宜饭前服用。

（5）本品不宜用茶水送服。

（6）按照用法用量服用，孕妇、高血压患者应在医师指导下服用。

（7）对本品过敏者禁用，过敏体质者慎用。

（8）服药 2 周或服药期间症状无改善，或症状加重，或出现新的严重症状，应立即停药并去医院就诊。

（9）本品性状发生改变时禁止服用。

（10）儿童必须在成人监护下使用。

（11）请将本品放在儿童不能接触的地方。

（12）如正在使用其他药品，使用本品前请咨询医师或药师。

颗粒：

（1）冲服时请连同沉淀物一并服用。

（2）其余注意事项同"胶囊"。

【现代研究】2018 年发布的《缺铁性贫血中医药防治康复一体化专家共识》中认为，基于益气维血制剂主要成分为猪血提取物（含猪血红素铁），易于被人体吸收和利用，对缺铁性贫血有肯定的治疗效果。

11. 再造生血片（胶囊）

【组成】菟丝子（酒制）、红参、鸡血藤、阿胶、当归、女贞子、黄芪、益母草、熟地黄、白芍、制何首乌、淫羊藿、黄精（酒制）、鹿茸（去毛）、党参、麦冬、仙鹤草、白术（炒）、补骨脂（盐制）、枸杞子、墨旱莲。

【功效与作用】补肝益肾，补气养血。用于肝肾不足，气血两虚所致的血虚虚劳，症见心悸气短，头晕目眩，倦怠乏力，腰膝酸软，面色苍白，唇甲色淡，或伴出血；再生障碍性贫血，缺铁性贫血见上述证候者。

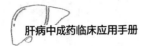
【规格与用法】

片剂：薄膜衣片，每片重 0.38g。口服，一次 5 片，一日 3 次。

胶囊：每粒装 0.32g。口服，一次 5 粒，一日 3 次。

【不良反应】尚不明确。

【禁忌】尚不明确。

【注意事项】

片剂：

（1）本品为补益之剂，感冒者慎用，以免表邪不解。

（2）服药期间饮食宜选清淡易消化之品。

（3）再生障碍性贫血和缺铁性贫血必要时采取综合治疗措施。

胶囊：尚不明确。

三、滋阴剂

（一）滋补肾阴剂

1. 六味地黄丸（颗粒、软胶囊、片、胶囊、口服液）

【组成】熟地黄、酒萸肉、牡丹皮、山药、茯苓、泽泻。

【功效与作用】滋阴补肾。用于肾阴亏损，头晕耳鸣，腰膝酸软，骨蒸潮热，盗汗遗精，消渴。

【规格与用法】

颗粒：每袋装 5g。口服，一次 5g，一日 2 次。

丸剂：每瓶装 120 丸。口服，一次 6g（30 丸），一日 2 次。

软胶囊：每粒装 0.38g。口服，一次 3 粒，一日 2 次，儿童酌减或遵医嘱。

片剂：每片重 0.52g。口服，一次 8 片，一日 2 次。

胶囊：每粒装 0.3g（规格 1）；每粒装 0.5g（规格 2）。口服，一次 1 粒（规格 1）或一次 2 粒（规格 2），一日 2 次。

口服液：每支 10ml。口服，一次 10ml，一日 2 次，儿童酌减或遵医嘱。

【不良反应】尚不明确。

【禁忌】

丸剂、颗粒、软胶囊、片剂、口服液：尚不明确。

胶囊：感冒发热患者禁服。

【注意事项】

丸剂、颗粒：

（1）忌不易消化食物。

（2）感冒发热患者不宜服用。

（3）高血压、心脏病、肝病、糖尿病、肾病等慢性病严重者应在医师指导下服用。

（4）儿童、孕妇、哺乳期妇女应在医师指导下服用。

（5）服药4周症状无缓解，应去医院就诊。

（6）对本品过敏者禁用，过敏体质者慎用。

（7）本品性状发生改变时禁止使用。

（8）儿童必须在成人监护下使用。

（9）请将本品放在儿童不能接触的地方。

（10）如正在使用其他药品，使用本品前请咨询医师或药师。

片剂、软胶囊、口服液：

（1）忌辛辣食物。

（2）不宜在服药期间服感冒药。

（3）服药期间出现食欲不振、胃脘不适、大便稀、腹痛等症状时，应去医院就诊。

（4）服药2周后症状未改善，应去医院就诊。

（5）按照用法用量服用，糖尿病患者、孕妇、小儿应在医师指导下服用。

（6）对本品过敏者禁用，过敏体质者慎用。

（7）本品性状发生改变时禁止使用。

（8）儿童必须在成人监护下使用。

（9）请将本品放在儿童不能接触的地方。

（10）如正在使用其他药品，使用本品前请咨询医师或药师。

胶囊：

（1）忌辛辣、生冷、油腻食物。

（2）本品宜饭前服用。

（3）高血压、心脏病、肝病、糖尿病、肾病等慢性病严重者应在医师指导下服用。

（4）服药2周症状无缓解，应去医院就诊。

（5）儿童、孕妇应在医师指导下服用。

（6）对本品过敏者禁用，过敏体质者慎用。

（7）本品性状发生改变时禁止使用。

（8）儿童必须在成人监护下使用。

（9）请将本品放在儿童不能接触的地方。

（10）如正在使用其他药品，使用本品前请咨询医师或药师。

【现代研究】《慢性乙型肝炎中医诊疗指南（2018年版）》推荐六味地黄丸用于肝肾阴虚型慢性乙型肝炎，具有较好抗乙肝病毒和抗肝纤维化作用（Ⅰa，选择性推荐）。2007年发布的《糖尿病中医防治指南》推荐本品用于治疗肝肾阴亏导致的消渴。

2. 知柏地黄丸（片、颗粒、胶囊）

【组成】知母、黄柏、熟地黄、山药、山茱萸（制）、牡丹皮、茯苓、泽泻。

【功效与作用】

片剂：滋阴清热。用于潮热盗汗，口干咽痛，耳鸣遗精。

丸剂、颗粒：滋阴降火。用于阴虚火旺，潮热盗汗，口干咽痛，耳鸣遗精，小便短赤。

胶囊：滋阴补肾。用于肾阴亏虚所致的头晕耳鸣，腰膝酸软，骨蒸潮热，盗汗。

【规格与用法】

丸剂：每100粒重20g。口服，一次6g（30粒），一日2次。

片剂：口服，一次6片，一日4次。

颗粒：每袋装8g。口服，一次8g，一日2次。

胶囊：每粒装 0.4g。口服，一次 4 粒，一日 2 次。

【不良反应】尚不明确。

【禁忌】尚不明确。

【注意事项】

（1）孕妇慎用。

（2）虚寒性疾病患者不适用，其表现为怕冷，手足凉，喜热饮。

（3）不宜和感冒类药同时服用。

（4）本品宜空腹或饭前服用，开水或淡盐水送服。

（5）服药 1 周症状无改善，应去医院就诊。

（6）药品性状发生改变时禁止服用。

（7）按照用法用量服用，小儿应在医师指导下服用。

（8）儿童必须在成人的监护下使用。

（9）请将本品放在儿童不能接触的地方。

（10）如正在服用其他药品，使用本品前请咨询医师或药师。

【现代研究】2019 年，由中国抗癌协会肿瘤传统医学专业委员会发布的《阿片类药物不良反应中医诊疗专家共识》中，推荐知柏地黄丸用于阿片类药物治疗癌性疼痛过程中出现的口干症状。2011 年，由中华中医药学会等制定的《脑出血中医诊疗指南》推荐本品用于阴虚风动证脑出血。

3. 苁蓉益肾颗粒

【组成】五味子（酒制）、肉苁蓉（酒制）、菟丝子（酒炒）、茯苓、盐车前子、制巴戟天。

【功效与作用】补肾填精。用于肾气不足，腰膝酸软，记忆减退，头晕耳鸣，四肢无力。

【规格与用法】每袋装 2g。开水冲服，一次 1 袋，一日 2 次。

【不良反应】尚不明确。

【禁忌】尚不明确。

【注意事项】尚不明确。请仔细阅读说明书并遵医嘱使用。

【现代研究】2020 年，由福建中医药大学附属康复医院等制定的《中医治未病·血管性轻度认知障碍专家共识》推荐本品用于肝肾亏虚兼痰瘀阻络证的轻、中度血管性痴呆。

4. 大补阴丸

【组成】熟地黄、盐知母、盐黄柏、醋龟甲、猪脊髓。

【功效与作用】滋阴降火。用于阴虚火旺，潮热盗汗，咳嗽咯血，耳鸣遗精。

【规格与用法】大蜜丸每丸重 9g，水蜜丸每袋装 6g。口服，水蜜丸一次 6g，一日 2~3 次；大蜜丸一次 1 丸，一日 2 次。

【不良反应】尚不明确。

【禁忌】糖尿病患者禁服。

【注意事项】

（1）忌辛辣、生冷、油腻食物。

（2）孕妇慎用。

（3）感冒患者不宜服用；虚寒性患者不适用，表现为怕冷、手足凉、喜热饮。

（4）本品宜饭前用开水或淡盐水送服。

（5）高血压、心脏病、肝病、肾病等慢性病患者应在医师指导下服用。

（6）服药 2 周症状无缓解，应去医院就诊。

（7）对本品过敏者禁用，过敏体质者慎用。

（8）本品性状发生改变时禁止使用。

（9）儿童必须在成人监护下使用。

（10）请将本品放在儿童不能接触的地方。

（11）如正在服用其他药品，使用本品前请咨询医师或药师。

【现代研究】2011 年由中华中医药学会等制定的《脑出血中医诊疗指南》推荐本品用于阴虚风动证的脑出血。

5. 麦味地黄丸（片、胶囊、口服液）

【组成】麦冬、五味子、熟地黄、酒萸肉、牡丹皮、山药、茯苓、泽泻。

【功效与作用】

片剂、口服液：滋肾养肺。用于肺肾阴亏，潮热盗汗，咽干，眩晕耳鸣，腰膝酸软。

丸剂、胶囊：滋肾养肺。用于肺肾阴亏，潮热盗汗，咽干咳血，眩晕耳鸣，腰膝酸软，消渴。

【规格与用法】

丸剂：大蜜丸，每丸重 9g；水蜜丸，每 100 粒重 10g。口服，大蜜丸一次 1 丸，一日 2 次。水蜜丸一次 6g，一日 2 次。

片剂：每片重 0.25g。口服，一次 3～4 片，一日 3 次。

胶囊：每粒装 0.35g。口服，一次 3～4 粒，一日 3 次。

口服液：每支装 10ml。口服，一次 10ml，一日 2 次。

【不良反应】尚不明确。

【禁忌】尚不明确。

【注意事项】

丸剂、胶囊：

（1）忌不易消化食物。

（2）感冒发热患者不宜服用。

（3）高血压、心脏病、肝病、糖尿病、肾病等慢性病严重者应在医师指导下服用。

（4）儿童、孕妇、哺乳期妇女应在医师指导下服用。

（5）服药 4 周症状无缓解，应去医院就诊。

（6）对本品过敏者禁用，过敏体质者慎用。

（7）本品性状发生改变时禁止使用。

（8）儿童必须在成人监护下使用。

（9）请将本品放在儿童不能接触的地方。

（10）如正在服用其他药品，使用本品前请咨询医师或药师。

片剂、口服液：

（1）忌油腻食物。

（2）感冒患者不宜服用。

（3）服药 2 周或服药期间症状无改善，或症状加重，或出现新的严重症状，应立即停药并去医院就诊。

（4）按照用法用量服用，小儿及孕妇应在医师指导下服用。

（5）药品性状发生改变时禁止服用。

（6）儿童必须在成人监护下使用。

（7）请将本品放在儿童不能接触的地方。

（8）如正在服用其他药品，使用本品前请咨询医师或药师。

【现代研究】2017 年《中医儿科临床诊疗指南·小儿汗证》推荐麦味地黄口服液用于治疗阴虚火旺导致的汗证。中华中医药学会肺系病专业委员会制定的《慢性肺源性心脏病中医诊疗指南（2014 年版）》推荐肺肾气阴两虚证偏肺肾阴虚者使用麦味地黄丸。

6. 左归丸

【组成】熟地黄、菟丝子、牛膝、龟甲胶、鹿角胶、山药、山茱萸、枸杞子。

【功效与作用】滋肾补阴。用于真阴不足，腰酸膝软，盗汗，神疲口燥。

【规格与用法】水蜜丸，每 10 粒重 1g。口服，一次 9g（约 90 粒），一日 2 次。

【不良反应】尚不明确。

【禁忌】孕妇忌服，儿童禁用。

【注意事项】

（1）忌油腻食物。

（2）感冒患者不宜服用。

（3）服药 2 周或服药期间症状无改善，或症状加重，或出现新的严重症状，应立即停药并去医院就诊。

（4）对本品过敏者禁用，过敏体质者慎用。

（5）本品性状发生改变时禁止使用。

（6）请将本品放在儿童不能接触的地方。

（7）如正在使用其他药品，使用本品前请咨询医师或药师。

【现代研究】由中华中医药学会肺系病专业委员会制定的《慢性肺源性心脏病中医诊疗指南（2014 年版）》推荐肺肾气阴两虚证偏肾阴虚者使用左归丸。

7. 河车大造丸（胶囊）

【组成】紫河车、熟地黄、天冬、麦冬、杜仲（盐炒）、牛膝（盐炒）、黄柏（盐炒）、龟甲（制）。

【功效与作用】

丸剂：用于肺肾两亏，虚劳咳嗽，骨蒸潮热，盗汗遗精，腰膝酸软。

胶囊：滋阴清热，补肾益肺。用于肺肾两亏所致的虚劳咳嗽，骨蒸潮热，盗汗，腰膝酸软。在肿瘤化疗中，本品对骨髓、肝、肾功能有保护作用。

【规格与用法】

丸剂：水蜜丸每 100 粒重 10g；大蜜丸每丸重 9g。口服，水蜜丸一次 6g，大蜜丸一次 1 丸（9g），一日 2 次。

胶囊：每粒装 0.35g。口服，一次 3 粒，一日 3 次；或遵医嘱。

【不良反应】尚不明确。

【禁忌】体虚便溏、食欲不振者不宜使用。

【注意事项】

丸剂：

（1）忌不易消化食物。

（2）感冒发热患者不宜服用。

（3）有高血压、心脏病、肝病、糖尿病、肾病等慢性病严重者应在医师指导下服用。

（4）儿童、孕妇、哺乳期妇女应在医师指导下服用。

（5）服药 4 周症状无缓解，应去医院就诊。

（6）对本品过敏者禁用，过敏体质者慎用。

（7）本品性状发生改变时禁止使用。

（8）儿童必须在成人监护下使用。

（9）请将本品放在儿童不能接触的地方。

（10）如正在使用其他药品，使用本品前请咨询医师或药师。

胶囊：

（1）忌辛辣、生冷、油腻食物。

（2）感冒发热患者不宜服用。

（3）本品宜饭前服用。

（4）儿童、孕妇应在医师指导下服用。

（5）高血压、心脏病、肝病、糖尿病、肾病等慢性病患者应在医师指导下服用。

（6）凡脾胃虚弱、呕吐泄泻、腹胀便溏、咳嗽痰多者慎用。

（7）服药 2 周症状无缓解，应去医院就诊。

（8）对本品过敏者禁用，过敏体质者慎用。

（9）药品性状发生改变时禁止服用。

（10）儿童必须在成人监护下使用。

（11）请将本品放在儿童不能接触的地方。

（12）如正在服用其他药品，使用本品前请咨询医师或药师。

（二）滋补肝肾剂

8. 杞菊地黄丸（胶囊、片剂、口服液）

【组成】枸杞子、菊花、熟地黄、酒萸肉、牡丹皮、山药、茯苓、泽泻。

【功效与作用】滋肾养肝。用于肝肾阴亏，眩晕耳鸣，畏光，迎风流泪，视物昏花。

【规格与用法】

丸剂：①小蜜丸，每瓶装 120g；②浓缩丸，每 8 丸相当于原药材 3g；③水蜜丸，每 10 粒重 2.4g；④大蜜丸，每丸重 9g。口服。小蜜丸，一次 9g，一日 2 次；浓缩丸，一次 8 丸，一日 3 次；水蜜丸，一次 6g，一日 2 次；大蜜丸，1 次 1 丸，一日 2 次。

胶囊：每粒装 0.3g。口服，一次 5～6 粒，一日 3 次。

片剂：片芯重 0.3g。口服，一次 3～4 片，一日 3 次。

口服液：每支装 10ml。口服，一次 10ml，一日 2 次。

【不良反应】尚不明确。

【禁忌】尚不明确。

【注意事项】

丸剂：

（1）忌不易消化食物。

（2）感冒发热患者不宜服用。

（3）有高血压、心脏病、肝病、糖尿病、肾病等慢性病严重者应在医师指导下服用。

（4）儿童、孕妇、哺乳期妇女应在医师指导下服用。

（5）服药4周症状无缓解，应去医院就诊。

（6）对本品过敏者禁用，过敏体质者慎用。

（7）本品性状发生改变时禁止使用。

（8）儿童必须在成人监护下使用。

（9）请将本品放在儿童不能接触的地方。

（10）如正在使用其他药品，使用本品前请咨询医师或药师。

胶囊、片剂、口服液：

（1）儿童及青年患者应去医院就诊。

（2）脾胃虚寒，大便稀溏者慎用。

（3）用药2周后症状未改善，应去医院就诊。

（4）按照用法用量服用。

（5）药品性状发生改变时禁止服用。

（6）儿童必须在成人监护下使用。

（7）请将本品放在儿童不能接触的地方。

（8）如正在服用其他药品，使用本品前请咨询医师或药师。

【现代研究】《慢性乙型肝炎中医诊疗指南（2018年版）》推荐杞菊地黄丸用于肝肾阴虚型慢性乙型肝炎，具有较好的抗乙肝病毒和肝纤维化作用。2020年，由中华中医药学会防治艾滋病分会发布的《艾滋病合并高脂血症中西医协同治疗专家共识》推荐杞菊地黄丸用于肝肾阴虚证的高脂血症患者。

9. 二至丸

【组成】酒女贞子、墨旱莲。

【功效与作用】补益肝肾，滋阴止血。用于肝肾阴虚，眩晕耳鸣，咽干鼻燥，腰膝酸痛，月经量多。

【规格与用法】每袋装 9g。口服，一次 9g，一日 2 次。

【不良反应】尚不明确。

【禁忌】尚不明确。

【注意事项】

（1）忌不易消化食物。

（2）感冒发热患者不宜服用。

（3）有高血压、心脏病、肝病、糖尿病、肾病等慢性病严重者应在医师指导下服用。

（4）儿童、孕妇、哺乳期妇女应在医师指导下服用。

（5）服药 4 周症状无缓解，应去医院就诊。

（6）对本品过敏者禁用，过敏体质者慎用。

（7）本品性状发生改变时禁止使用。

（8）儿童必须在成人监护下使用。

（9）请将本品放在儿童不能接触的地方。

（10）如正在使用其他药品，使用本品前请咨询医师或药师。

【现代研究】2011 年由中华中医药学会制定的《急性肾小球肾炎诊疗指南》推荐应用二至丸治疗阴虚湿热证的急性肾小球肾炎。

10. 六味五灵片

【组成】五味子、女贞子、连翘、莪术、苣荬菜、灵芝孢子粉。

【功效与作用】滋肾养肝，活血解毒。用于治疗慢性乙型肝炎氨基转移酶升高，中医辨证属于肝肾不足，邪毒瘀热互结，症见胁肋疼痛，腰膝酸软，口干咽燥，倦怠，乏力，纳差，脘胀，身目发黄或不黄，小便色黄，头昏目眩，两目干涩，手足心热，失眠多梦，舌暗红或有瘀斑，苔少或无苔，脉弦细。

【规格与用法】每片重 0.5g。口服，一次 3 片，一日 3 次，连服 3 个月；随后每个月递减，再连服 3 个月。减量第 1 个月，一次 3 片，一日 2 次；减量第 2 个月，一次 2 片，一日 2 次；减量第 3 个月，一次 2 片，一日 1 次。

【不良反应】临床试验中，1 例患者出现心电图异常（左前分支阻滞，T 波改变），是否与试验药物有关尚无法确定。

【禁忌】孕妇禁用。

【注意事项】忌烟酒及辛辣刺激食物。

【现代研究】中国中西医结合学会消化系统疾病专业委员会制定的《非酒精性脂肪性肝病中西医结合诊疗共识意见（2017 年）》推荐本品用于治疗痰瘀互结证氨基转移酶升高的非酒精性脂肪性肝病。

11. 慢肝养阴片（胶囊）

【组成】北沙参、枸杞子、麦冬、川楝子、五味子、当归、地黄、党参、桂枝、人参。

【功效与作用】养阴清热，滋补肝肾。用于迁延性肝炎、慢性肝炎、肝炎后综合征。

【规格与用法】

片剂：每片重 0.4g。口服，一次 3 片，一日 3 次。

胶囊：每粒装 0.25g。口服，一次 4 粒，一日 3 次，3 个月为一疗程。

【不良反应】尚不明确。

【禁忌】尚不明确。

【注意事项】尚不明确。请仔细阅读说明书并遵医嘱使用。

【现代研究】有研究探讨了慢肝养阴片对抗结核药物所致肝损害的防治效果，结果表明，慢性养阴片可有效预防抗结核药物所致肝损害的发生概率，促进患者规律、有效地完成抗结核化疗。

12. 天麻醒脑胶囊

【组成】天麻、地龙、石菖蒲、远志、熟地黄、肉苁蓉。

【功效与作用】滋补肝肾，平肝息风，通络止痛。用于肝肾不足，肝风上扰所致头痛，头晕，记忆力减退，失眠，反应迟钝，耳鸣，腰酸。

【规格与用法】每粒装 0.4g。口服，一次 2 粒，一日 3 次。

【不良反应】尚不明确。

【禁忌】儿童、孕妇、哺乳期妇女禁用。

【注意事项】

（1）忌烟、酒及辛辣食物。

（2）高血压头痛及不明原因的头痛，必须去医院就诊。

（3）有心脏病、糖尿病、肝病、肾病等慢性病患者应在医师指导下服用。

（4）本品不宜长期服用，服药3天症状无缓解，应去医院就诊。

（5）严格按用法用量服用，年老体弱者应在医师指导下服用。

（6）对本品过敏者禁用，过敏体质者慎用。

（7）药品性状发生改变时禁止服用。

（8）请将本品放在儿童不能接触的地方。

（9）如正在服用其他药品，使用本品前请咨询医师或药师。

13. 乙肝养阴活血颗粒

【组成】地黄、北沙参、麦冬、酒女贞子、五味子、黄芪、当归、白芍、制何首乌、阿胶珠、黄精（蒸）、泽兰、牡蛎、橘红、丹参、川楝子。

【功效与作用】滋补肝肾，活血化瘀。用于肝肾阴虚型慢性肝炎，症见面色晦暗，头晕耳鸣，五心烦热，腰腿酸软，齿鼻衄血，胁下痞块，赤缕红斑，舌质红少苔，脉沉弦，细涩。

【规格与用法】每袋装10g。开水冲服。一次20g或一次10g（无蔗糖），一日3次。

【不良反应】尚不明确。

【禁忌】肝胆湿热，脾虚气滞者忌用。

【注意事项】忌烟、酒、油腻。

【现代研究】有研究采用乙肝系列中成药（乙肝清热解毒颗粒、乙肝益气解郁颗粒、乙肝养阴活血颗粒）探讨中医清热解毒法、益气解郁法、养阴活血法单独使用及联合应用，对大鼠免疫性肝纤维化模型病理损伤和细胞外基质（extracellular matrix，ECM）代谢紊乱的影响。结果发现中医清热解毒法、益气解郁法、养阴活血法对免疫性肝纤维化有一定的治疗作用，能减轻肝纤维化病理损伤程度，有效改善 ECM 代谢，抑制胶原合成，促进 ECM 降解。

14. 归芍地黄丸

【组成】当归、酒白芍、熟地黄、酒萸肉、山药、牡丹皮、泽泻、茯苓。

【功效与作用】滋肝肾，补阴血，清虚热。用于肝肾两亏，阴虚血少，头晕目眩，耳鸣咽干，午后潮热，腰腿酸痛，足跟疼痛。

【规格与用法】水蜜丸每 100 粒重 20g；小蜜丸每袋装 9g；大蜜丸每丸重 9g。口服，水蜜丸一次 30 丸；小蜜丸一次 9g；大蜜丸一次 1 丸，一日 2～3 次。

【不良反应】尚不明确。

【禁忌】尚不明确。

【注意事项】

（1）忌不易消化食物。

（2）感冒发热患者不宜服用。

（3）有高血压、心脏病、肝病、糖尿病、肾病等慢性病严重者应在医师指导下服用。

（4）儿童、孕妇、哺乳期妇女应在医师指导下服用。

（5）服药 4 周症状无缓解，应去医院就诊。

（6）对本品过敏者禁用，过敏体质者慎用。

（7）本品性状发生改变时禁止使用。

（8）儿童必须在成人监护下使用。

（9）请将本品放在儿童不能接触的地方。

（10）如正在使用其他药品，使用本品前请咨询医师或药师。

【现代研究】2012 年，由中国中医科学院中医临床基础医学研究所制定的《归芍地黄丸的中医临床应用指南》推荐本品用于辨证属于肝肾阴虚、阴虚血少的慢性肝炎、高血压、月经不调等病症。

15. 金匮肾气丸（片）

【组成】地黄、山药、酒茱萸、茯苓、牡丹皮、泽泻、桂枝、附子

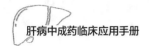

（炙）、牛膝（去头）、盐车前子。

【功效与作用】温补肾阳，化气行水。用于肾虚水肿，腰膝酸软，小便不利，畏寒肢冷。

【规格与用法】

丸剂：大蜜丸每丸重 6g；水蜜丸每 100 粒重 20g；小蜜丸每 10 丸重 0.6g。口服，大蜜丸一次 1 丸；水蜜丸一次 4～5g（20～25 粒）；小蜜丸一次 6g。一日 2 次。

片剂：每片重 0.27g。口服，一次 4 片，一日 2 次。

【不良反应】尚不明确。

【禁忌】孕妇忌服，忌房欲，气恼。忌食生冷食物。

【注意事项】

丸剂：阴虚内热者慎服。

片剂：尚不明确。请仔细阅读说明书并遵医嘱使用。

【现代研究】2018 年由国家卫生计生委合理用药专家委员会和中国药师协会制定的《冠心病合理用药指南（第 2 版）》推荐金匮肾气丸用于心肾阳虚证的冠心病患者。

四、气血双补剂

1. 生血宝颗粒（合剂）

【组成】制何首乌、女贞子、桑椹、墨旱莲、白芍、黄芪、狗脊。

【功效与作用】滋补肝肾，益气生血。用于肝肾不足、气血两虚所致的神疲乏力、腰膝酸软、头晕耳鸣、心悸、气短、失眠、咽干、纳差食少；放、化疗所致的白细胞减少，缺铁性贫血见上述证候者。

【规格与用法】

颗粒：每袋装 4g；8g。开水冲服，一次 8g，一日 2～3 次。

合剂：每瓶装 100ml。口服，一次 15ml，一日 3 次。

【不良反应】尚不明确。

【禁忌】尚不明确。

【注意事项】尚不明确。

2. 百令胶囊（片）

【组成】发酵冬虫夏草菌粉（Cs-C-Q80）。

【功效与作用】补肺肾，益精气。用于肺肾两虚引起的咳嗽、气喘、咯血、腰背酸痛、面目虚浮、夜尿清长；慢性支气管炎、慢性肾功能不全的辅助治疗。

【规格与用法】

胶囊：每粒装 0.2g（规格 1）；每粒装 0.5g（规格 2）。口服，一次 5～15 粒（规格 1）或一次 2～6 粒（规格 2），一日 3 次。慢性肾功能不全：一次 10 粒（规格 1）或一次 4 粒（规格 2），一日 3 次；8 周为一疗程。

片剂：每片 0.45g。口服，一次 5～15 片，一日 3 次。

【不良反应】个别患者咽部不适。

【禁忌】尚不明确。

【注意事项】

（1）忌辛辣、生冷、油腻食物。

（2）感冒发热患者不宜服用。

（3）本品宜饭前服用。

（4）平素月经正常，突然出现月经过多或过少，或经期错后，或阴道不规则出血者应去医院就诊。

（5）高血压、心脏病、肝病、糖尿病、肾病等慢性病患者应在医师指导下服用。

（6）服药 2 周症状无缓解，应去医院就诊。

（7）儿童、孕妇应在医师指导下服用。

（8）对本品过敏者禁用，过敏体质者慎用。

（9）药品性状发生改变时禁止服用。

（10）儿童必须在成人监护下使用。

（11）请将本品放在儿童不能接触的地方。

（12）如正在服用其他药品，使用本品前请咨询医师或药师。请仔细阅读说明书并遵医嘱使用。

【现代研究】2018 年由北京中医药大学东直门医院发布的《化疗后白

细胞减少症中医药防治与评估专家共识》推荐本品用于防治化疗后白细胞减少。

3. 金水宝胶囊（片）

【组成】发酵虫草菌粉。

【功效与作用】补益肺肾，秘精益气。用于肺肾两虚，精气不足，久咳虚喘，神疲乏力，不寐健忘，腰膝酸软，月经不调，阳痿早泄；慢性支气管炎、慢性肾功能不全、高脂血症、肝硬化见上述证候者。

【规格与用法】

胶囊：每粒装 0.33g。口服。一次 3 粒，一日 3 次；用于慢性肾功能不全者，一次 6 粒，一日 3 次；或遵医嘱。

片剂：糖衣片，每片含发酵虫草菌粉 0.2g（规格 1）；薄膜衣片，每片重 0.42g（规格 2）；薄膜衣片，每片重 0.75g（规格 3）。口服。一次 5 片（规格 1），一次 4 片（规格 2），一次 2 片（规格 3），一日 3 次；用于慢性肾功能不全者，一次 10 片（规格 1），一次 8 片（规格 2），一次 4 片（规格 3），一日 3 次；或遵医嘱。

【不良反应】尚不明确。

【禁忌】尚不明确。

【注意事项】

（1）忌不易消化食物。

（2）感冒发热患者不宜服用。

（3）有高血压、心脏病、肝病、糖尿病、肾病等慢性病严重者应在医师指导下服用。

（4）儿童、孕妇、哺乳期妇女应在医师指导下服用。

（5）服药 4 周症状无缓解，应去医院就诊。

（6）对本品过敏者禁用，过敏体质者慎用。

（7）本品性状发生改变时禁止使用。

（8）儿童必须在成人监护下使用。

（9）请将本品放在儿童不能接触的地方。

（10）如正在使用其他药品，使用本品前请咨询医师或药师。

4. 芪胶升白胶囊

【组成】大枣、阿胶、血人参、淫羊藿、苦参、黄芪、当归。

【功效与作用】补血益气。用于气血亏损证所引起的头昏眼花、气短乏力、自汗盗汗，以及白细胞减少症见上述证候者。

【规格与用法】胶囊，每粒装 0.5g。口服，一次 4 粒，一日 3 次；或遵医嘱。

【不良反应】尚不明确。

【禁忌】儿童、孕妇禁用。

【注意事项】

（1）忌辛辣、生冷、油腻食物。

（2）感冒发热患者不宜服用。

（3）本品宜饭前服用。

（4）高血压、心脏病、糖尿病、肝病、肾病等慢性病患者应在医师指导下服用。

（5）服药 2 周症状无缓解，应去医院就诊。

（6）对本品过敏者禁用，过敏体质者慎用。

（7）本品性状发生改变时禁止使用。

（8）请将本品放在儿童不能接触的地方。

5. 强肝丸（片、胶囊、颗粒）

【组成】当归、白芍、丹参、郁金、黄芪、党参、泽泻、黄精、生地黄、山药、山楂（去核，炒）、神曲、茵陈、板蓝根、秦艽、甘草。

【功效与作用】

丸剂：补脾养血，益气解郁，利湿清热。用于气血不足的肝郁脾虚，肾虚型慢性肝炎。

片剂、胶囊、颗粒：清热利湿，补脾养血，益气解郁。用于慢性肝炎，早期肝硬化，脂肪肝，中毒性肝炎等。

【规格与用法】

丸剂：水蜜丸每 10 丸重 0.6g；大蜜丸每丸重 9g。口服。水蜜丸一次 2.5g；大蜜丸一次 2 丸，一日 2 次。

片剂：每片 0.5g。口服，一次 4 片，一日 2 次。每服 6 日停 1 日，8 周为一疗程，停 1 周，再进行第 2 疗程。

胶囊：每粒 0.4g。口服，一次 5 粒，一日 2 次。每服 6 日停 1 日，8 周为一疗程，停 1 周，再进行第 2 疗程。

颗粒：每袋装 5g。温开水冲服，一次 1 袋，一日 2 次。每服 6 日停 1 日，8 周为一疗程，停 1 周，再进行第 2 疗程。

【不良反应】

胶囊：不良反应发生率约为 2%，主要为恶心、胃灼热感等胃肠道反应。

丸剂、片剂、颗粒：尚不明确。

【禁忌】胶囊：孕妇禁用。

【注意事项】有胃、十二指肠溃疡或高酸性慢性胃炎者应减量服用，妇女经期暂停服用。服药期间忌食油腻、辛辣刺激性食物，忌酒。

【现代研究】中国中西医结合学会肝病专业委员会发布的《肝纤维化中西医结合诊疗指南（2019 年版）》、中华中医药学会脾胃病分会发布的《肝硬化腹水中医诊疗专家共识意见（2017）》推荐强肝丸用于治疗慢性肝炎、早期肝硬化等。中国中西医结合学会消化系统疾病专业委员会发布的《非酒精性脂肪性肝病中西医结合诊疗共识意见（2017 年）》推荐强肝丸用于治疗非酒精性脂肪性肝病证属脾虚气滞、湿热内阻者。

6. 人参归脾丸

【组成】人参、白术（麸炒）、茯苓、甘草（蜜炙）、黄芪（蜜炙）、当归、木香、远志（去心甘草炙）、龙眼肉、酸枣仁（炒）。

【功效与作用】益气补血，健脾养心。用于气血不足所致的心悸，失眠健忘，食少体倦，面色萎黄以及脾不统血所致的便血、崩漏、带下诸症。

【规格与用法】水蜜丸每 10 丸重 1.5g；小蜜丸每 10 丸重 2g；大蜜丸每丸重 9g。口服，水蜜丸一次 6g，小蜜丸一次 9g，大蜜丸一次 1 丸，一日 2 次。

【不良反应】尚不明确。

【禁忌】身体壮实不虚者忌服。糖尿病患者禁用。

【注意事项】

（1）不宜和感冒类药同时服用。

（2）不宜喝茶和吃萝卜，以免影响药效。

（3）服本品时不宜同时服用藜芦、五灵脂、皂荚或其制剂。

（4）高血压患者或正在接受其他药物治疗者应在医师指导下服用。

（5）本品宜饭前服用或进食同时服。

（6）服药2周后症状未改善，或服药期间出现食欲不振、胃脘不适等症应去医院就诊。

（7）按照用法用量服用，小儿及年老者应在医师指导下服用。

（8）本品温补气血，热邪内伏，阴虚脉数以及痰湿壅盛者禁用。

（9）对本品过敏者禁用，过敏体质者慎用。

（10）本品性状发生改变时禁止使用。

（11）儿童必须在成人监护下使用。

（12）请将本品放在儿童不能接触的地方。

（13）如正在使用其他药品，使用本品前请咨询医师或药师。

（14）服用前应除去蜡皮、塑料球壳；本品可嚼服，也可分份吞服。

【现代研究】中华中医药学会脾胃病分会发布的《脾虚证中医诊疗专家共识意见（2017）》推荐本品治疗心脾气虚导致的心悸、健忘、失眠多梦、面色萎黄、体倦食少等症。

7. 人参养荣丸

【组成】人参、土白术、茯苓、炙黄芪、当归、熟地黄、白芍（麸炒）、陈皮、制远志、肉桂、五味子（酒蒸）、炙甘草。

【功效与作用】温补气血。用于心脾不足，气血两亏，形瘦神疲，食少便溏，病后虚弱。

【规格与用法】水蜜丸，每100粒重10g；大蜜丸，每丸重9g。口服。水蜜丸一次6g，大蜜丸一次1丸，一日1～2次。

【不良反应】尚不明确。

【禁忌】尚不明确。

【注意事项】

（1）忌不易消化食物。

（2）感冒发热患者不宜服用。

（3）有高血压、心脏病、肝病、糖尿病、肾病等慢性病严重者应在医师指导下服用。

（4）儿童、孕妇、哺乳期妇女应在医师指导下服用。

（5）服药4周症状无缓解，应去医院就诊。

（6）对本品过敏者禁用，过敏体质者慎用。

（7）本品性状发生改变时禁止使用。

（8）儿童必须在成人监护下使用。

（9）请将本品放在儿童不能接触的地方。

（10）如正在使用其他药品，使用本品前请咨询医师或药师。

8. 生血丸

【组成】鹿茸、紫河车、山药、炒白术、黄柏、桑枝、炒白扁豆、稻芽。

【功效与作用】补肾健脾，填精养血。本品用于脾肾虚弱所致的面黄肌瘦、体倦乏力、眩晕、食少、便溏；放、化疗后全血细胞减少及再生障碍性贫血见上述证候者。

【规格与用法】每袋装5g。口服，一次5g，一日3次；小儿酌减。

【不良反应】尚不明确。

【禁忌】尚不明确。

【注意事项】阴虚内热，舌质红、少苔者慎用。

9. 十全大补丸

【组成】党参、炒白术、茯苓、炙甘草、当归、川芎、酒白芍、熟地黄、炙黄芪、肉桂。

【功效与作用】温补气血。用于气血两虚，面色苍白，气短心悸，头晕自汗，体倦乏力，四肢不温，月经量多。

【规格与用法】小蜜丸每100丸重20g；大蜜丸每丸重9g；水蜜丸每袋装6克。口服，小蜜丸一次9g，大蜜丸一次1丸，水蜜丸一次6g（1

袋），一日 2～3 次。

【不良反应】尚不明确。

【禁忌】尚不明确。

【注意事项】

（1）忌不易消化食物。

（2）感冒发热患者不宜服用。

（3）有高血压、心脏病、肝病、糖尿病、肾病等慢性病严重者应在医师指导下服用。

（4）儿童、孕妇、哺乳期妇女应在医师指导下服用。

（5）服药 4 周症状无缓解，应去医院就诊。

（6）对本品过敏者禁用，过敏体质者慎用。

（7）本品性状发生改变时禁止使用。

（8）儿童必须在成人监护下使用。

（9）请将本品放在儿童不能接触的地方。

（10）如正在使用其他药品，使用本品前请咨询医师或药师。

10. 参麦注射液

【组成】红参、麦冬。

【功效与作用】益气固脱，养阴生津，生脉。用于治疗气阴两虚型之休克、冠心病、病毒性心肌炎、慢性肺源性心脏病、粒细胞减少症。能提高肿瘤患者的免疫功能，与化疗药物合用时有一定的增效作用，并能减少化疗药物所引起的毒副反应。

【规格与用法】肌内注射。一次 2～4ml，一日 1 次。静脉滴注。一次 20～100ml（用 5% 葡萄糖注射液 250～500ml 稀释后应用）或遵医嘱。

【不良反应】据文献报道，个别患者出现荨麻疹样皮疹、面部潮红、胸闷、心悸、全身无力、麻痹、头晕、头痛、过敏性休克、癫痫大发作、恶心、呕吐、黄疸、消化道出血、急性肝肾功能损害、心动过速、心绞痛、静脉炎。

【禁忌】对本品有过敏或严重不良反应病史者禁用；新生儿、婴幼儿禁用。

【注意事项】

（1）临床应严格按照本品功能主治辨证使用。

（2）孕妇、有药物过敏史或过敏体质的患者慎用。

（3）年老体弱者、心肺严重疾病患者用药时要加强临床监护。

（4）除按【规格与用法】中说明使用以外，伴有糖尿病等特殊情况时，改用 0.9% 氯化钠注射液稀释后使用。

（5）临床应用时滴速不宜过快，儿童及年老体弱者以 20～40 滴 /min 为宜，成年人以 40～60 滴 /min 为宜，以防止不良反应的发生。

（6）不宜与中药藜芦或五灵脂同时使用。

（7）治疗期间，心绞痛持续发作，宜加服硝酸酯类药物或遵医嘱。

（8）本品含有皂苷，摇动时产生泡沫是正常现象，不影响疗效。

（9）本品是中药制剂，保存不当可能影响产品质量。使用前必须对光检查，如发现药液出现浑浊、沉淀、变色、漏气或瓶身细微破裂等异常情况，均不能使用。

（10）本品稀释后及输注前均应对光检查，若出现浑浊或沉淀不得使用。

（11）配制好后，请在 4 小时内使用。

（12）本品不得与其他药物在同一容器内混合使用。

（13）输注本品前后，应用适量稀释液对输液管道进行冲洗，避免输液前后两种药物在管道内混合，引起不良反应。

（14）静脉滴注初始 30 分钟内应加强监护，发现不良反应及时停药，处理遵医嘱。

【现代研究】中华医学会重症医学分会发布的《中国严重脓毒症 / 脓毒性休克治疗指南（2014）》推荐本品治疗脓毒性休克的阴脱证。

11. 生脉饮

【组成】红参、麦冬、五味子。

【功效与作用】益气复脉，养阴生津。用于气阴两亏，心悸气短，脉微自汗。

【规格与用法】每支装 10ml。口服，一次 10ml，一日 3 次。

【不良反应】尚不明确。

【禁忌】尚不明确。

【注意事项】

（1）忌不易消化食物。

（2）感冒发热患者不宜服用。

（3）糖尿病患者及有高血压、心脏病、肝病、肾病等慢性病严重者应在医师指导下服用。

（4）儿童、孕妇、哺乳期妇女应在医师指导下服用。

（5）心悸气短严重者应去医院就诊。

（6）服药4周症状无缓解，应去医院就诊。

（7）对本品过敏者禁用，过敏体质者慎用。

（8）本品性状发生改变时禁止使用。

（9）儿童必须在成人监护下使用。

（10）请将本品放在儿童不能接触的地方。

（11）本品为中药制剂，在贮藏期间出现少量沉淀属正常现象，不影响疗效和使用。

（12）如正在使用其他药品，使用本品前请咨询医师或药师。

12. 生脉颗粒（胶囊、注射液）

【组成】红参、麦冬、五味子。

【功效与作用】

颗粒、胶囊：益气复脉，养阴生津。用于气阴两亏，心悸气短，脉微自汗。

注射液：益气养阴，复脉固脱。用于气阴两亏，脉虚欲脱的心悸、气短、四肢厥冷、汗出、脉欲绝及心肌梗死、心源性休克、感染性休克等具有上述证候者。

【规格与用法】

颗粒：每袋装10g。开水冲服，一次10g，一日3次。

胶囊：每粒0.3g。口服，一次3粒，一日3次。

注射液：每支装20ml。①肌内注射，一次2～4ml，一日1～2次。

②静脉滴注，一次 25～60ml，用 5% 葡萄糖注射液 250～500ml 稀释后使用，或遵医嘱。

【不良反应】

颗粒、胶囊：尚不明确。

注射液：

（1）过敏反应：潮红、皮疹、瘙痒、呼吸困难、心悸、发绀、血压下降、喉头水肿、过敏性休克等。

（2）全身性损害：寒战、发热、高热、畏寒、乏力、疼痛、面色苍白等。

（3）皮肤及其附件：皮疹、瘙痒、多汗、局部皮肤反应等，有剥脱性皮炎个案报道。

（4）消化系统：恶心、呕吐、腹胀、腹痛、腹泻、胃不适、口干、口麻木等。

（5）心血管系统：心悸、胸闷、胸痛、发绀、血压升高、心律失常、血压下降、心区不适等。

（6）精神及神经系统：头晕、头痛、局部麻木、抽搐、震颤、头胀、意识模糊、失眠、精神障碍等。

（7）呼吸系统：呼吸困难、呼吸急促、咳嗽、哮喘、喉头水肿、咽喉不适等。

（8）用药部位：静脉炎、局部疼痛、局部麻木等。

（9）其他：腰背剧痛、肌痛、球结膜水肿、视力异常、排尿异常、眶周水肿等。

【禁忌】对本品有效成分过敏者禁用。

【注意事项】

（1）忌油腻食物。

（2）凡脾胃虚弱、呕吐泄泻、腹胀便溏、咳嗽痰多者慎用。

（3）感冒患者不宜服用。

（4）本品宜饭前服用。

（5）按照用法用量服用，小儿、孕妇、高血压及糖尿病患者应在医师指导下服用。

（6）服药 2 周或服药期间症状无改善，或症状加重，或出现新的严重症状，应立即停药并去医院就诊。

（7）对本品过敏者禁用，过敏体质者慎用。

（8）本品性状发生改变时禁止使用。注射液出现浑浊、沉淀、变色、漏气、变质等现象时不能使用。

（9）儿童必须在成人监护下使用。

（10）请将本品放在儿童不能接触的地方。

（11）如正在使用其他药品，使用本品前请咨询医师或药师。

【现代研究】中华医学会重症医学分会发布的《中国严重脓毒症／脓毒性休克治疗指南（2014）》推荐本品治疗脓毒性休克的阴脱证。

第六章
安神类

　　安神药是指具有宁心安神功效的药物，临床常用于治疗心神不宁所出现的心悸怔忡、失眠多梦等病症。心神不宁之证有虚实之分，故安神剂又分重镇安神剂和滋养安神剂两大类。重镇安神剂主要用于治外受惊恐，或肝郁气滞、气郁化火、心肝火旺、扰乱心神所致烦乱失眠、惊悸怔忡、惊恐善怒、躁扰不宁、惊狂癫痫等症。滋养安神剂多用治久病劳伤、思虑过度、心肝血虚、心神失养，或心肾亏损、阴血不足、虚火易动、水火不济所致虚烦失眠、心悸不安、盗汗遗精、舌红少苔等症。

　　肝病患者常见的心神不宁之证大多属于久病劳伤导致的机体气血阴阳偏虚。本手册所录入的安神剂有天王补心丸（浓缩丸、片），主要适用于阴亏血少证；柏子养心丸，主要适用于心气虚寒之证；枣仁安神胶囊（颗粒）适用于心血不足证，参芪五味子片（胶囊、颗粒）适用于心脾两虚证。各药在治疗功效上各有侧重，临床取效的要点还在于准确的辨证。此外，使用安神剂期间应忌服茶叶、咖啡等兴奋性饮料，饮食宜清淡，环境应清净，必要时可进行心理治疗，建立正常心态，更有助于取得良效。

　　1. 天王补心丸（浓缩丸、片）

　　【组成】丹参、当归、石菖蒲、党参、茯苓、五味子、麦冬、天冬、地黄、玄参、制远志、炒酸枣仁、柏子仁、桔梗、甘草、朱砂。

　　【功效与作用】滋阴养血，补心安神。用于心阴不足，心悸健忘，失眠多梦，大便干燥。

　　【规格与用法】

　　丸剂：大蜜丸，每丸重 9g。口服，大蜜丸一次 1 丸，一日 1 次。

　　浓缩丸：每 8 丸相当于生药 3g。口服，一次 8 丸，一日 3 次。

片剂：每片重 0.5g。口服，一次 4~6 片，一日 2 次。

【不良反应】尚不明确。

【禁忌】肝、肾功能不全，造血系统疾病，孕妇及哺乳期妇女、儿童禁用。

【注意事项】

丸剂、浓缩丸、片剂：

（1）本品处方中含朱砂，不宜过量久服，肝、肾功能不全者慎用。

（2）本品为处方药，必须在医生指导下使用。

（3）服用本品超过 1 周者，应检查血、尿中汞离子浓度，检查肝、肾功能，超过规定限度者立即停用。

丸剂：大蜜（蜡）丸服用前应除去蜡皮、塑料球壳；本品可嚼服，也可分份服用。

【现代研究】2016 年发布的《失眠症中医临床实践指南（WHO/WPO）》推荐本品用于治疗阴虚血少导致的失眠。

2. 柏子养心丸

【组成】柏子仁、党参、炙黄芪、川芎、当归、茯苓、制远志、酸枣仁、肉桂、醋五味子、半夏曲、炙甘草、朱砂。

【功效与作用】补气，养血，安神。用于心气虚寒，心悸易惊，失眠多梦，健忘。

【规格与用法】大蜜丸，每丸重 9g。口服。水蜜丸一次 6g，小蜜丸一次 9g，大蜜丸一次 1 丸，一日 2 次。

【不良反应】尚不明确。

【禁忌】尚不明确。

【注意事项】

（1）阴虚火旺或肝阳上亢者禁用。

（2）保持精神舒畅，劳逸适度。忌过度思维，避免恼怒、抑郁、惊恐等不良情绪。

（3）失眠患者睡前不宜饮用浓茶、咖啡等兴奋性饮品。

（4）宜饭后服用。

（5）本品处方中含朱砂，不可过服、久服；不可与溴化物、碘化物药物同服。

（6）孕妇及哺乳期妇女、儿童、老年人使用本品应遵医嘱。

（7）过敏体质者慎用。

（8）儿童必须在成人的监护下使用。

（9）如正在服用其他药品，使用本品前请咨询医师。

【现代研究】2016 年发布的《失眠症中医临床实践指南（WHO/WPO）》推荐本品用于治疗心气虚寒证的失眠。2017 年中国睡眠研究会发布的《中国失眠症诊断和治疗指南》推荐本品用于治疗心脾两虚证的失眠。

3. 枣仁安神胶囊（颗粒）

【组成】炒酸枣仁、丹参、醋五味子。

【功效与作用】养血安神。用于心血不足所致的失眠、健忘、心烦、头晕；神经衰弱症见上述证候者。

【规格与用法】

胶囊：每粒装 0.45g。口服，一次 5 粒，一日 1 次，临睡前服用。

颗粒：每袋装 5g。开水冲服，一次 5g，一日 1 次，临睡前服用。

【不良反应】尚不明确。

【禁忌】尚不明确。

【注意事项】

（1）孕妇慎用。

（2）由于消化不良所导致的睡眠差者忌用。

（3）按照用法用量服用，糖尿病患者、小儿应在医师指导下服用。

（4）服药 2 周症状未缓解，应去医院就诊。

（5）对本品过敏者禁用，过敏体质者慎用。

（6）本品性状发生改变时禁止使用。

（7）儿童必须在成人的监护下使用。

（8）请将本品放在儿童不能接触的地方。

（9）如正在使用其他药品，使用本品前请咨询医师或药师。

【现代研究】2017 年中国睡眠研究会发布的《中国失眠症诊断和治疗指南》推荐本品用于治疗心胆气虚证的失眠。

4. 参芪五味子片（胶囊、颗粒）

【组成】南五味子、党参、黄芪、炒酸枣仁。

【功效与作用】健脾益气，宁心安神。用于气血不足，心脾两虚所致的失眠、多梦、健忘、乏力、心悸、气短、自汗。

【规格与用法】

片剂：素片，每片重 0.25g；薄膜衣片，每片重 0.26g。口服，一次 3 ~ 5 片，一日 3 次。

胶囊：每粒 0.2g（规格 1）；每粒 0.21g（规格 2）；每粒 0.25g（规格 3）。口服，一次 3 ~ 5 粒，一日 3 次。

颗粒：每袋装 3g。开水冲服，一次 3 ~ 5g，一日 3 次。

【不良反应】尚不明确。

【禁忌】尚不明确。

【注意事项】

（1）忌不易消化食物。

（2）感冒发热患者不宜服用。

（3）高血压、心脏病、肝病、糖尿病、肾病等慢性病严重者应在医师指导下服用。

（4）儿童、孕妇、哺乳期妇女应在医师指导下服用。

（5）服药 4 周症状无缓解，应去医院就诊。

（6）对本品过敏者禁用，过敏体质者慎用。

（7）本品性状发生改变时禁止使用。

（8）儿童必须在成人监护下使用。

（9）请将本品放在儿童不能接触的地方。

（10）如正在使用其他药品，使用本品前请咨询医师或药师。

第七章
止血类

止血剂适用于血溢脉外、离经妄行而出现的吐血、衄血、咳血、便血、尿血、崩漏等各种出血证。根据作用及主治病证的不同，止血剂可分为凉血止血剂、化瘀止血剂、收涩止血剂、温经止血剂4类。

一般来说，如因血热妄行者，治宜凉血止血，用药以小蓟、侧柏叶、白茅根、槐花等为主，配以清热泻火药组成方剂；因阳虚不能摄血者，治宜温阳止血，用药以灶心土、炮姜、艾叶、棕榈炭等为主，配以温阳益气药组合成方剂；若因冲任虚损者，治宜养血止血，用药以阿胶等为主，配以补益冲任之品组成方剂。上部出血可酌配少量引血下行药，如牛膝、赭石之类以降逆；下部出血则辅以少量升提药，如焦芥穗、黑升麻之类兼以升举。若突然大出血者，则采用急则治标之法，着重止血；如气随血脱，则又急需大补元气，以挽救气脱危证为先；慢性出血应着重治本，或标本兼顾。至于出血兼有瘀滞者，止血又应适当配以活血祛瘀之品，以防血止留瘀；同时，止血应治本，切勿一味止血，在止血的基础上，根据出血的病因加以治疗。

止血剂如槐角丸、升血小板胶囊等在肝病治疗中应用广泛，下面将介绍此两种中成药。

1. 槐角丸

【组成】槐角（清炒）、地榆炭、黄芩、麸炒枳壳、当归、防风。

【功效与作用】清肠疏风，凉血止血。用于血热所致的肠风便血、痔疮肿痛。

【规格与用法】大蜜丸每丸重9g。口服。水蜜丸一次6g，小蜜丸一次9g，大蜜丸一次1丸，一日2次。

【不良反应】部分患者服药后可有轻度腹泻。

【禁忌】尚不明确。

【注意事项】

（1）忌烟酒及辛辣、油腻、刺激性食物。

（2）保持大便通畅。

（3）儿童、孕妇、哺乳期妇女、年老体弱及脾虚便溏者应在医师指导下服用。

（4）有高血压、心脏病、肝病、糖尿病、肾病等慢性病严重者应在医师指导下服用。

（5）内痔出血过多或原因不明的便血应去医院就诊。

（6）服药3天症状无缓解，应去医院就诊。

（7）对本品过敏者禁用，过敏体质者慎用。

（8）本品性状发生改变时禁止使用。

（9）儿童必须在成人监护下使用。请将本品放在儿童不能接触的地方。

（10）如正在使用其他药品，使用本品前请咨询医师或药师。

【现代研究】槐角丸始载于《太平惠民和剂局方》，被《中国药典》收载。门脉高压是导致痔的诱因之一，在各种非手术治疗痔中，浓缩槐角丸可作为首选的药物之一。

2. 升血小板胶囊（见第五章养血剂）

第八章
祛瘀类

凡能通利血脉、促进血行、消散瘀血的组方，统称为活血祛瘀剂，适用于蓄血及瘀血证。常以活血祛瘀药如川芎、桃仁、红花、赤芍、丹参等为主组成方剂，或适当配以理气药，还应根据病情的寒热虚实，酌情配伍相应的药物，如兼寒者，配以温经散寒药；瘀血化热者，配以荡涤瘀热药；瘀久正虚者，又当与补养气血药同用。

慢性肝炎、肝硬化大多由于肝郁脾虚日久，湿热之邪留恋，初病在经在气，而久病必入血入络，而致气滞血瘀或气虚血亏，迁延不愈，因此，活血化瘀是必用之法。脂肪肝的病机多为长期进食肥甘厚味或醇酒所伤，脾胃壅滞，聚湿成痰，土壅木郁而成，其病具有脾虚湿停、痰浊阻滞、气滞血瘀等特点。治疗本病在健脾祛湿化痰的同时，疏肝理气、活血祛瘀亦非常重要。

活血祛瘀药在肝病治疗中应用广泛，随着制药技术的发展，一些中成药也被应用到临床，如参芍片（胶囊）、复方丹参片（胶囊、颗粒、丸剂）、丹参注射液（片、胶囊、合剂、口服液、颗粒）、扶正化瘀胶囊（片）、鳖甲煎丸、大黄䗪虫丸（片、胶囊）、复方鳖甲软肝片、血府逐瘀丸等，下面将详细介绍以上中成药。

1. 参芍片（胶囊）

【组成】人参茎叶总皂苷、白芍。

【功效与作用】活血化瘀，益气止痛。适用于气虚血瘀所致的胸闷，胸痛，心悸，气短；冠心病心绞痛见上述证候者。

【规格与用法】

片剂：薄膜衣片，每片重0.3g；糖衣片，片芯重0.3g。口服，一次4

片，一日 2 次。

胶囊：每粒装 0.25g。口服，一次 4 粒，一日 2 次。

【不良反应】尚不明确。

【禁忌】尚不明确。

【注意事项】

（1）忌辛辣、生冷、油腻食物。

（2）感冒发热患者不宜服用。

（3）妇女经期及孕妇慎用。

（4）本品宜饭后服用。

（5）高血压、心脏病、肝病、糖尿病、肾病等慢性病患者应在医师指导下服用。

（6）服药 2 周症状无缓解，应去医院就诊。

（7）儿童、年老体弱者应在医师指导下服用。

（8）对本品过敏者禁用，过敏体质者慎用。

（9）本品性状发生改变时禁止使用。

（10）儿童必须在成人监护下使用。

（11）请将本品放在儿童不能接触的地方。

（12）如正在使用其他药品，使用本品前请咨询医师或药师。

2. 复方丹参片（胶囊、颗粒、丸剂）

【组成】丹参、三七、冰片。

【功效与作用】活血化瘀，理气止痛。用于气滞血瘀所致的胸痹，症见胸闷、心前区刺痛；冠心病心绞痛见上述证候者。

【规格与用法】

片剂：①薄膜衣小片，每片重 0.32g（相当于饮片 0.6g）（规格 1）；②薄膜衣大片，每片重 0.8g（相当于饮片 1.8g）（规格 2）；③糖衣片（相当于饮片 0.6g）（规格 3）。口服，一次 3 片（规格 1,3）或一次 1 片（规格 2），一日 3 次。

胶囊：每粒装 0.3g。口服。一次 3 粒，一日 3 次。

颗粒：每袋装 1g。口服。一次 1 袋，一日 3 次。

浓缩丸：每 1g 相当于生药量 1.80g（规格 1）；每 1g 相当于生药量 2.57g（规格 2）。口服。一次 1g（规格 1）或一次 0.7g（规格 2），一日 3 次。

滴丸：每丸重 25mg（规格 1）；薄膜衣滴丸每丸重 27mg（规格 2）。吞服或舌下含服。一次 10 丸，一日 3 次。28 天为一个疗程；或遵医嘱。

喷雾剂：每瓶装 8ml（规格 1）；每瓶装 10ml（规格 2）。口腔喷射，吸入。一次喷 1~2 下，一日 3 次；或遵医嘱。

【不良反应】个别患者有胃肠不适和作呕。

【禁忌】对本品过敏者禁用。

【注意事项】

（1）肝、肾功能异常者，孕妇及过敏体质者慎用。

（2）药品性状发生改变时禁止使用。

（3）请将本品放在儿童不能接触的地方。

【现代研究】2019 年发布的《肝纤维化中西医结合诊疗指南》中提出了肝纤维化的基本病机，活血、解毒等方法在治疗肝纤维化中居主要地位。中药抗肝纤维化的机制，主要与抗氧化、抑制肝星状细胞（HSC）活化与增殖、保护肝细胞及抗炎的作用相关。抗肝纤维化有效方剂中有交集的药味，分别是丹参、黄芪、郁金、当归、三七、莪术等，提示治疗肝纤维化的中药复方及中药大多具有活血化瘀以及补益气血的功效。复方丹参片被列入《国家基本医疗保险、工伤保险和生育保险药品目录》，用于治疗慢性乙型肝炎肝纤维化。

3. 丹参注射液（片、胶囊、合剂、口服液、颗粒）

【组成】丹参。

【功效与作用】活血化瘀，通脉养心。用于冠心病胸闷，心绞痛。

【规格与用法】

注射液：每支装 10ml；每支装 2ml。肌内注射，一次 2~4ml，一日 1~2 次；静脉注射，一次 4ml（用 5% 葡萄糖注射液 20ml 稀释后使用），一日 1~2 次；静脉滴注，一次 10~20ml（用 5% 葡萄糖注射液 100~500ml 稀释后使用），一日 1 次。或遵医嘱。

片剂：每片重 0.28g。口服，一次 3 ~ 4 片，一日 3 次。

胶囊：每粒装 0.28g。口服，一次 3 ~ 4 粒，一日 3 次。

合剂、口服液：每瓶装 10ml。口服，一次 10ml，一日 2 次。

颗粒：每袋装 3g（无蔗糖，相当于饮片 10g）。温开水冲服，一次 3g，一日 3 次。

【不良反应】

注射液：

（1）过敏反应：皮肤潮红或苍白、皮疹、瘙痒、寒战、喉头水肿、呼吸困难、心悸、发绀、血压下降，甚至休克等。

（2）皮肤及其附件：皮疹（包括红斑、丘疹、风团等）、瘙痒、多汗、局部皮肤反应等。

（3）全身性反应：畏寒、寒战、发热甚至高热、乏力、身痛、面色苍白、水肿、过敏性休克等。

（4）呼吸系统：咳嗽、咽喉不适、胸闷、憋气、呼吸困难等。

（5）心血管系统：心悸、胸闷、憋气、发绀、心律失常、血压升高或下降等。

（6）消化系统：恶心、呕吐、腹痛、腹胀、口干等。

（7）精神及神经系统：头晕、头痛、抽搐、震颤、局部或周身麻木等。

（8）用药部位：潮红、疼痛、紫癜等。

（9）其他：视觉异常、面部不适等。

片剂、胶囊、颗粒、口服液：尚不明确。

合剂：本品可能会出现上腹部轻度不适的不良反应症状。

【禁忌】对本类药物过敏或有严重不良反应病史者禁用。新生儿、婴幼儿、孕妇禁用。有出血倾向者禁用。

【注意事项】

注射液：

（1）本品不良反应可见严重过敏反应（包括过敏性休克），应在有抢救条件的医疗机构使用，使用者应接受过相关抢救培训，用药后出现过敏反应或其他严重不良反应须立即停药并及时救治。

（2）严格掌握功能主治、辨证用药。严格按照药品说明书规定的功能主治使用，禁止超功能主治用药。

（3）严格掌握用法用量。按照药品说明书推荐剂量及要求用药，严格控制滴注速度和用药剂量。尤其注意不超剂量、过快滴注和长期连续用药。

（4）严禁混合配伍，谨慎联合用药。本品应单独使用，禁忌与其他药品混合配伍使用。如确需联合使用其他药品时，应谨慎考虑与本品的间隔时间以及药物相互作用等问题，输注两种药物之间须以适量稀释液对输液管道进行冲洗。

（5）用药前应仔细询问患者情况、用药史和过敏史。过敏体质者、对其他药物过敏史者、肝肾功能异常患者、老人等特殊人群以及初次使用中药注射剂的患者应慎重使用，如确需使用，应加强监测。

（6）加强用药监护。用药过程中应密切观察用药反应，特别是开始30分钟，发现异常立即停药，积极救治。

（7）本品不宜与中药藜芦及其制剂同时使用。

（8）本品为纯中药制剂，保存不当可能会影响质量，若发现溶液出现浑浊、沉淀、变色、漏气或瓶身细微破裂者，均不能使用。

（9）不宜与其他药物在同一容器内混合使用。

（10）不宜与川芎嗪、维生素K、凝血酶类药物、阿托品注射液配伍使用。

（11）不得与普萘洛尔、维生素C等注射剂混合使用，以免产生浑浊或沉淀。

（12）在治疗期间如心绞痛持续发作，宜加用硝酸酯类药。若出现剧烈心绞痛，或见气促、汗出、面色苍白、心肌梗死，应及时急诊救治。

片剂、口服液：

（1）孕妇及过敏体质者慎用。

（2）忌食生冷、辛辣、油腻之物。

（3）药品性状发生改变时禁止使用。

（4）请将此药品放在儿童不能接触的地方。

胶囊、颗粒：尚不明确。

合剂：过敏体质者慎用。

【现代研究】近年来发现丹参有明显的抗肝纤维化作用，中药丹参提取物对实验性肝损害具有以下作用：①减轻肝细胞变性坏死，抑制炎症反应，促进肝细胞再生；②减少肝内Ⅰ、Ⅱ型胶原，抗贮脂细胞活化和分泌纤维连接蛋白；③抑制肝细胞脂质过氧化反应，促进细胞外基质的降解和吸收；④可改善肝脏微循环，减轻瘀血、缺血状态，抑制和减轻肝细胞变性坏死，促进再生。

4. 扶正化瘀胶囊（片）

【组成】丹参、发酵虫草菌粉、桃仁、松花粉、绞股蓝、五味子（制）。

【功效与作用】活血祛瘀，益精养肝。用于乙型肝炎肝纤维化属瘀血阻络，肝肾不足证者，症见胁下痞块，胁肋疼痛，面色晦暗，或见赤缕红斑，腰膝酸软，疲倦乏力，头晕目涩，舌质暗红或有瘀斑，舌苔薄或微黄，脉弦细。

【规格与用法】

胶囊：每粒0.3g，一次5粒，一日3次；每粒0.5g，一次3粒，一日3次。24周为一疗程。

片剂：每片重0.4g。口服，一次4片，一日3次，24周为一疗程。

【不良反应】偶见服后胃中有不适感。

【禁忌】孕妇忌用。

【注意事项】湿热盛者慎用。

【现代研究】扶正化瘀胶囊治疗肝炎肝纤维化，能有效抑制HSC激活，降低慢性乙型肝炎肝纤维化分期，使肝组织炎症活动度显著下降，血清透明质酸（HA）、层黏连蛋白（LN）、Ⅲ型前胶原肽（PCⅢP）及Ⅳ型胶原（Ⅳ-C）含量降低。扶正化瘀胶囊能降低肝硬化食管静脉轻度曲张患者累积出血概率，不论是否有食管静脉曲张破裂出血史，扶正化瘀胶囊联用普萘洛尔可降低食管静脉中重度曲张患者累积出血概率。扶正化瘀胶囊联合多烯磷脂酰胆碱胶囊可用于治疗非酒精性脂肪性肝炎。2019 年中国中西医结合学会肝病专业委员会发布的《肝纤维化中西医结合诊疗指南（2019 年版）》推荐扶正化瘀胶囊（片）用于治疗肝纤维化。

5. 鳖甲煎丸

【组成】鳖甲胶、阿胶、蜂房（炒）、鼠妇虫、土鳖虫（炒）、蜣螂、硝石（精制）、柴胡、黄芩、半夏（制）、党参、干姜、厚朴（姜制）、桂枝、白芍（炒）、射干、桃仁、牡丹皮、大黄、凌霄花、葶苈子、石韦、瞿麦。

【功效与作用】活血化瘀，软坚散结。用于胁下癥块。

【规格与用法】每瓶装 50g。口服。一次 3g，一日 2～3 次。

【不良反应】尚不明确。

【禁忌】孕妇禁用。

【注意事项】尚不明确。

【现代研究】鳖甲煎丸可降低血清 HA、LN、PC Ⅲ P 及 Ⅳ -C 含量，抑制纤维增生，促进胶原纤维降解吸收，改善肝功能；能显著抑制肝细胞癌的生长、黏附和转移，抑制 S_{180} 肿瘤生长。

6. 大黄䗪虫丸（片、胶囊）

【组成】熟大黄、土鳖虫（炒）、水蛭（制）、虻虫（去翅足，炒）、蛴螬（炒）、干漆（煅）、桃仁、炒苦杏仁、黄芩、地黄、白芍、甘草。

【功效与作用】活血破瘀，通经消癥。用于瘀血内停所致的癥瘕、闭经，症见腹部肿块、肌肤甲错、面色暗黑、潮热羸瘦、经闭不行。

【规格与用法】

丸剂：水蜜丸一次 3g，小蜜丸一次 3～6 丸，大蜜丸一次 1～2 丸，一日 1～2 次。

片剂：薄膜衣片，每片重 0.52g。口服，一次 5 片，一日 2 次；或遵医嘱。

胶囊：每粒重 0.4g。口服，一次 4 粒，一日 2 次；或遵医嘱。

【不良反应】尚不明确。

【禁忌】孕妇禁用；皮肤过敏者停服。

【注意事项】脾胃虚弱者及有出血倾向者慎用。

【现代研究】大黄䗪虫丸是汉代医家张机《金匮要略》中的经典名方，具有活血通络、祛瘀生新之功。《慢性乙型肝炎中医诊疗指南（2018年版）》《肝纤维化中西医结合诊疗指南（2019年版）》推荐大黄䗪虫丸治疗瘀血阻络型慢性乙型肝炎及肝硬化。2017年版《非酒精性脂肪性肝病的中西医结合诊疗共识意见》将大黄䗪虫丸作为治疗非酒精性脂肪性肝病的推荐药物。

7. 复方鳖甲软肝片

【组成】鳖甲（制）、莪术、赤芍、当归、三七、党参、黄芪、紫河车、冬虫夏草、板蓝根、连翘。

【功效与作用】软坚散结，化瘀解毒，益气养血。用于慢性乙型肝炎肝纤维化，以及早期肝硬化属瘀血阻络、气血亏虚兼热毒未尽证。症见胁肋隐痛或胁下痞块，面色晦暗，脘腹胀满，纳差便溏，神疲乏力，口干口苦，赤缕红丝等。

【规格与用法】每片重0.5g。口服，一次4片，一日3次。6个月为一疗程，或遵医嘱。

【不良反应】偶见轻度消化道反应，一般可自行缓解。

【禁忌】孕妇禁用。

【注意事项】尚不明确。

【现代研究】《肝纤维化中西医结合诊疗指南（2019年版）》推荐复方鳖甲软肝片用于慢性肝炎肝纤维化及早期肝硬化瘀血阻络、气阴亏虚、热毒未尽证候者。复方鳖甲软肝片联合抗病毒治疗乙型肝炎肝硬化门脉高压，可减缓因门脉高压引起的并发症进程。

8. 血府逐瘀丸

【组成】柴胡、当归、地黄、赤芍、红花、桃仁、麸炒枳壳、甘草、川芎、牛膝、桔梗。

【功效与作用】活血祛瘀，行气止痛。用于气滞血瘀所致的胸痛、头痛日久、痛如针刺而有定处、内热烦闷、心悸失眠、急躁易怒。

【规格与用法】每丸重 9g。空腹时用红糖水送服。一次 1~2 丸，一日 2 次。

【不良反应】尚不明确。

【禁忌】孕妇忌服。

【注意事项】忌食辛冷食物。

第九章
理气类

　　理气药指能调理气分、舒畅气机的一类药物。因其善于行散气滞，故又称为行气药。理气药味多苦辛，性多属温，能入脾、胃、肺、肝经。理气药适用于脾胃气滞、脘腹胀满疼痛，胸部气滞、胸痹疼痛；肝气郁滞、胁肋胀痛、乳房胀痛或结块、疝痛、月经不调等；以及胃气上逆、呕吐嗳气、呕逆等。具有理气宽中、行气止痛、宽胸止痛、疏肝解郁、疏肝和胃等作用；其中疏肝解郁和疏肝和胃是肝病经常用到的两种治法。

　　以这些常用于急性或慢性肝病治疗的理气类中药为基础组成的中成药大致可分为疏肝解郁剂和疏肝和胃剂两类。疏肝解郁剂品种较多，包括逍遥丸（颗粒、胶囊）、丹栀逍遥丸、柴胡舒肝丸、朝阳丸（胶囊）、红花逍遥片（胶囊、颗粒）、加味逍遥丸（片、胶囊、颗粒）等，总体以疏肝解郁见长，能用于各种肝胆系疾病症见肝郁气滞证。疏肝和胃剂包括气滞胃痛颗粒（片、胶囊）、加味左金丸、元胡止痛片（胶囊、颗粒、滴丸、口服液）、肝达康片（胶囊、颗粒）、木香顺气丸（颗粒）、舒肝健胃丸等，总体以疏肝行气、和胃止痛见长，能用于各种肝胆系疾病症见肝胃不和证。选药要点在于辨证准确，单纯肝郁气滞为主时选疏肝解郁剂，肝气犯胃、肝胃不和时则宜选疏肝和胃剂，并均需注意中病即止，不可久服，以防正气耗伤。

一、疏肝解郁剂

1. 逍遥丸（颗粒、胶囊）

【组成】

丸剂：柴胡、当归、白芍、炒白术、茯苓、炙甘草、薄荷。

颗粒、胶囊：柴胡、当归、白芍、炒白术、茯苓、炙甘草、薄荷、生姜。

【功效与作用】疏肝健脾，养血调经。用于肝郁脾虚所致的郁闷不舒、胸胁胀痛、头晕目眩、食欲减退、月经不调。

【规格与用法】

丸剂：小蜜丸，每100丸重20g；大蜜丸，每丸重9g；水丸，每瓶装36g；浓缩丸，每8丸相当于饮片3g。口服，小蜜丸一次9g，大蜜丸一次1丸，一日2次；水丸一次6~9g，一日1~2次；浓缩丸一次8丸，一日3次。

颗粒：每袋装15g（规格1）；4g（规格2）；5g（规格3）；6g（规格4）；8g（规格5）。开水冲服，一次1袋，一日2次。

胶囊：每粒装0.4g（规格1）；0.34g（规格2）。口服。一次5粒（规格1），一次4粒（规格2），一日2次。

【不良反应】尚不明确。

【禁忌】

丸剂、颗粒：尚不明确。

胶囊：孕妇慎用。

【注意事项】

（1）忌生冷及油腻难消化的食物。

（2）服药期间要保持情绪乐观，切忌生气恼怒。

（3）有高血压、心脏病、肝病、糖尿病、肾病等慢性病严重者应在医师指导下服用。

（4）平素月经正常，突然出现经量过多、经期延长，或月经过少、经期错后，或阴道不规则出血者应去医院就诊。

（5）儿童、年老体弱、孕妇、哺乳期妇女及月经量多者应在医师指导下服用。

（6）服药 3 天症状无缓解，应去医院就诊。

（7）对本品过敏者禁用，过敏体质者慎用。

（8）本品性状发生改变时禁止使用。

（9）儿童必须在成人监护下使用。

（10）请将本品放在儿童不能接触的地方。

（11）如正在使用其他药品，使用本品前请咨询医师或药师。

【现代研究】逍遥丸作为疏肝法的代表方，可用于慢性肝炎、乙型肝炎、早期肝硬化、慢性胰腺炎、胆囊炎证属肝郁脾虚血虚者。临床研究表明：逍遥丸联合抗病毒药物治疗慢性乙型肝炎，能明显改善患者焦虑、抑郁等临床症状和体征，提高显效率和总有效率，降低患者 ALT 和 AST 水平，促进 HBV-DNA 和 HBsAg 转阴。

2. 丹栀逍遥丸

【组成】牡丹皮、焦栀子、柴胡（酒制）、酒白芍、当归、茯苓、白术（土炒）、薄荷、炙甘草。

【功效与作用】疏肝解郁，清热调经。用于肝郁化火，胸胁胀痛，烦闷急躁，颊赤口干，食欲不振或有潮热，以及妇女月经先期，经行不畅，乳房与少腹胀痛。

【规格与用法】每袋装 6g。口服，一次 6～9g，一日 2 次。

【不良反应】尚不明确。

【禁忌】尚不明确。

【注意事项】

（1）少吃生冷及油腻难消化的食品。

（2）服药期间要保持情绪乐观，切忌生气恼怒。

（3）服药 1 周后症状未见缓解，或症状加重者，应及时到医院就诊。

（4）孕妇慎用。

（5）对本品过敏者禁用，过敏体质者慎用。

（6）本品性状发生改变时禁止使用。

（7）儿童必须在成人监护下使用。

（8）请将本品放在儿童不能接触的地方。

（9）如正在使用其他药品，使用本品前请咨询医师或药师。

【现代研究】动物实验研究表明，丹栀逍遥丸可减轻慢性应激抑郁大鼠症状，其作用机制之一可能是促进海马组织中脑源性神经营养因子（BDNF）和血管内皮生长因子（VEGF）的表达。

3. 柴胡舒肝丸

【组成】茯苓、麸炒枳壳、豆蔻、酒白芍、甘草、醋香附、陈皮、桔梗、姜厚朴、炒山楂、防风、六神曲（炒）、柴胡、黄芩、薄荷、紫苏梗、木香、炒槟榔、醋三棱、酒大黄、青皮（炒）、当归、姜半夏、乌药、醋莪术。

【功效与作用】疏肝理气，消胀止痛。用于肝气不舒，胸胁痞闷，食滞不清，呕吐酸水。

【规格与用法】小蜜丸，每 100 丸重 20g；大蜜丸，每丸重 10g。口服，小蜜丸一次 10g，大蜜丸一次 1 丸，一日 2 次。

【不良反应】尚不明确。

【禁忌】尚不明确。

【注意事项】

（1）忌生冷及油腻难消化的食物。

（2）服药期间要保持情绪乐观，切忌生气恼怒。

（3）有高血压、心脏病、肝病、糖尿病、肾病等慢性病严重者应在医师指导下服用。

（4）儿童、年老体弱、孕妇、哺乳期妇女及月经量多者应在医师指导下服用。

（5）严格按用法用量服用，本品不宜长期服用。

（6）服药 3 天症状无缓解，应去医院就诊。

（7）对本品过敏者禁用，过敏体质者慎用。

（8）本品性状发生改变时禁止使用。

（9）儿童必须在成人监护下使用。

（10）请将本品放在儿童不能接触的地方。

（11）如正在使用其他药品，使用本品前请咨询医师或药师。

4. 朝阳丸（胶囊）

【组成】黄芪、鹿茸粉、硫黄（豆腐炙）、鹿角霜、干姜、核桃仁、石膏、铜绿、大黄、青皮、大枣、绿矾、川楝子、黄芩、甘草、薄荷、冰片、玄参、木香。

【功效与作用】温肾健脾，疏肝散郁，化湿解毒。适用于慢性肝炎属于脾肾不足、肝郁血滞，痰湿内阻者。症见面色晦暗或㿠白，神疲乏力，纳呆腹胀，胁肋隐痛，胁下痞块，小便清或淡黄，大便溏或不爽，腰酸腿软，面颈血痣或见肝掌，舌体胖大，舌色暗淡，舌苔白或腻，脉弦而濡或沉弦、弦细等。

【规格与用法】

丸剂：每袋装 2g。口服，一次 2g，一日 1 次，或遵医嘱。

胶囊：每粒装 0.42g，口服，一次 4 粒，一日 1 次，或遵医嘱服用。

【不良反应】偶见消化道刺激，呈轻度不适。

【禁忌】尚不明确。

【注意事项】

（1）忌食生、冷、酒、蒜。

（2）不宜吃油腻食品。

（3）黄疸者不宜服用。

（4）肝肾阴虚及湿热甚者慎用，或遵医嘱服用。

【现代研究】临床研究表明，慢性肝炎及早期肝纤维化患者经朝阳丸治疗后，肝脏超微结构及肝纤维化均有不同程度的恢复。朝阳丸含有的减毒铜绿是其有别于其他治疗肝病药物的特点之一，适量内服铜剂有促进骨髓及周围血液中网状细胞增生和升高血红蛋白的作用，对肝脏有激活和修复功能。

5. 红花逍遥片（胶囊、颗粒）

【组成】当归、白芍、白术、茯苓、红花、皂角刺、竹叶柴胡、薄荷、甘草。

【功效与作用】疏肝、理气、活血。用于肝气不舒，胸胁胀痛，头晕目眩，食欲减退，月经不调，乳房胀痛或伴见颜面黄褐斑。

【规格与用法】

片剂、胶囊：每片（粒）重 0.4g。口服，一次 2~4 片（粒），一日 3 次。

颗粒：每袋装 3g。开水冲服，一次 1~2 袋，一日 3 次。

【不良反应】尚不明确。

【禁忌】孕妇忌服。

【注意事项】肝肾阴虚，气滞不运所致的胸胁疼痛，胸腹胀满，咽喉干燥，舌无津液，舌红无苔，脉象沉细者慎用。

6. 加味逍遥丸（片、胶囊、颗粒）

【组成】柴胡、当归、白芍、白术（麸炒）、茯苓、甘草、牡丹皮、栀子（姜炙）、薄荷。

【功效与作用】疏肝清热，健脾养血。用于肝郁血虚、肝脾不和，两胁胀痛、头晕目眩、倦怠食少、月经不调、脐腹胀痛。

【规格与用法】

丸剂：每 100 丸重 6g。口服，一次 6g，一日 2 次。

片剂、胶囊：每片（粒）重 0.3g。口服，一次 3 片，一日 2 次。

颗粒：每袋装 2g。口服，一次 2g，一日 2 次。

【不良反应】尚不明确。

【禁忌】

丸剂、片剂、胶囊：尚不明确。

颗粒：孕妇慎用。

【注意事项】

（1）孕妇忌服。

（2）忌气恼劳碌。

（3）忌食生冷、油腻、辛辣食物。

（4）平素月经量正常，突然出现经量过多、经期延长、月经后期、经量过少，须去医院就诊。

（5）经期延长，月经量过多合并贫血者，应在医师指导下服用。

（6）青春期少女及更年期妇女应在医师指导下服药。

（7）一般服药1个月经周期，其症状无改善，或月经量过多，或经水淋漓不净超过半个月，或出现其他症状者，应去医院就诊。

（8）按照用法用量服用，长期服用应向医师咨询。

（9）对本品过敏者禁用，过敏体质者慎用。

（10）本品性状发生改变时禁止使用。

（11）儿童必须在成人监护下使用。

（12）请将本品放在儿童不能接触的地方。

（13）如正在使用其他药品，使用本品前请咨询医师或药师。

【现代研究】加味逍遥丸联合抗病毒药物治疗乙肝代偿期肝硬化患者，可明显改善肝功能和肝纤维化指标；对肝郁脾虚型非酒精性单纯性脂肪肝疗效确切，其作用机制可能是通过改善胰岛素抵抗和瘦素抵抗；联合熊去氧胆酸治疗原发性胆汁性胆管炎可以明显改善患者的临床症状及肝功能、肝纤维化指标，较单纯应用西药治疗存在明显的优势和安全性。其中，柴胡对于酒精造成的肝损伤具有保护作用。

7. 九味肝泰胶囊

【组成】三七、郁金、蒺藜、姜黄、酒大黄、黄芩、蜈蚣、山药、五味子。

【功效与作用】化瘀通络，疏肝健脾。用于气滞血瘀兼肝郁脾虚所致的胁肋痛或刺痛，抑郁烦闷，食欲不振，食后腹胀脘痞，大便不调，或胁下痞块等。

【规格与用法】每粒装0.35g。口服，一次4粒，一日3次；或遵医嘱。

【不良反应】尚不明确。

【禁忌】孕妇忌用。

【注意事项】尚不明确。

【现代研究】九味肝泰胶囊联合恩替卡韦治疗肝郁脾虚型慢性乙型肝炎，可改善患者胸胁胀痛、胁下痞块、抑郁烦闷、倦怠乏力、舌有瘀斑瘀点等，显著改善透明质酸和Ⅲ型前胶原N端肽等肝纤维化指标。有动物实验显示，九味肝泰胶囊可能通过抑制刀豆蛋白A诱导急性免疫性肝损伤时的脂质过氧化反应，促进肝功能恢复，其机制可能是通过抑制细胞凋亡，改善Th_1和Th_2免疫调节水平来达到降酶护肝的作用。

8. 平肝舒络丸

【组成】柴胡、醋青皮、陈皮、佛手、乌药、醋香附、木香、檀香、丁香、沉香、广藿香、砂仁、豆蔻、姜厚朴、麸炒枳壳、羌活、白芷、铁丝威灵仙（酒炙）、细辛、木瓜、防风、钩藤、炒僵蚕、胆南星（酒炙）、天竺黄、桑寄生、何首乌（黑豆酒炙）、牛膝、川芎、熟地黄、醋龟甲、醋延胡索、乳香（制）、没药（制）、白及、人参、炒白术、茯苓、肉桂、黄连、冰片、朱砂、羚羊角粉。

【功效与作用】平肝疏络，活血祛风。用于肝气郁结、经络不疏引起的胸胁胀痛、肩背窜痛、手足麻木、筋脉拘挛。

【规格与用法】每丸重6g。温黄酒或温开水送服，一次1丸，一日2次。

【不良反应】尚不明确。

【禁忌】尚不明确。

【注意事项】

（1）本品处方中含朱砂，不宜过量久服，肝、肾功能不全者慎用。

（2）服用前应除去蜡皮、塑料球壳；本品可嚼服，也可分份吞服。

9. 舒肝解郁胶囊

【组成】贯叶金丝桃、刺五加。

【功效与作用】疏肝解郁，健脾安神。用于轻、中度单相抑郁症属肝郁脾虚证者，症见情绪低落、兴趣下降、迟滞、失眠、多梦、紧张不安、急躁易怒、食少纳呆、胸闷、乏力、多汗、疼痛，舌苔白或腻，脉弦或细。

【规格与用法】每粒装0.36g。口服，一次2粒，一日2次，早晚各1次。疗程为6周。

【不良反应】偶见恶心呕吐、口干、头痛、头晕或晕厥、失眠、食欲减退或厌食、腹泻、便秘、视物模糊、皮疹、心慌、ALT 轻度升高。

【禁忌】尚不明确。

【注意事项】

（1）肝功能不全患者慎用。

（2）本品易吸潮，开袋取药后应密闭保存，注意防潮。

（3）如因保存不当，导致本品出现吸潮结块等性状改变，请勿继续使用。

（4）请将本品放在儿童不能接触的地方。

（5）对本品过敏者禁用。

（6）如正在使用其他药品，使用本品前请咨询医师或药师。

【现代研究】舒肝解郁胶囊与恩替卡韦联合应用，对慢性乙型肝炎肝细胞损伤具有良好的修复作用，减轻炎症活动、改善微循环，防止和改善肝纤维化的发生发展。舒肝解郁胶囊对肝硬化伴抑郁症状的患者疗效优于氟哌噻吨美利曲辛片，且不良反应明显少于后者，其对病毒性肝炎及应用干扰素所诱导的抑郁症疗效满意，安全性较高。其方中柴胡、当归、白芍有镇静作用，白芍还具有改善睡眠、延长慢波睡眠作用，能改善患者焦虑、失眠的症状。

10. 舒肝丸（散、片、颗粒）

【组成】

丸剂：川楝子、醋延胡索、酒白芍、片姜黄、木香、沉香、豆蔻、砂仁、姜厚朴、陈皮、麸炒枳壳、茯苓、朱砂。

片剂：砂仁、豆蔻、延胡索（醋制）、陈皮、茯苓、川楝子、沉香、木香、白芍、片姜黄、枳壳、厚朴。

散剂、颗粒：当归、白芍（酒炙）、柴胡（醋炙）、香附（醋炙）、白术（麸炒）、茯苓、栀子（炒）、牡丹皮、薄荷、甘草。

【功效与作用】

丸剂：疏肝和胃，理气止痛。用于肝郁气滞，胸胁胀满，胃脘疼痛，嘈杂呕吐，嗳气泛酸。

片剂：助消化，舒气开胃，消积滞，止痛除烦。用于肝郁气滞，两胁刺痛，饮食无味，消化不良，呕吐酸水，倒饱嘈杂，周身窜痛。

散剂、颗粒：疏肝理气，散郁调经。用于肝气不舒的两胁疼痛，胸腹胀闷，月经不调，头痛目眩，心烦意乱，口苦咽干，以及肝郁气滞所致的面部黧黑斑（黄褐斑）等。

【规格与用法】

丸剂：水丸每 20 丸重 2.3g；水蜜丸每 100 丸重 20g；小蜜丸每 100 丸重 20g；大蜜丸每丸重 6g。口服。水丸一次 2.3g，水蜜丸一次 4g，小蜜丸一次 6g，大蜜丸一次 1 丸，一日 2～3 次。

片剂：每片 0.4g。口服，一次 4 片，一日 2 次。

散剂：每袋装 10g。一次 10g，一日 2 次，开水或生姜汤送服。

颗粒：每袋装 3g。一次 1 袋，一日 2 次，用温开水或姜汤送服。

【不良反应】尚不明确。

【禁忌】

丸剂、片剂、散剂：尚不明确。

颗粒：孕妇禁用，糖尿病患者禁服。

【注意事项】

丸剂：

（1）孕妇慎用。

（2）本品处方中含朱砂，不宜过量久服，肝、肾功能不全者慎用。

（3）服用前除去蜡皮、塑料球壳；本品可嚼服，也可分份吞服。请仔细阅读说明书并遵医嘱使用。

片剂、散剂、颗粒：

（1）忌食生冷及油腻难消化的食品。

（2）服药期间要保持情绪乐观，切忌生气恼怒。

（3）火郁证者不适用，主要表现为口苦咽干、面色红赤、心中烦热、胁胀不眠、大便秘结。

（4）有高血压、心脏病、肝病、肾病等慢性病严重者应在医师指导下服用。

（5）服药 3 天症状无缓解，应去医院就诊。

（6）儿童、年老体弱者应在医师指导下服用。

（7）对本品过敏者禁用，过敏体质者慎用。

（8）本品性状发生改变时禁止使用。

（9）儿童必须在成人监护下使用。

（10）请将本品放在儿童不能接触的地方。

（11）如正在使用其他药品，使用本品前请咨询医师或药师。

【现代研究】药理研究显示，舒肝颗粒可改善抑郁模型大鼠的行为学，修复神经元细胞损伤。体外研究提示，舒肝颗粒可能通过对肝星状细胞增殖的抑制而起到抗肝纤维化的作用，且抑制程度与药物剂量呈一定依赖关系；其可能通过上调 smad7 的表达，抑制 TGF-β/smad 信号传导途径。

11. 乙肝益气解郁颗粒

【组成】柴胡（醋炙）、枳壳、白芍、橘叶、丹参、黄芪、党参、桂枝、茯苓、刺五加、瓜蒌、法半夏、黄连、决明子、山楂、五味子。

【功效与作用】益气化湿，疏肝解郁。用于肝郁脾虚型慢性肝炎。症见胁痛腹胀，痞满纳呆，身倦乏力，大便溏薄，舌质淡暗，舌体肿或有齿痕，舌苔薄白或白腻，脉沉弦或沉缓等。

【规格与用法】每袋装 10g。开水冲服。一次 10g，一日 3 次。

【不良反应】尚不明确。

【禁忌】肝胆湿热，邪实证者忌用。

【注意事项】忌烟、酒、油腻。

【现代研究】药理学研究提示黄芪中的黄芪甲苷、毛蕊异黄酮葡萄糖苷，白芍中的芍药苷为乙肝益气解郁颗粒的指标性成分。抗病毒治疗联用乙肝益气解郁颗粒能够改善患者肝功能，提高 HBeAg 转阴率、HBeAg／HBeAb 血清转换率及 HBV-DNA 转阴率，临床应用安全有效。动物实验研究表明益气解郁法（乙肝益气解郁颗粒）对免疫性肝纤维化有一定的防治作用，能降低肝纤维化程度，同时有效减轻肝细胞损伤，改善肝功能。

12. 越鞠丸

【组成】香附（醋制）、川芎、栀子（炒）、苍术（炒）、六神曲

（炒）。

【功效与作用】理气解郁，宽中除满。用于胸脘痞闷，腹中胀满，饮食停滞，嗳气吞酸。

【规格与用法】每 100 粒重 6g。口服，一次 6 ~ 9g，一日 2 次。

【不良反应】尚不明确。

【禁忌】尚不明确。

【注意事项】

（1）忌生冷及油腻难消化的食物。

（2）服药期间要保持情绪乐观，切忌生气恼怒。

（3）高血压、心脏病、肝病、糖尿病、肾病等慢性病严重者应在医师指导下服用。

（4）儿童、孕妇、哺乳期妇女、年老体弱者应在医师指导下服用。

（5）服药 3 天症状无缓解，应去医院就诊。

（6）对本品过敏者禁用，过敏体质者慎用。

（7）本品性状发生改变时禁止使用。

（8）儿童必须在成人监护下使用。

（9）请将本品放在儿童不能接触的地方。

（10）如正在使用其他药品，使用本品前请咨询医师或药师。

【现代研究】临床常用于抑郁症和胃肠道相关疾病的治疗。有研究显示通过对 5- 羟色胺能突触、一氧化氮合酶活性的调节可能是越鞠丸治疗抑郁症和胃肠道功能紊乱的共同过程。越鞠丸中的川芎可能在治疗抑郁症中发挥主要作用。有临床研究提示越鞠丸对肝纤维化具有较好的治疗效果。

13. 和络舒肝胶囊（片）

【组成】白术（炒）、白芍、三棱、香附（制）、莪术、当归、木瓜、大黄、红花、鳖甲（炙）、桃仁、郁金、茵陈、海藻、昆布、玄参、地黄、熟地黄、虎杖、土鳖虫、柴胡、制何首乌、凌霄花、蜣螂、五灵脂、黑豆、半边莲。

【功效与作用】舒肝理气，清化湿热，活血化瘀，滋养肝肾。用于慢性肝炎及早期肝硬化。

【规格与用法】

胶囊：每粒 0.4g（每粒相当于总药材 0.93g）。饭后温开水送服，一次 5 粒，一日 3 次，或遵医嘱，小儿酌减。

片剂：每片 0.43g（规格 1）；每片重 0.4g（每片相当于总药材 0.93g）（规格 2）；每片 0.42g（规格 3）。饭后温开水送服，一次 5 片，一日 3 次，或遵医嘱，小儿酌减。

【不良反应】尚不明确。

【禁忌】尚不明确。

【注意事项】孕妇慎用。

二、疏肝和胃剂

1. 气滞胃痛颗粒（片、胶囊）

【组成】柴胡、醋延胡索、枳壳、醋香附、白芍、炙甘草。

【功效与作用】疏肝理气，和胃止痛。用于肝郁气滞，胸痞胀满，胃脘疼痛。

【规格与用法】

颗粒：每袋装 5g。开水冲服。一次 5g，一日 3 次。

片剂：薄膜衣片，每片重 0.5g（规格 1）；糖衣片，片芯重 0.25g（规格 2）。

口服，一次 3 片（规格 1）或 6 片（规格 2），一日 3 次。

胶囊：每粒装 0.4g。口服，一次 6 粒，一日 3 次。

【不良反应】尚不明确。

【禁忌】尚不明确。

【注意事项】

颗粒：

（1）饮食宜清淡，忌酒及辛辣、生冷、油腻食物。

（2）忌愤怒、忧郁，保持心情舒畅。

（3）糖尿病患者及高血压、心脏病、肝病、肾病等慢性病严重者应在医师指导下服用。

（4）孕妇慎用。儿童、哺乳期妇女、年老体弱者应在医师指导下服用。

（5）胃痛严重者，应及时去医院就诊。

（6）服药 3 天症状无缓解，应去医院就诊。

（7）对本品过敏者禁用，过敏体质者慎用。

（8）本品性状发生改变时禁止使用。

（9）儿童必须在成人监护下使用。

（10）请将本品放在儿童不能接触的地方。

（11）如正在使用其他药品，使用本品前请咨询医师或药师。

片剂：

（1）忌气怒，忌食辛辣食物。

（2）孕妇慎用。

（3）重度胃痛应在医师指导下服用。

（4）按照用法用量服用，糖尿病患者、儿童及老年体虚患者应在医师指导下服用。

（5）服药 3 天后，症状无改善者应停止服用，去医院就诊。

（6）对本品过敏者禁用，过敏体质者慎用。

（7）本品性状发生改变时禁止使用。

（8）儿童必须在成人监护下使用。

（9）请将本品放在儿童不能接触的地方。

（10）如正在使用其他药品，使用本品前咨询医师或药师。

胶囊：

（1）忌气怒，忌食辛辣食物。

（2）孕妇慎用。

【现代研究】利用网络药理学方法，从整体上构建气滞胃痛颗粒抗炎镇痛的药物 - 疾病 - 靶点网络，结合中药配伍理论分析的结果，发现气滞胃痛颗粒的抗炎镇痛作用机制并非单一针对某条通路的共同干预起效，还可缓解黏膜损伤及促进胃肠动力，具有防治溃疡、反流性胃炎的作用。

2. 加味左金丸

【组成】姜黄连、制吴茱萸、黄芩、柴胡、木香、醋香附、郁金、白芍、醋青皮、麸炒枳壳、陈皮、醋延胡索、当归、甘草。

【功效与作用】平肝降逆，疏郁止痛。用于肝郁化火、肝胃不和引起的胸脘痞闷、急躁易怒、嗳气吞酸、胃痛少食。

【规格与用法】每 100 丸重 6g。口服，一次 6g，一日 2 次。

【不良反应】尚不明确。

【禁忌】尚不明确。

【注意事项】

（1）忌气怒，忌食辛辣食物。

（2）重度胃痛应在医师指导下服用。

（3）按照用法用量服用，小儿及老年体虚患者应在医师指导下服用。

（4）服药 3 天症状无改善，应到医院就诊。

（5）对本品过敏者禁用，过敏体质者慎用。

（6）本品性状发生改变时禁止使用。

（7）儿童必须在成人监护下使用。

（8）请将本品放在儿童不能接触的地方。

（9）如正在使用其他药品，使用本品前请咨询医师或药师。

【现代研究】加味左金丸临床常用于治疗胃脘胀痛、嗳气吞酸等疾病。加味左金丸联合埃索美拉唑肠溶片治疗胃溃疡可改善患者胃灼热、反酸、疼痛、反食等症状，缓解机体胃黏膜损伤，促进溃疡愈合。加味左金丸治疗肝胃郁热型难治性胃食管反流病可显著提高临床疗效；治疗肝胃不和型慢性浅表性胃炎，具有降逆止呕、疏肝和胃的功效。现代药理研究表明，加味左金丸具有保护胃黏膜、抗溃疡、杀菌、止痛的作用。

3. 肝达康片（胶囊、颗粒）

【组成】柴胡（醋炙）、白芍（醋炙）、当归（酒炒）、茜草、白术（麸炒）、茯苓、鳖甲（醋炙）、湘曲、党参、白茅根、枳实（麸炒）、青皮（麸炒）、砂仁、地龙（炒）、甘草。

【功效与作用】疏肝健脾，化瘀通络。用于肝郁脾虚血瘀所致的胁痛腹胀，胁下痞块，疲乏纳差，大便溏薄；慢性乙型肝炎见上述证候者。

【规格与用法】

片剂：每素片重 0.3g（含原药材 1.04g）。口服，一次 8～10 片，一日 3 次，一个月为 1 疗程。可连续使用 3 个疗程。

胶囊：每粒装 0.3g。口服，一次 8～10 粒，一日 3 次，一个月为 1 疗程。可连续使用 3 个疗程。

颗粒：每袋装 8g（规格 1）；每袋装 4g（规格 2）。用开水冲服，一次 1 袋，一日 3 次，一个月为 1 疗程，可连续使用 3 个疗程。

【禁忌】尚不明确。

【不良反应】偶见服药后腹胀、恶心，停药后症状可消失。

【现代研究】

（1）成分分析：高效液相层析（HPLC）检测表明肝达康颗粒中主要成分为芍药苷、大叶茜草素、羟基茜草素、芸香柚皮苷、柚皮苷、橙皮苷、新橙皮苷。

（2）改善肝功能：动物实验表明，肝达康对实验性大鼠肝损伤模型具有明显改善肝功能的作用。肝达康颗粒治疗后使 ALT 和 AST 活性降低，TBIL 水平降低，TP 和 ALB 含量升高。

（3）慢性乙型肝炎：临床研究表明，肝达康胶囊联合恩替卡韦治疗慢性乙型肝炎具有较好的临床疗效，能显著改善患者肝脏损伤情况，可能与改善 Th1/Th2 细胞失衡有关，具有一定的临床推广应用价值。此外肝达康片联合阿德福韦酯胶囊治疗慢性乙型肝炎可有效改善患者肝功能，降低机体炎症反应，促进 HBV-DNA 和 HBeAg 转阴，利于患者生活质量提高。

（4）非酒精性脂肪肝：临床研究表明，口服肝达康片能改善 NAFLD 患者的肝 / 脾 CT 比值以及血清 γ-GT、ALT、AST、血清总胆固醇（TC）、甘油三酯（TG）、低密度脂蛋白胆固醇（LDL-C）等生化指标，也可改善患者肝区不适、食欲减退、乏力、舌淡或有瘀点、脉弦或涩等症状、体征，提高临床总体疗效，是治疗 NAFLD 肝郁脾虚证的有效药物。

4. 木香顺气丸（颗粒）

【组成】木香、砂仁、醋香附、槟榔、甘草、陈皮、厚朴、枳壳

（炒）、苍术（炒）、青皮（炒）、生姜。

【功效与作用】行气化湿，健脾和胃。用于湿浊中阻、脾胃不和所致的胸膈痞闷、脘腹胀痛、呕吐恶心、嗳气纳呆。

【规格与用法】

丸剂：每50粒重3g。口服。一次6～9g，一日2～3次。

颗粒：每袋装15g。口服，一次1袋，一日2次，3日为一疗程

【不良反应】尚不明确。

【禁忌】尚不明确。

【注意事项】

（1）孕妇慎用。

（2）忌生冷油腻食物。

（3）本药宜空腹用温开水送服。

（4）本药为香燥之品组成，如遇口干舌燥，手心足心发热感的阴液亏损者慎用。

（5）本药对气机郁滞，肝气犯胃的胃痛窜走者效果好，不适用于其他证候的胃痛。

（6）服药三天症状无改善，或出现胃痛加重或其他症状时，应去医院就诊。

（7）长期服用应向医师咨询。

（8）对本品过敏者禁用，过敏体质者慎用。

（9）本品性状发生改变时禁止使用。

（10）儿童必须在成人监护下使用。

（11）请将本品放在儿童不能接触的地方。

（12）如正在使用其他药品，使用本品前请咨询医师或药师。

【现代研究】

木香顺气丸源于《证治准绳》，主要用于治疗气滞湿停之证。治疗的关键是和胃舒肝。其中，青皮、槟榔、陈皮及厚朴均性温味苦、辛，有消积化滞、疏肝破气的功效；苍术性温味苦、辛，有燥湿健脾的功效；枳壳、槟榔性温味苦、微酸，有行滞消胀的功效，二者联用可有效纠正胃肠

机制紊乱，提高胃功能；甘草性平味甘，有清热解毒、缓解止痛的功效；香附性平，味微甘、微苦、辛，有疏肝理气止痛的功效；砂仁性温味辛，有暖胃健胃祛寒的功效；木香性温味苦、辛，有健脾消食、行气止痛的功效。且木香与陈皮联合用药，对中脘气滞者有预防破气伤正、滞去则止的效果；甘草、陈皮、木香可对抗因组胺、乙酰胆碱等导致的肠肌痉挛；青皮与茯苓联用能抑制肠管平滑肌。故多药共同起效，有健脾和胃、行气化湿的功效。

在气滞湿阻型肝硬化腹水的患者中，木香顺气丸可以起到行气消胀，利水退肿的治疗目的，并刺激胃肠蠕动及分泌，促进胃肠积气排出，减轻气水互结型肝硬化腹水患者胀满不适的症状。

5. 元胡止痛片（胶囊、颗粒、滴丸、口服液）

【组成】

片剂：醋延胡索、白芷。

胶囊、颗粒、滴丸：延胡索（醋制）、白芷。

口服液：延胡索、白芷。

【功效与作用】

片剂、胶囊、口服液：理气，活血，止痛。用于气滞血瘀所致的胃痛，胁痛，头痛及痛经。

颗粒、滴丸：理气，活血，止痛。用于行经腹痛，胃痛，胁痛，头痛。

【规格与用法】

片剂：糖衣片（片芯重 0.25g）。口服。一次 4 ~ 6 片，一日 3 次；或遵医嘱。

胶囊：每粒装 0.25g。口服。一次 4 ~ 6 粒，一日 3 次；或遵医嘱。

颗粒：每袋装 5g。开水冲服。一次 1 袋，一日 3 次。

滴丸：每 10 丸重 0.5g。口服。一次 20 ~ 30 丸，一日 3 次。

口服液：每支装 10ml。口服。一次 10ml，一日 3 次；或遵医嘱。

【不良反应】尚不明确。

【禁忌】

片剂、胶囊、颗粒、口服液：尚不明确。

滴丸：孕妇忌用。

【注意事项】

片剂：

（1）饮食宜清淡，忌酒及辛辣、生冷、油腻食物。

（2）忌愤怒、忧郁，保持心情舒畅。

（3）有高血压、心脏病、肝病、糖尿病、肾病等慢性病严重者应在医师指导下服用。

（4）儿童、孕妇、哺乳期妇女、年老体弱者应在医师指导下服用。

（5）疼痛严重者应及时去医院就诊。

（6）服药3天症状无缓解，应去医院就诊。

（7）对本品过敏者禁用，过敏体质者慎用。

（8）本品性状发生改变时禁止使用。

（9）儿童必须在成人监护下使用。

（10）请将本品放在儿童不能接触的地方。

（11）如正在使用其他药品，使用本品前请咨询医师或药师。

胶囊、颗粒、口服液、滴丸：

（1）忌食生冷食物。

（2）本品不宜用于虚证痛经，其表现为经期或经后小腹隐痛喜按，月经质稀或色淡，伴有头晕目花，心悸气短等症者。

（3）服药中如出现皮疹，胸闷，憋气等过敏症状者应停药去医院就诊。

（4）重度痛经者或服药后痛经不减轻，应去医院就诊。

（5）痛经并伴有其他妇科疾病者，应去医院就诊。

（6）按照用法用量服用。

（7）对本品过敏者禁用，过敏体质者慎用。

（8）本品性状发生改变时禁止使用。

（9）儿童必须在成人监护下使用。

（10）请将本品放在儿童不能接触的地方。

（11）如正在使用其他药品，使用本品前请咨询医师或药师。

【现代研究】

元胡止痛剂中延胡索的主要成分为延胡索乙素，白芷的主要成分为欧前胡素。延胡索乙素具有很强的镇痛、镇静、降压和抗心律失常等广泛的生理活性作用。欧芹素乙具有抗炎、抗感染、抑制血小板聚集、扩张血管等多种药理作用。

6. 舒肝健胃丸

【组成】厚朴（姜制）、香附（醋制）、白芍（麸炒）、柴胡（醋制）、青皮（醋炒）、香橼、陈皮、檀香、豆蔻、枳壳、鸡内金（炒）、槟榔、延胡索（醋炒）、五灵脂（醋制）、牵牛子（炒）。

【功效与作用】疏肝开郁，导滞和中。用于肝胃不和引起的胃脘胀痛，胸胁满闷，呕吐吞酸，腹胀便秘。

【规格与用法】每袋装 3g（规格 1）；每袋装 6g（规格 2）。口服，一次 3~6g，一日 3 次。

【禁忌】孕妇禁用。

【不良反应】尚不明确。

【注意事项】

（1）忌食生冷油腻不易消化食物。

（2）忌情绪激动或生闷气。

（3）不宜与含有人参成份药物同时服用。

（4）不适用于小儿、年老体弱者，主要表现为身倦乏力，气短嗜卧。

（5）哺乳期妇女用药应在医师指导下服用。

（6）本品不宜久服，服药三天症状无改善或加重者，应马上停药并到医院就诊。

（7）对本品过敏者禁用，过敏体质者慎用。

（8）本品性状发生改变时禁止使用。

（9）儿童必须在成人监护下使用。

（10）请将本品放在儿童不能接触的地方。

（11）如正在使用其他药品，使用本品前请咨询医师或药师。

【现代研究】

舒肝健胃丸可迅速改善临床胃痛胀满症状，是目前治疗功能性消化不良及慢性胃炎，特别是对肝胃不和，气滞胃痛型胃病有效。

第十章
消导类

凡以消食药为主要组成，具有消食健脾或化积导滞等作用，主治各种食积证的方剂，称为消食剂。属于"八法"中"消法"的范畴。

消法的适用范围甚为广泛，凡由气、血、痰、湿、食、虫等郁滞而成的积滞痞块，均可用消法治之。一般认为，食停上脘，有上逆之势者，当吐之，即"其高者，因而越之"；食停肠腑，有坚结之形者，当下之，以"其下者，引而竭之"。本类方剂所治，乃宿食停于中脘，既无上逆之势，又无坚结之形，吐、下均不相宜，唯消之、化之、散之，方可邪去正安。

食积内停，气机失畅，致使脾胃升降失司，故临床表现为脘腹胀满，恶食呕逆，泄泻等症。脾胃虚弱，运化无力常可导致食积内停，而食积内阻又常损伤脾胃，脾胃虚则常见饮食无味，食少而难消。脾主运化，肝主疏泄，食滞脾胃，气机升降失司、运化失常导致肝气郁滞，久而久之气滞血瘀、痰瘀互结则易生肝郁、胁痛、积证、肝癖等，这与现代医学中的脂肪肝、肝炎、肝硬化都密切相关。

饮食不节，暴饮暴食者，可用保和丸（片、颗粒）、加味保和丸；食积胃肠，气机郁滞者，可用越鞠保和丸；食积化热者，可应用枳实导滞丸；食积日久，气滞血瘀者，可用六味安消散。消食剂虽作用缓和，但亦属攻伐之剂，故不宜长期服用，纯虚无实者禁用。

1. 加味保和丸

【组成】白术（麸炒）、茯苓、陈皮、厚朴（姜炙）、枳实、枳壳（麸炒）、香附（醋炙）、山楂（炒）、六神曲（麸炒）、麦芽（炒）、法半夏。

【功效与作用】健胃消食。用于饮食积滞，消化不良。

【规格与用法】每袋装 6g。口服，一次 6g，一日 2 次。

【不良反应】尚不明确。

【禁忌】尚不明确。

【注意事项】

（1）忌食生冷食物。

（2）孕妇慎用。

（3）按照用法用量服用，小儿及年老体虚者应在医师指导下服用。

（4）服药 3 天后症状无改善，应去医院就诊。

（5）对本品过敏者禁用，过敏体质者慎用。

（6）本品性状发生改变时禁止使用。

（7）儿童必须在成人监护下使用。

（8）请将本品放在儿童不能接触的地方。

（9）如正在使用其他药品，使用本品前请咨询医师或药师。

【现代研究】加味保和丸出自《丹溪心法》，具有健胃理气、利湿和中等功效，对高脂血症、功能性消化不良、脂肪肝等疾病有一定的疗效。动物实验研究表明，加味保和丸在实验剂量下具有降逆止呕作用，可有效改善功能性消化不良的临床症状。在治疗非酒精性脂肪肝时，加味保和丸能够显著改善患者的临床症状，并改善患者血脂水平，可有效减缓病情进展。

2. 保和丸（片、颗粒）

【组成】焦山楂、六神曲（炒）、半夏（制）、茯苓、陈皮、连翘、炒莱菔子、炒麦芽。

【功效与作用】消食，导滞，和胃。用于食积停滞，脘腹胀满，嗳腐吞酸，不欲饮食。

【规格与用法】

丸剂：小蜜丸每 100 丸重 20g；大蜜丸每丸重 9g。口服，小蜜丸一次 9~18g，大蜜丸一次 1~2 丸，一日 2 次；小儿酌减。

片剂：每片重 0.4g（薄膜衣片）。口服，一次 4 片，一日 3 次。

颗粒：每袋装 4.5g。开水冲服，一次 4.5g，一日 2 次；小儿酌减。

【不良反应】尚不明确。

【禁忌】

丸剂：尚不明确。

片剂、颗粒：孕妇忌服。

【注意事项】

丸剂：

（1）饮食宜清淡，忌酒及辛辣、生冷、油腻食物。

（2）不宜在服药期间同时服用滋补性中药。

（3）有高血压、心脏病、肝病、糖尿病、肾病等慢性病严重者应在医师指导下服用。

（4）儿童、孕妇、哺乳期妇女、年老体弱者应在医师指导下服用。

（5）服药 3 天症状无缓解，应去医院就诊。

（6）对本品过敏者禁用，过敏体质者慎用。

（7）本品性状发生改变时禁止使用。

（8）儿童必须在成人监护下使用。

（9）请将本品放在儿童不能接触的地方。

（10）如正在使用其他药品，使用本品前请咨询医师或药师。

片剂、颗粒：

（1）忌生冷、油腻、不易消化食物。

（2）不适用于因肝病或心、肾功能不全所致之饮食不消化，不欲饮食，脘腹胀满者。

（3）身体虚弱或老年人不宜长期服用。

（4）小儿的用法用量请咨询医师或药师。

（5）哺乳期妇女及糖尿病患者慎用。

（6）服药 3 天症状无改善，或出现其他症状时，应立即停用并到医院诊治。

（7）对本品过敏者禁用，过敏体质者慎用。

（8）本品性状发生改变时禁止使用。

（9）儿童必须在成人监护下使用。

（10）请将本品放在儿童不能接触的地方。

（11）如正在使用其他药品，使用本品前请咨询医师或药师。

【现代研究】保和丸是消食剂的代表方，具有消食、导滞、和胃之功效，临床上也具有降低血脂的作用。药理研究表明，对保和丸化学成分的研究主要集中在有机酸和橙皮苷方面。有机酸是消食药物的主要成分之一，能够促进消化腺活动、帮助食物的吸收，改善患者的食欲。橙皮苷能增强肠道平滑肌的收缩运动，促进功能性消化不良大鼠模型内源性胃动素释放，促进胃排空和小肠推进。方中多味中药，如茯苓、陈皮、连翘、莱菔子均有抗炎、抗病毒、抗菌作用；山楂对体液免疫和细胞免疫有促进作用；而陈皮又兼有抗过敏、调节激素平衡的作用。

3. 越鞠保和丸

【组成】栀子（姜制）、六神曲（麸炒）、醋香附、川芎、苍术、木香、槟榔。

【功效与作用】疏肝解郁，开胃消食。用于气食郁滞所致的胃痛，症见脘腹胀痛、倒饱嘈杂、纳呆食少、大便不调；消化不良见上述证候者。

【规格与用法】每袋装 6g。口服，一次 6g，一日 1～2 次。

【不良反应】尚不明确。

【禁忌】尚不明确。

【注意事项】

（1）忌生冷、硬黏、难消化食物。

（2）孕妇慎用。

（3）不适用于脾胃阴虚，主要表现为口干、舌红少津，大便干燥。

（4）高血压、心脏病、肝病、糖尿病、肾病等慢性病严重者应在医师指导下服用。

（5）儿童、哺乳期妇女、年老体弱者应在医师指导下服用。

（6）对本品过敏者禁用，过敏体质者慎用。

（7）本品性状发生改变时禁止使用。

（8）儿童必须在成人监护下使用。

（9）请将本品放在儿童不能接触的地方。

（10）如正在使用其他药品，使用本品前请咨询医师或药师。

【现代研究】现代药理研究表明，越鞠保和丸能对抗阿托品引起的小鼠胃排空抑制，增强胃蛋白酶活性，对机体的胃肠功能有一定的促进作用。近年来通过临床验证，该药还可用于治疗的疾病主要有抑郁症、功能性消化不良、胃排空障碍、泄泻、胆囊结石、抗结核药物反应、糖尿病性胃轻瘫等。越鞠保和丸治疗功能性消化不良的临床疗效、临床症状积分的改善情况等均较多潘立酮为优。在治疗泄泻、泥沙样胆囊结石、糖尿病性胃轻瘫的临床疗效观察中也有显著作用。

4. 枳实导滞丸

【组成】枳实（炒）、大黄、黄连（姜汁炙）、黄芩、六神曲（炒）、白术（炒）、茯苓、泽泻。

【功效与作用】消积导滞，清利湿热。用于饮食积滞、湿热内阻所致的脘腹胀痛、不思饮食、大便秘结，痢疾里急后重。

【规格与用法】每瓶/盒装36g。口服，一次6～9g，一日2次。

【不良反应】尚不明确。

【禁忌】尚不明确。

【注意事项】尚不明确。

【现代研究】药理研究显示枳实导滞丸有促进小鼠胃排空和小肠推进的作用，能恢复脾胃运化功能。枳实导滞丸加减可调节慢传输型便秘（slow transit constipation，STC）热积秘证患者的肠道内菌群，促进肠道微生态平衡，从而起到改善便秘的作用。方中枳实能增强胃肠蠕动，大黄有通便、抗菌、健胃作用，黄芩、黄连均有较强的抑菌作用，神曲则是助消化良药。诸药配合，对于胃肠感染性炎症伴有消化不良者，具有确切疗效。

5. 六味安消散（胶囊）

【组成】藏木香、大黄、山奈、北寒水石（煅）、诃子、碱花。

【功效与作用】

散剂：和胃健脾，消积导滞，活血止痛。用于脾胃不和、积滞内停所致的胃痛胀满、消化不良、便秘、痛经。

胶囊：和胃健脾，消积导滞，活血止痛。用于胃痛胀满、消化不良、便秘、痛经。

【规格与用法】

散剂：每袋装 1.5g；每袋装 3g；每袋装 18g。口服，一次 1.5～3g，一日 2～3 次。

胶囊：每粒装 0.5g。一次 3～6 粒，一日 2～3 次。

【不良反应】

散剂：尚不明确。

胶囊：对本品敏感或体质虚弱的患者，服用本品后可能出现大便次数增多或轻微腹泻，一般无须特殊处理，减量服用或停药即可。未发现对儿童、老年人的不良反应。

【禁忌】孕妇忌服，哺乳期妇女应慎用或忌用。过敏体质者慎用。

【注意事项】

散剂：

（1）饮食宜清淡，忌酒及辛辣、生冷、油腻食物。

（2）忌愤怒、忧郁，保持心情舒畅。

（3）脾胃虚寒者不适用。

（4）有高血压、心脏病、肝病、糖尿病、肾病等慢性病严重者应在医师指导下服用。

（5）儿童、经期及哺乳期妇女、年老体弱者应在医师指导下服用。

（6）胃痛严重者，应及时去医院就诊。

（7）严格按用法用量服用，本品不宜长期服用。

（8）服药 3 天症状无缓解，应去医院就诊。

（9）对本品过敏者禁用，过敏体质者慎用。

（10）本品性状发生改变时禁止使用。

（11）儿童必须在成人监护下使用。

（12）请将本品放在儿童不能接触的地方。

（13）如正在使用其他药品，使用本品前请咨询医师或药师。

胶囊：

（1）严格按用法用量服用。

（2）儿童用量酌减，并在医师指导下服用。

（3）长期连续服用，应向医师咨询。

（4）不可咀嚼或将胶囊拆开服用。

（5）当药品性状发生改变时禁止服用。

（6）请将本品放在儿童不能接触的地方。

【现代研究】六味安消散具有促进胃肠动力，消除积滞，保护胃肠道黏膜及健脾胃的作用。现代药理学研究认为，大黄可有效加快肠道内容物排出，也可刺激肠黏膜及盆腔神经，最终加快肠蠕动。诃子中含有的鞣质与蛋白质结合后可形成一层被膜，能够有效减轻胃肠道炎症；碱花可降低胃内酸度；因此六味安消散可显著改善胃肠蠕动，增加胃动力。

第十一章
祛湿类

肝病多以内湿为主，内湿致病，伤及脏腑，多出现湿阻脾胃、湿从热化、湿从寒化、水湿内停。祛湿剂多以燥湿和胃剂、清热祛湿剂、温化寒湿剂、利水渗湿剂为主。

燥湿和胃剂，适用于湿浊内阻，脾胃失和证。症见脘腹痞满，嗳气吞酸，呕吐泄泻，食少倦怠等。常以苦温燥湿与芳香化湿药如苍术、藿香、厚朴、豆蔻等为主，配伍砂仁、陈皮等理气和中之品组成方剂。代表方如藿香正气散、平胃散等。

清热祛湿剂，适用于外感湿热，或湿热内郁，或湿热下注所致的湿温、黄疸、霍乱、热淋、痢疾、泄泻、痿痹等病证。常以清热利湿药如茵陈、苦参、滑石、薏苡仁等，或清热燥湿药如黄连、黄芩、黄柏等为主组方。代表方如茵陈蒿汤、三仁汤、香连丸等。

温化寒湿剂，适用于阳虚水泛证，多因脾阳、肾阳不足，水湿不化，水湿内停所致。症见四肢沉重疼痛、腹痛下利、心悸、头目眩晕等。常以温肾暖脾、温阳利水药如附子、白术、茯苓、干姜等为主药。代表方如苓桂术甘汤、真武汤等。

利水渗湿剂，多适用于各种水湿内停所导致的水肿、痰饮、泄泻等病证。症见小便不利、头目眩晕、短气而喘、肢体浮肿等。常用利水渗湿、健脾利水药如泽泻、猪苓、茯苓、车前子等为主。代表方如五苓散、猪苓汤等。其中五苓散现代多用于治疗肝硬化腹水，疗效显著。

1. 五苓散（片、胶囊）

【组成】茯苓、泽泻、猪苓、肉桂、炒白术。

【功效与作用】温阳化气，利湿行水。用于阳不化气、水湿内停所致的水肿，症见小便不利、水肿腹胀、呕逆泄泻、渴不思饮。

【规格与用法】

散剂：每袋装 6g；每袋装 9g。口服，一次 6～9g，一日 2 次。

片剂：每片重 0.35g。口服，一次 4～5 片，一日 3 次。

胶囊：每粒装 0.45g。口服，一次 3 粒，一日 2 次。

【不良反应】尚不明确。

【禁忌】尚不明确。

【注意事项】尚不明确。

【现代研究】五苓散首见于《伤寒论·辨太阳病脉证并治》。现代研究表明，五苓散具有降低肝硬化门脉高压的作用，维持肝组织正常的抗氧化能力。还可用于心力衰竭、高血压、糖尿病及其并发症的治疗。

2. 臌症丸

【组成】皂矾、甘遂、木香等。

【功效与作用】利水消肿，除湿健脾。用于臌症，胸腹胀满，四肢浮肿，大便秘结，小便短赤。

【规格与用法】每 10 粒重 1.3g。饭前服。一次 10 粒，一日 3 次，儿童酌减。

【不良反应】尚不明确。

【禁忌】尚不明确。

【注意事项】不可与甘草同服，忌食盐及荞麦面。

3. 香连丸

【组成】黄连（吴茱萸制）、木香。

【功效与作用】清热化湿，行气止痛。用于大肠湿热所致的痢疾，症见大便脓血、里急后重、发热腹痛；肠炎、细菌性痢疾见上述证候者。

【规格与用法】每袋装 6g。口服，一次 3～6g，一日 2～3 次；小儿酌减。

【不良反应】尚不明确。

【禁忌】尚不明确。

【注意事项】

（1）孕妇慎用。

（2）忌食辛辣、油腻食物。

（3）按照用法用量服用，小儿及年老体虚者应在医师指导下服用。

（4）服药3天后症状未改善，应去医院就诊。

（5）药品性状发生改变时禁止服用。

（6）儿童必须在成人监护下使用。

（7）请将本品放在儿童不能接触的地方。

（8）如正在服用其他药品，使用本品前请咨询医师或药师。

【现代研究】香连丸出自《太平惠民和剂局方》大香连丸，为治疗下痢的名方。现代研究表明，口服给药对自主神经功能紊乱、胃酸分泌过多、化学物质损伤和机械性因素引起的溃疡有明显的作用，而对药物引起的溃疡作用不明显。香连丸能对抗蓖麻油或番泻叶所致小鼠腹泻；还可明显降低溃疡性结肠炎的氧化应激反应，减轻肠道炎症损伤，促进组织修复。同时，从体外抗菌和药物定量交互作用角度看，香连丸可治疗细菌性痢疾。

第十二章
化浊降脂类

化浊降脂剂具有清热利湿，化浊解毒，利湿退黄，活血化瘀等作用。化浊降脂剂的组成药物大多味苦、辛，性微寒，归肝、胆、脾、胃、心经，适用于脘腹胀满、胸胁满闷、胁痛口苦，乏力纳差、小便不利、湿热带下、腰膝酸软。

根据化浊降脂剂不同功效可分为三大类：①燥湿化痰，理气和胃；②健脾疏肝，清利肝胆；③排浊化瘀，清心通络。燥湿化痰，理气和胃剂多由理气药、化痰药组成，主要用于痰湿咳嗽、痰浊内阻之胁痛、痞满；现代医学常用于呼吸道感染、脂肪肝、急性或慢性肝炎、功能性消化不良等。健脾疏肝，清利肝胆剂多由理气药、清热药、化湿药组成，主要用于脾胃虚弱之胃脘痛、肝胃气滞之胁痛、湿热内蕴之黄疸、臌胀和积聚，以及湿热下注之赤白带下、尿浊、遗精等；现代医学常用于急性或慢性胃炎、胃溃疡、脂肪肝、急性或慢性肝炎、肝硬化、高脂血症、尿路感染、盆腔炎、遗精等。排浊化瘀，清心通络剂主要由理气药、活血药及化湿药组成，多用于痰浊、瘀血阻络之胸痹、心痛、头痛、胃脘痛、胁痛等；现代医学常用于慢性胃炎、胃溃疡、慢性肝病、心脏病、高血压、颈椎病等。

服药时应忌酒及辛辣、油腻食物，孕妇及哺乳期妇女慎用，儿童用药的安全性和有效性尚未确定，服药后大便次数增多且不成形者，可酌情减量。对药物过敏者禁用。

1. 血脂康胶囊

【组成】红曲。

【功效与作用】化浊降脂，活血化瘀，健脾消食。用于痰阻血瘀所致的高脂血症，症见气短、乏力、头晕、头痛、胸闷、腹胀、食少纳呆等；也可用于由高脂血症及动脉粥样硬化引起的心脑血管疾病的辅助治疗。

【规格与用法】每粒装 0.3g。一次 2 粒，一日 2 次，早晚饭后服用；轻、中度患者一日 2 粒，晚饭后服用，或遵医嘱。

【不良反应】

（1）一般耐受性良好，大部分副作用轻微而短暂。

（2）本品常见不良反应为胃肠道不适，如胃痛、腹胀、胃部灼热等。

（3）偶可引起血清氨基转移酶和肌酸激酶可逆性升高。

（4）罕见乏力、口干、头晕、肌痛、皮疹、胆囊疼痛、浮肿、结膜充血和泌尿道刺激症状。

【禁忌】

（1）对本品过敏者禁用。

（2）活动性肝炎或无法解释的血清氨基转移酶升高者禁用。

【注意事项】

（1）用药期间应定期检查血脂、血清氨基转移酶和肌酸激酶，有肝病史者服用本品尤其要注意肝功能的监测。

（2）在本品治疗过程中，如发生血清氨基转移酶增高达正常值上限 3 倍或血清肌酸激酶显著增高时，应停用本品。

（3）孕妇及哺乳期妇女慎用。

（4）饮食宜清淡。

（5）儿童用药的安全性和有效性尚未确定。

2. 丹田降脂丸

【组成】人参、丹参、三七、川芎、当归、黄精、何首乌、淫羊藿、肉桂、五加皮、泽泻。

【功效与作用】活血化瘀，健脾补肾。能降低血清脂质，改善微循环，用于高脂血症。

【规格与用法】每瓶装 10g；每瓶装 80g。口服，一次 1 ~ 2g，一日 2 次。

【不良反应】尚不明确。

【禁忌】尚不明确。

【注意事项】

（1）外感发热，阴虚火旺者忌用。

（2）孕妇慎用，月经期及有出血倾向者禁用。

（3）饮食宜清淡、低糖、低盐、低脂。食勿过饱。忌食辛辣、油腻之品，忌烟酒、浓茶。

（4）个别患者服用后有口干症状。少数患者服用本品第 1 周内出现腹胀、上腹痛、腹泻等症，减少剂量或短期停药后消失，不影响完成疗程。少数者可出现皮疹、一过性血清蛋白减少、ALT 升高等反应，继续服药恢复正常。

【现代研究】临床研究表明，口服丹田降脂丸对高脂血症患者的血脂指标、血液流变学各项指标具有较好的改善作用；丹田降脂丸联合水飞蓟宾胶囊或多烯磷脂酰胆碱胶囊治疗非酒精性脂肪肝的临床疗效显著，能有效改善患者肝功能和血脂水平，降低肝纤维化指标。高脂血症大鼠实验表明，丹田降脂丸可通过降低血清瘦素、C 反应蛋白、白介素 -6（IL-6）水平发挥降脂作用。

3. 丹香清脂颗粒

【组成】丹参、川芎、桃仁、降香、三棱、莪术、枳壳、酒大黄。

【功效与作用】活血化瘀，行气通络。用于高脂血症属气滞血瘀证者。

【规格与用法】每袋装 10g。冲服，一次 10g，一日 3 次。

【不良反应】个别患者服药后出现恶心，可自行缓解。

【禁忌】孕妇及有出血倾向者禁用。

【注意事项】体质虚弱者慎用。

4. 脂必妥片

【组成】红曲。

【功效与作用】健脾消食，除湿祛痰，活血化瘀。用于脾瘀阻滞，症见气短，乏力，头晕，头痛，胸闷，腹胀，食少纳呆等；高脂血症；也可用于高脂血症及动脉粥样硬化引起的其他心脑血管疾病的辅助治疗。

【规格与用法】每片重 0.35g。口服，一次 3 片，一日 2 次，早晚饭后服用或遵医嘱。

【不良反应】尚不明确。

【禁忌】尚不明确。

【注意事项】孕妇及哺乳期妇女禁用。

【现代研究】高脂血症患者口服脂必妥片，结果表明服药后 8 周和治疗半年，TC、TG、LDL-C 显著降低，高密度脂蛋白胆固醇（HDL-C）升高；治疗半年总有效率优于治疗 8 周，无明显不良反应，表明脂必妥片是一种安全、有效的血脂调节剂。

5. 荷丹片

【组成】荷叶、丹参、山楂、番泻叶、盐补骨脂。

【功效与作用】化痰降浊，活血化瘀。用于高脂血症属痰浊夹瘀证候者。

【规格与用法】薄膜衣片，每片重 0.73g。糖衣片一次 5 片，薄膜衣片一次 2 片，口服，一日 3 次，饭前服用，8 周为一疗程，或遵医嘱。

【不良反应】偶见腹泻、恶心、口干。

【禁忌】脾胃虚寒，便溏者忌服。

【注意事项】孕妇禁服。

【现代研究】以阿托伐他汀钙为对照，观察阿托伐他汀钙联用荷丹片对高脂血症患者的作用。连用 8 周后，对照组总有效率为 84.44%，观察组总有效率为 93.33%。两组患者 TG、TC、LDL-C、HDL-C 指标均较治疗前改善，观察组 TG、TC、LDL-C 的改善程度优于对照组。荷丹片治疗高脂血症疗效肯定。

6. 化滞柔肝颗粒

【组成】茵陈、决明子（清炒）、大黄（酒炖）、泽泻、猪苓、山楂、苍术（麸炒）、白术（麸炒）、陈皮、瓜蒌、女贞子（酒蒸）、墨旱莲、枸杞子、小蓟、柴胡（醋炙）、甘草。

【功效与作用】清热利湿，化浊解毒，祛瘀柔肝。用于非酒精性单纯性脂肪肝湿热中阻证，症见肝区不适或隐痛，乏力，食欲减退，舌苔黄腻。

【规格与用法】每袋 8g。口服，一次 1 袋，一日 3 次，每服 6 日需停服 1 日；或遵医嘱。

【不良反应】偶见腹泻或胃部不适。

【禁忌】对本品过敏者禁用。

【注意事项】

（1）本品尚无妊娠及哺乳期妇女的有效性和安全性研究数据。

（2）本品尚无非酒精性脂肪性肝炎和肝硬化的有效性和安全性研究数据。

（3）糖尿病患者慎用。

（4）服药期间应定期检查肝、肾功能。

（5）治疗期间需结合饮食调整和行为纠正。

【现代研究】化滞柔肝颗粒可以改善肝功能，降低血脂，减轻症状，提高湿热蕴结型非酒精性脂肪性肝病（NAFLD）患者的疗效；在联合控制饮食、加强有氧运动的基础上，通过降低胰岛素抵抗来有效改善湿热蕴结型 NAFLD；血清 β- 抑制蛋白和骨钙素对 NAFLD 发病相关，化滞柔肝颗粒可降低湿热蕴结型 NAFLD 患者血清 β- 抑制蛋白和升高骨钙素水平。化滞柔肝颗粒联合瑞舒伐他汀钙治疗脂肪肝能明显改善患者的肝功能及血脂水平。

7. 降脂灵片（颗粒）

【组成】制何首乌、枸杞子、黄精、山楂、决明子。

【功效与作用】补肝益肾，养血明目。用于肝肾不足型高脂血症，症见头晕、目眩，须发早白。

【规格与用法】

片剂：薄膜衣片，每片重 0.31g；糖衣片，片芯重 0.30g。口服，一次 5 片，一日 3 次。

颗粒：每袋装 3g。口服，一次 1 袋，一日 3 次。

【不良反应】尚不明确。

【禁忌】尚不明确。

【注意事项】

片剂：尚不明确。

颗粒：脾虚腹泻者慎用。

【现代研究】肝肾阴虚型高脂血症患者采用降脂灵片治疗，对患者肝肾阴虚诸症改善作用较为明显，无不良反应；联合阿昔莫司胶囊治疗高脂血症可有效降低血脂水平，改善机体氧化应激状态和肥胖指标；联合辛伐他汀治疗脂肪肝合并高脂血症，较单用辛伐他汀疗效更佳。

8. 降脂通络软胶囊

【组成】姜黄提取物。

【功效与作用】活血行气，降脂祛浊。用于高脂血症属血瘀气滞证者，症见胸胁胀痛、心前区刺痛、胸闷，舌尖边有瘀点或瘀斑，脉弦或涩。

【规格与用法】每粒含姜黄素类化合物 50mg。口服，一次 2 粒，一日 3 次，饭后服用；或遵医嘱。

【不良反应】偶有腹胀、腹泻。

【禁忌】尚不明确。

【注意事项】尚不明确。

【现代研究】降脂通络软胶囊治疗气滞血瘀型高脂血症，能显著降低患者血脂水平，改善中医证候。降脂通络软胶囊可明显改善酒精性脂肪肝（气滞血瘀证）患者的临床症状，降低肝内脂肪含量，改善脂质代谢，保护肝功能，减轻患者的体重，对非酒精性脂肪肝患者的肝功能、血脂水平也有明显改善。

9. 绞股蓝总甙片（胶囊、颗粒）

【组成】绞股蓝总苷。

【功效与作用】养心健脾，益气和血，除痰化瘀，降血脂。用于高脂血症，症见心悸气短，胸闷肢麻，眩晕头痛，健忘耳鸣，自汗乏力或脘腹胀满等属心脾气虚，痰阻血瘀者。

【规格与用法】

胶囊：每粒含绞股蓝总苷 20mg（规格 1）、30mg（规格 2）、60mg（规格 3）。口服，一次 2~3 粒（规格 1），一次 2 粒（规格 2），一次 1 粒（规格 3），一日 3 次或遵医嘱。

颗粒：每袋装 3g。口服，一次 3g，一日 3 次。

片剂：每片含绞股蓝总苷 20mg（规格 1）、60mg（规格 2）。口服，一次 2～3 片（规格 1），一次 1～2 片（规格 2），一日 3 次；一疗程 3 个月或遵医嘱。

【不良反应】尚不明确。

【禁忌】尚不明确。

【注意事项】

（1）伴有其他严重的慢性病，或在治疗期间又患有其他疾病，应去医院就诊，在医师指导下服药。

（2）服药后症状无改善，应去医院就诊。

（3）按照用法用量服用，长期服用应向医师咨询。

（4）对本品过敏者禁用，过敏体质者慎用。

（5）本品性状发生改变时禁止使用。

（6）儿童必须在成人监护下使用。

（7）请将本品放在儿童不能接触的地方。

（8）如正在使用其他药品，使用本品前请咨询医师或药师。

10. 泰脂安胶囊

【组成】女贞叶乙醇提取物。

【功效与作用】滋养肝肾。用于肝肾阴虚，阴虚阳亢证所致的原发性高脂血症。症见头晕痛胀、口干、烦躁易怒、肢麻、腰酸，舌红少苔，脉细。

【规格与用法】每粒装 0.3g。口服，一次 3 粒，一日 3 次。

【不良反应】

（1）服药后少数患者出现胃部胀满、嘈杂不适、食欲减退，饭后服用有助于减轻胃部不适症状。

（2）个别患者服药后可能出现肾功能轻度异常改变。

（3）少数患者服药后，出现头晕、乏力加重。

【禁忌】肾功能异常者慎用；孕妇及哺乳期妇女慎用；前庭功能病变患者慎用；胃炎患者慎用。

【注意事项】

饮食宜清淡，低盐、低脂、低糖。

11. 血滞通胶囊

【组成】薤白。

【功效与作用】通阳散结，行气导滞。用于高脂血症血瘀痰阻证所致的胸闷、乏力、腹胀等。

【规格与用法】每粒装 0.45g。口服，一次 2 粒，一日 3 次；4 周为一疗程或遵医嘱。

【不良反应】尚不明确。

【禁忌】尚不明确。

【注意事项】尚不明确。

【现代研究】临床研究表明，采用血滞通胶囊治疗高脂血症，疗程 4 周，明显降低总胆固醇、甘油三酯、低密度脂蛋白水平，升高高密度脂蛋白水平，未发生严重不良反应。

12. 脂康颗粒

【组成】决明子、枸杞子、桑椹、红花、山楂。

【功效与作用】滋阴清肝，活血通络。用于肝肾阴虚夹瘀之高脂血症，症见头晕或胀或痛，耳鸣眼花，腰膝酸软，手足心热，胸闷，口干，大便干结。

【规格与用法】每袋装 8g。开水冲服。一次 1 袋，一日 2 次。

【不良反应】尚不明确。

【禁忌】妇女妊娠期、月经过多者忌用。

【注意事项】禁烟酒及高脂饮食。

【现代研究】脂康颗粒治疗高脂血症患者，治疗后总胆固醇、甘油三酯较治疗前明显下降，高密度脂蛋白明显上升，低密度脂蛋白明显下降，治疗总有效率 94.7%，表明脂康颗粒具有明显降脂作用。治疗非酒精性脂肪性肝病后甘油三酯、总胆固醇、谷草转氨酶、谷丙转氨酶水平明显降低，胰岛素抵抗指数、空腹血糖均明显低于治疗前，表明脂康颗粒治疗非酒精性脂肪性肝病效果显著。

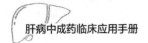

13. 壳脂胶囊

【组成】甲壳、制何首乌、茵陈、丹参、牛膝。

【功效与作用】清化湿浊，活血散结，补益肝肾。用于治疗非酒精性脂肪肝湿浊内蕴、气滞血瘀或兼有肝肾不足郁热证，症见肝区闷胀不适或闷痛，耳鸣，胸闷气短，肢麻体重，腰膝酸软，口苦口黏，尿黄，舌质暗红，苔薄黄腻，脉弦数或弦滑等。

【规格与用法】每粒装 0.25g。口服，一次 5 粒，一日 3 次。

【不良反应】临床试验过程中，试验组有 1 例大便次数增多，每日 2～3 次，轻度，经判断可能与药物有关。

【禁忌】妊娠及哺乳期妇女禁用；对本品过敏者禁用。

【注意事项】对用于检查证实由肾病、免疫性疾病、糖尿病引起的高脂血症合并脂肪肝者，目前仍无临床试验资料。建议服药过程中配合饮食控制（包括脂肪、酒精等的摄入控制）。

【现代研究】壳脂胶囊治疗高脂血症合并脂肪肝患者 12 周，症状及血清总胆固醇、甘油三酯、低密度脂蛋白胆固醇、肝功能、肾功能等指标得到明显改善，无严重不良反应发生。动物实验表明，壳脂胶囊可降低饮食诱导的小鼠非酒精性脂肪性肝炎肝组织肝脏血红素氧合酶 -1、细胞色素 P4502E1 的表达，减轻氧化应激和脂质过氧化反应，阻止非酒精性脂肪性肝炎的发生、发展。

14. 血脂平胶囊

【组成】刺梨、徐长卿、绞股蓝、山楂。

【功效与作用】活血祛痰。用于痰瘀互阻引起的高脂血症，症见胸闷、气短、乏力、心悸、头晕等。

【规格与用法】每粒装 0.3g。口服，一次 2～4 粒，一日 3 次。

【不良反应】尚不明确。

【禁忌】尚不明确。

【注意事项】少吃甘肥性食物。

15. 脂必泰胶囊

【组成】山楂、泽泻、白术、红曲。

【功效与作用】消痰化瘀，健脾和胃。用于痰瘀互结、血气不利所致的高脂血症，症见头晕、胸闷、腹胀、食欲减退、神疲乏力等。

【规格与用法】每粒装 0.24g。口服，一次 1 粒，一日 2 次。

【不良反应】无明显不良反应。

【禁忌】孕妇及哺乳期妇女禁用。

【注意事项】服药期间及停药后应尽量避免高脂饮食，如肥肉、禽肉皮、内脏、蛋黄等。

16. 蒲参胶囊

【组成】何首乌、蒲黄、丹参、川芎、赤芍、山楂、泽泻、党参。

【功效与作用】活血祛瘀，滋阴化浊。用于高脂血症的血瘀证。症见头晕目眩、头部刺痛、胸闷憋气、心悸怔忡、肢体麻木；舌质紫暗或有瘀点，脉象细涩。

【规格与用法】每粒装 0.25g。口服，一次 4 粒，一日 3 次。

【不良反应】少数患者服药后出现胃脘部不适、恶心、腹胀、腹泻、纳呆、口干等。

【禁忌】尚不明确。

【注意事项】肝、肾功能不全者应减少用量。请仔细阅读说明书并遵医嘱使用。

第十三章
外科用药

本类药物主要由清热利湿、疏肝理气、利胆退黄类中药组成，具有清利肝胆湿热、利胆排石退黄的作用。故本类药物适应病症的病性为实证、湿热证，病位在肝胆。

肝胆湿热证的主要表现为胁肋胀痛，口苦泛恶，腹胀，大便溏结不调，小便黄赤，舌红苔黄腻，脉弦数或滑数等。

本类药物药性大多寒凉，易伤脾胃，故脾胃虚弱、食少便溏者慎用。苦寒药物易化燥伤阴，故热证伤阴或阴虚者慎用。另外使用本类药物应注意病去即停药，防止药过伤正。

一、清利肝胆剂

1. 消炎利胆片（胶囊、软胶囊、颗粒）

【组成】穿心莲、溪黄草、苦木。

【功效与作用】清热，祛湿，利胆。用于肝胆湿热所致的胁痛、口苦；急性胆囊炎、胆管炎见上述证候者。

【规格与用法】

片剂：①薄膜衣小片（0.26g，相当于饮片2.6g）（规格1）；②薄膜衣大片（0.52g，相当于饮片5.2g）（规格2）；③糖衣片（片芯重0.25g，相当于饮片2.6g）（规格3）。口服，一次6片（规格1、3）或3片（规格2），一日3次。

胶囊：每粒装0.45g，口服，一次4粒，一日3次，或遵医嘱。

软胶囊：每粒装0.52g。口服，一次4粒，一日3次。

颗粒：每袋装2.5g，用温开水送服。一次2.5g，一日3次。

【不良反应】

片剂：恶心、呕吐、腹痛、腹泻、皮疹、头晕、头痛、乏力、过敏样反应、过敏性休克、全身抽搐、失眠、心悸、呼吸困难等。

胶囊、软胶囊、颗粒：尚不明确。

【禁忌】

颗粒：服药期间忌食生冷、油腻、辛辣之物。

片剂、胶囊、软胶囊：尚不明确。

【注意事项】

片剂：服药期间忌烟酒及油腻厚味食物。

胶囊、颗粒：尚不明确。

软胶囊：根据文献报道有服用本品引起过敏性休克者，建议对本品过敏者禁用，过敏体质者慎用。

2. 大柴胡颗粒

【组成】柴胡、大黄、枳实（炒）、黄芩、半夏（姜）、芍药、大枣、生姜。

【功效与作用】和解少阳，内泻热结。用于因少阳不和、肝胆湿热所致的右上腹隐痛或胀满不适、口苦、恶心呕吐、大便秘结、舌红苔黄腻、脉弦数或弦滑，胆囊炎见上述证候者。

【规格与用法】每袋装 8g。开水冲服。一次 1 袋，一日 3 次。

【不良反应】临床研究中，个别患者出现腹泻。

【禁忌】尚不明确。

【注意事项】

（1）发热 > 38.5℃（口温）或血白细胞计数 > 10×10^9/L 者不适宜使用本品。

（2）本品仅适用于改善胆囊炎的临床症状。若出现腹痛加重、发热或血象升高明显等严重病情者，需在医生指导下进一步治疗。

（3）正常用药后可见大便次数增多：个别患者出现腹泻，若腹泻不能耐受或出现腹痛加剧、恶心、呕吐等症，可予以减量或停止使用本品。

（4）未见对急性坏疽性胆囊炎、急性梗阻性化脓性胆管炎、胆囊穿孔腹膜炎、萎缩性胆囊炎、胆源性胰腺炎的研究资料。

（5）未见对合并有心血管、肝、肾和血液系统等严重原发性疾病者的研究资料。

【现代研究】临床研究表明，大柴胡颗粒治疗慢性胆囊炎胆石症患者，原有结石较前变小，显示其有一定溶石作用。治疗慢性胆囊炎胆腑郁热证能够改善患者的临床症状。动物实验表明，大柴胡颗粒对胆色素结石豚鼠有保护作用，组织病理学表明，大柴胡颗粒可显著改善胆囊上皮增生，减轻组织水肿、炎症细胞浸润、肝脏脂肪变性、汇管区炎症细胞浸润和纤维组织增生，其保护机制可能与减少肝胆细胞损伤、调节胆汁成分、促进胆汁分泌等相关。

3. 胆康片（胶囊）

【组成】柴胡、蒲公英、大黄、郁金、茵陈、人工牛黄、栀子、薄荷素油。

【功效与作用】疏肝利胆，清热解毒，理气止痛。本品可用于急性或慢性胆囊炎，胆道结石。

【规格与用法】

片剂：每片重0.40g。口服，一次4～5片，一日3次；30日为一疗程。

胶囊：每粒装0.38g。口服，一次4粒，一日3次；30日为一疗程。

【不良反应】偶见腹泻，可适当调减药量。

【禁忌】

片剂：尚不明确。

胶囊：孕妇忌服。

【注意事项】尚不明确。

【现代研究】对175例慢性胆囊炎患者的随机对照研究发现，胆康胶囊联合头孢哌酮钠舒巴坦钠与单用抗生素相比较，可改善患者的临床症状，降低不良反应发生率。

4. 胆宁片

【组成】大黄、虎杖、青皮、陈皮、郁金、山楂、白茅根。

【功效与作用】疏肝利胆，清热通下。用于肝郁气滞、湿热未清所致的右上腹隐隐作痛、食入作胀、胃纳不香、嗳气、便秘；慢性胆囊炎见上述证候者。

【规格与用法】每片重0.36g，口服，一次5片，一日3次。饭后服用。

【不良反应】可引起大便次数增多，偶有轻度腹泻。

【禁忌】对本品过敏者禁用。

【注意事项】

（1）孕妇及过敏体质者慎用。

（2）服用本品后如每日排便增至3次以上者，应酌情减量服用。

（3）药品性状发生改变时禁止使用。

（4）请将本品放在儿童不能接触的地方。

【现代研究】实验研究表明胆宁片具有利胆、增加胆囊收缩频率及胆汁流量、降低胆道括约肌紧张度的作用。临床研究表明胆宁片能降低胆固醇结石患者胆汁中33.5kDa泡蛋白含量，改善胆囊切除术后患者右上腹胀闷不适、肝功能及B超胆总管宽度。

5. 胆石利通片

【组成】硝石（制）、白矾、郁金、三棱、猪胆膏、金钱草、陈皮、乳香（制）、没药（制）、大黄、甘草。

【功效与作用】理气解郁，化瘀散结，利胆排石。用于胆石病气滞证。症见右上腹胀满疼痛，痛引肩背，胃脘痞满，厌食油腻。

【规格与用法】每片0.45g。口服，一次6片，一日3次，或遵医嘱。

【不良反应】尚不明确。

【禁忌】胆道狭窄，急性胆道感染者忌用。

【注意事项】孕妇慎用。

【现代研究】临床研究表明，口服胆石利通片治疗泥沙样胆囊结石、泥沙样胆总管、肝内胆管结石的患者，具有较强的溶石排石作用，尤其对泥沙样结石，能短期内完全排出结石，缓解或消除疼痛、纳差等临床症状。

6. 胆石通胶囊

【组成】蒲公英、水线草、绵茵陈、广金钱草、溪黄草、大黄、枳壳、柴胡、黄芩、鹅胆粉。

【功效与作用】清热利湿，利胆排石。用于肝胆湿热所致的胁痛、胆胀，症见右胁胀痛、痞满呕恶、尿黄口苦；胆石症、胆囊炎见上述证候者。

【规格与用法】每粒装 0.65g。口服，一次 4～6 粒，一日 3 次。

【不良反应】尚不明确。

【禁忌】严重消化道溃疡、心脏病及重症肌无力者忌服。

【注意事项】孕妇慎服。忌烟酒及辛辣、油腻食物。

7. 胆舒片（胶囊、软胶囊）

【组成】薄荷油素。

【功效与作用】疏肝理气，利胆。主要作用于慢性结石性胆囊炎，慢性胆囊炎及胆结石，胆总管结石，肝胆郁结、湿热胃滞证。

【规格与用法】

片剂：每片重 0.4g。一次 1～2 粒，一日 3 次，或遵医嘱。

胶囊：每粒装 0.45g。一次 1～2 粒，一日 3 次，或遵医嘱。

软胶囊：每粒装 0.1g（规格 1）；0.12g（规格 2）；0.2g（规格 3）。口服，一次 1～2 粒（以上所有规格），一日 3 次，或遵医嘱。

【不良反应】尚不明确。

【禁忌】尚不明确。

【注意事项】尚不明确。

【现代研究】胆舒胶囊治疗慢性结石性胆囊炎患者，具有解痉镇痛作用，B 超显示多数患者胆囊壁毛糙模糊消失，胆结石体积有所缩小。另有研究表明，胆舒胶囊治疗慢性胆囊炎的疗效明显优于熊去氧胆酸。

8. 复方胆通片（胶囊）

【组成】胆通、溪黄草、茵陈、穿心莲、大黄。

【功效与作用】清热利胆，解痉止痛。用于急性或慢性胆囊炎，胆管炎，胆囊、胆道结石合并感染，小儿急性胆囊炎与胆管炎，胆总管结石，胆囊结石，胆囊术后综合征，胆道功能性疾病等。

【规格与用法】

片剂：每片重 0.3g。口服，一次 2 片，一日 3 次。

胶囊：每粒装 0.4g。口服，一次 2 粒，一日 3 次。

【不良反应】尚不明确。

【禁忌】尚不明确。

【注意事项】

片剂：尚不明确。

胶囊：

（1）肝郁血虚所致胁痛不宜使用。

（2）方中含有泻下、清热解毒之品，孕妇忌用。

（3）服药期间饮食宜清淡易消化，忌食辛辣油腻之品。

（4）本品苦寒泄降，易伤正气，年老体弱者慎用；中病即止，不可过量、久用。

（5）用于急性胆囊炎及胆囊、胆道结石合并感染时，应密切观察病情，如体温、胁痛、黄疸等症状进一步加剧时，应请外科紧急处理。

（6）本品主要适用于泥沙样或较小的结石，若结石较大，或出现梗阻以致药物排石无效时，应采取碎石或手术等相应治疗措施。

本品含胆通（羟甲香豆素），《中华人民共和国药典临床用药须知：化学药品和生物制品卷》（2005 年版）羟甲香豆素项下有下列注意事项：羟甲香豆素单独使用时个别患者可有头晕、腹胀、胸闷、皮疹、腹泻等不良反应。停药后可自行消失。大剂量可引起胆汁分泌过度和腹泻，梗阻性或传染疾病所致黄疸患者慎用。

9. 金胆片

【组成】龙胆、金钱草、虎杖、猪胆膏。

【功效与作用】利胆消炎。用于急性或慢性胆囊炎，胆石症以及胆道感染。

【规格与用法】每片重 0.33g。口服，一次 5 片，一日 2～3 次。

【不良反应】尚不明确。

【禁忌】孕妇禁用。

【注意事项】肝、肾功能不全者慎用。

【现代研究】动物实验表明，金胆片可以显著增加肝内胆汁淤积大鼠的胆汁流量和流速，降低血清总胆红素（TBil）、直接胆红素（DBil）、ALT、AST 和总胆汁酸（TBA）水平，并可显著缓解胆汁淤积状态下的肝细胞损伤。

10. 益胆片（胶囊）

【组成】郁金、金银花、白矾、甘草、硝石、滑石、玄参。

【功效与作用】行气散结，清热通淋。用于胆结石，肾结石，膀胱结石，阻塞性黄疸，胆囊炎等病见湿热蕴结证者。

【规格与用法】

片剂：每片重 0.55g。口服，一次 3 片，一日 2 次。

胶囊：每粒装 0.525g。口服，一次 3 粒，一日 2 次。

【不良反应】尚不明确。

【禁忌】尚不明确。

【注意事项】

片剂：孕妇慎用。

胶囊：尚不明确。

11. 胆乐胶囊

【组成】猪胆汁酸、陈皮、南山楂、郁金、连钱草。

【功效与作用】理气止痛，利胆排石。用于肝郁气滞所致的胁痛、胆胀，症见胁肋胀痛、纳呆尿黄；慢性胆囊炎、胆石症见上述证候者。

【规格与用法】每粒装 0.3g。口服，一次 4 粒，一日 3 次。

【不良反应】尚不明确。

【禁忌】尚不明确。

【注意事项】尚不明确。

二、通淋消石剂

1. 金钱草片（胶囊、颗粒）

【组成】金钱草。

【功效与作用】

片剂：清热利湿，利尿通淋。用于湿热下注所致小便频数短涩，淋沥疼痛，尿色赤黄，腰腹疼痛，甚至尿夹砂石。

胶囊、颗粒：清利湿热，通淋，消肿。用于热淋，沙淋，尿涩作痛，黄疸尿赤，痈肿疔疮，毒蛇咬伤，肝胆结石，尿路结石。

【规格与用法】

片剂：素片，每片重 0.3g（规格 1）；薄膜衣片，每片重 0.32g（规格 2）。口服，一次 4~8 片（规格 1、2），一日 3 次。

胶囊：每粒装 0.4g。口服，一次 3~6 粒，一日 3 次。

颗粒：每袋装 10g。开水冲服，一次 10g，一日 3 次。

【不良反应】尚不明确。

【禁忌】尚不明确。

【注意事项】尚不明确。

【现代研究】临床研究表明，金钱草颗粒联合熊去氧胆酸片治疗胆囊结石具有较好的临床疗效，能改善症状，调节相关蛋白水平，减少疼痛程度。

2. 金钱胆通颗粒

【组成】连钱草、金钱草、茵陈、虎杖、柴胡、蒲公英、制香附、丹参、决明子、乌梅。

【功效与作用】清利湿热，疏通肝胆，止痛排石。用于胆石症湿热郁结于少阳胆腑之胁痛。痛在右胁，固定不移，或继发绞痛，上引肩背，便秘尿黄，甚至身目俱黄发热，舌质暗红，苔厚腻或黄腻，脉弦滑或弦紧。

【规格与用法】每袋装 8g。开水冲服，一日 4 次，第一次 2 袋，后 3 次各服一袋。3 周为一疗程。

【不良反应】偶见用药后便溏，停药后即可复常。

【禁忌】风寒咳嗽或体虚久咳者忌服。

【注意事项】尚不明确。

3. 利胆排石散（片、胶囊、颗粒）

【组成】金钱草、茵陈、黄芩、木香、郁金、大黄、槟榔、麸炒枳实、芒硝、姜厚朴。

【功效与作用】清热利湿，利胆排石。用于湿热蕴毒、腑气不通所致的胁痛、胆胀，症见胁肋胀痛、发热、尿黄、大便不通；胆囊炎、胆石症见上述证候者。

【规格与用法】散剂：每袋装 0.76g；片剂：每片重 0.25g；颗粒：每袋装 3g；胶囊：每粒装 0.35g。

（1）排石：散剂，一次 3～5 袋，一日 2 次；片剂，一次 6～10 片，一日 2 次；颗粒，一次 2 袋，一日 2 次；胶囊，一次 6～10 粒，一日 2 次。

（2）炎症：散剂，一次 2～3 袋，一日 2 次；片剂，一次 4～6 片，一日 2 次；颗粒，一次 1 袋，一日 2 次；胶囊，一次 4～6 粒，一日 2 次。

【不良反应】尚不明确。

【禁忌】

散剂、片剂、颗粒：孕妇禁用。

胶囊：孕妇、绞窄性肠梗阻患者及结直肠黑变病患者禁用。

【注意事项】

散剂、片剂、颗粒：体弱、肝功能不良者慎用。

胶囊：本品不宜大量、长期服用；体弱、肝功能不良者慎用。

【现代研究】临床研究表明对行腹腔镜手术治疗的肝内胆管结石患者，术后予以利胆排石颗粒联合熊去氧胆酸胶囊治疗，可明显缓解其临床症状，改善胆汁中胆汁酸、总胆固醇水平，抑制结石形成，且安全性较高。

第十四章
抗肿瘤药

　　该类药物主要由清热解毒、化瘀散结、扶正祛邪等中药组成。该类药物可单独或配合手术及放化疗等以针对恶性肿瘤治疗，具有直接治疗肿瘤、协同增强抗肿瘤疗效、改善手术及放化疗并发症、调节机体免疫功能等作用。

　　肿瘤的病因病机复杂，基本病机为正气内虚，阴阳失衡，气机逆乱，气血阴液失常，痰、毒、瘀并存，正虚毒结而成瘤。正如李中梓所言："积之成也，正气不足，而后邪气踞之……"其治疗大法可分为清热解毒散结、扶正固本、活血化瘀、化痰散结等，而治疗时可辨证论治，提倡个体化治疗，依据病情单独使用其中一法或多法联合使用。

　　中药治疗肿瘤，其剂型已不仅限于传统的中药汤剂，现代制剂工艺发展使得中药单体抗癌成分、抗肿瘤中成药的应用越来越广泛，其中中药单体或提取物有华蟾素、猪苓多糖等。

　　使用该类药物应辨证论治，解毒散结等攻邪类药物多耗损正气，素体虚弱或正气不足者应慎重使用，应攻补兼施或扶助正气后再行攻邪。使用中药注射剂时应密切观察患者是否存在过敏反应，特别是针对过敏体质者应慎重使用。

　　1. 华蟾素注射液（限癌症疼痛）（片、胶囊）

　　【组成】华蟾素。

　　【功效与作用】解毒，消肿，止痛。用于中晚期肿瘤，慢性乙型肝炎等。

　　【规格与用法】

　　注射液：①每支装 2ml；②每支装 5ml；③每支装 10ml。肌内注射，一次 2～4ml（2/5～4/5 支），一日 2 次；静脉滴注，一日 1 次，一次 10～20ml（2～4 支），用 5% 葡萄糖注射液 500ml 稀释后缓缓滴注，用药 7 天，休息 1～2 天，4 周为一疗程，或遵医嘱。

片剂：每片重 0.3g。口服，一次 3～4 片，一日 3～4 次。

胶囊：每粒装 0.25g。口服，一次 2 粒，一日 3～4 次。

【不良反应】个别患者如用量过大或两次用药间隔不足 6～8 小时，用药后 30 分钟左右可能出现发冷发热现象；少数患者长期静脉滴注后有局部刺激感或静脉炎，致使滴速减慢，极个别患者还可能出现荨麻疹、皮炎等。

【禁忌】

注射液、片剂：避免与剧烈兴奋心脏药物配伍。

胶囊：

（1）禁与强心苷药物配伍使用。

（2）孕妇禁用。

【注意事项】

注射液：个别患者出现不良反应时，应停止用药并对症治疗，待反应消失后仍可正常用药。

片剂、胶囊：口服初起偶有腹痛、腹泻等胃肠道刺激反应。如无其他严重情况不需停药，继续使用，症状会减轻或消失。

【现代研究】临床研究表明，华蟾素片联合规范癌痛治疗可提高癌痛镇痛疗效，改善患者生活质量，减轻不良反应。在综合肝癌治疗（包括手术切除术、射频消融术或肝动脉化疗栓塞术等）基础上，采用华蟾素胶囊治疗 6 个月，能有效保护肝细胞，改善免疫功能，并能改善患者的生活质量。

2. 复方苦参注射液

【组成】苦参、白土苓。

【功效与作用】清热利湿，凉血解毒，散结止痛。用于癌肿疼痛、出血，适用于中晚期肿瘤。

【规格与用法】规格：每支装 2ml；每支装 5ml。肌内注射，一次 2～4ml，一日 2 次；或静脉滴注，一次 20ml，用氯化钠注射液 200ml 稀释后应用，一日一次，儿童酌减，全身用药总量 200ml 为一疗程，一般连续使用 2~3 个疗程。

【不良反应】偶见恶心、呕吐、发热、寒战、腹胀和胃不适等症状；偶有过敏反应，表现为头颈部皮肤潮红出汗、皮疹、瘙痒等，可能与患者的特异体质有关。局部使用有轻度刺激，但吸收良好。

【禁忌】

（1）严重心、肾功能不全者慎用。

（2）孕妇忌用。

（3）对本品过敏或有严重不良反应病史者禁用。

【注意事项】

（1）首次用药应在医师指导下使用。

（2）根据病情可以用氯化钠注射液 250~500ml 稀释后应用。给药速度开始不宜超过 40 滴 /min，30 分钟后如无不良反应，给药速度可控制在 60 滴 /min。

（3）哺乳期妇女慎用。

（4）本品不宜加入其他药物混合使用。如需与其他药品联合使用时，应注意与本品用药的时间间隔，输液器应单独使用。

（5）配液时应在洁净条件下进行，输液室使用精密药液过滤器。

（6）使用过程中应密切观察患者的反应。在静脉滴注初始 30 分钟应加强监护，如发现不良反应应及时停药，遵医嘱处理。

（7）本品是中药制剂，应按规定条件储存，使用前应对光检查，若出现浑浊、沉淀、变色或瓶身破损等情况，均不能使用。

（8）常温下保存，忌冷冻及高温。

【现代研究】以原发性肝癌行肝切除术的患者为研究对象，术后应用复方苦参注射液、预防性经肝动脉化疗栓塞，观察患者肿瘤复发情况及生存率。结果显示复方苦参注射液预防性经肝动脉化疗栓塞可降低术后 2 年内的肿瘤复发率，并对患者 2 年生存率有一定的改善趋势。

3. 肝复乐片（胶囊）

【组成】党参、醋鳖甲、重楼、炒白术、黄芪、陈皮、土鳖虫、大黄、桃仁、半枝莲、败酱草、茯苓、薏苡仁、郁金、苏木、牡蛎、茵陈、川木通、制香附、沉香、柴胡。

【功效与作用】健脾理气，化瘀软坚，清热解毒。用于肝瘀脾虚为主证的原发性肝癌，症见上腹肿块，胁肋疼痛，神疲乏力，食少纳呆，脘腹胀满，心烦易怒，口苦咽干等。对于上述证候的乙型肝炎肝硬化患者的肝功能及肝纤维化血清学指标有改善作用。适用于肝癌。

【规格与用法】

片剂：每片重 0.5g。口服，一次 6 片，一日 3 次。Ⅱ期原发性肝癌 2 个月为一疗程；Ⅲ期原发性肝癌 1 个月为一疗程，乙型肝炎肝硬化 3 个月为一疗程。或遵医嘱。

胶囊：每粒装 0.5g。口服，一次 6 粒，一日 3 次。Ⅱ期原发性肝癌 2 个月为一疗程，Ⅲ期原发性肝癌 1 个月为一疗程，或遵医嘱。

【不良反应】少数患者服药后出现腹泻，一般不影响继续治疗，多可自行缓解。

【禁忌】孕妇忌服。

【注意事项】

胶囊：有明显出血倾向者慎服。

片剂：尚不明确。

【现代研究】原发性肝癌射频治疗后连续服肝复乐片 6 个月，随访 9 个月、12 个月的肝癌复发率显著低于单纯射频治疗组。

4. 化癥回生口服液

【组成】益母草、红花、花椒（炭）、烫水蛭、当归、苏木、醋三棱、两头尖、川芎、降香、醋香附、人参、高良姜、姜黄、没药（醋炙）、炒苦杏仁、大黄、人工麝香、盐小茴香、桃仁、五灵脂（醋炙）、虻虫、鳖甲胶、丁香、醋延胡索、白芍、蒲黄炭、乳香（醋炙）、干漆（煅）、制吴茱萸、阿魏、肉桂、醋艾炭、熟地黄、紫苏子。

【功效与作用】消癥化瘀。用于癥积，产后瘀血，少腹疼痛拒按，适用于肺癌，以及肝癌等消化系统肿瘤和女性生殖系统肿瘤。限用于中晚期肺癌和肝癌。

【规格与用法】每支 10ml。口服，一次 10ml，一日 2 次。45 天为一疗程。

【不良反应】个别患者出现恶心、呕吐、腹泻、腹痛。

【禁忌】孕妇禁用。

【注意事项】经期妇女、体质虚弱者、出血性疾病患者慎用。

5. 回生口服液

【组成】益母草、红花、花椒（炭）、水蛭（制）、当归、苏木、三棱（醋炙）、两头尖、川芎、降香、香附（醋炙）、人参、高良姜、姜黄、没药（醋炙）、苦杏仁（炒）、大黄、紫苏子、小茴香（盐炒）、桃仁、五灵脂（醋炙）、虻虫、鳖甲、丁香、延胡索（醋炙）、白芍、蒲黄炭、乳香（醋炙）、干漆（煅）、吴茱萸（甘草水炙）、阿魏、肉桂、艾叶（炙）、熟地黄。

【功效与作用】消癥化瘀。用于原发性肝癌、肺癌。

【规格与用法】每支 10ml。口服，一次 10ml，一日 3 次，或遵医嘱。

【不良反应】尚不明确。

【禁忌】孕妇禁用。

【注意事项】过敏体质者慎服。

【现代研究】针对乙肝相关性肝癌患者的临床研究表明，肝癌 TACE 术联合抗病毒治疗后，应用回生口服液对肿瘤增长具有抑制作用，能显著改善乙肝相关性肝癌患者的临床症状，提高患者的生存质量，调节机体的免疫功能。

肿瘤辅助用药

6. 贞芪扶正片（胶囊、颗粒）

【组成】黄芪、女贞子。

【功效与作用】补气养阴，用于久病虚损，气阴不足。配合手术、放射治疗、化学治疗，促进正常功能的恢复。

【规格与用法】

片剂：每片重 0.44g。口服，一次 6 片，一日 2 次。

胶囊：每 6 粒相当于原生药 12.5g。口服，一次 6 粒，一日 2 次。

颗粒：每袋装 15g（含糖型）；5g（无糖型）。口服，一次 1 袋，一日 2 次。

【不良反应】尚不明确。

【禁忌】尚不明确。

【注意事项】

片剂、颗粒：尚不明确。

胶囊：本品极易吸潮，用后请立即加盖并拧紧。

7. 猪苓多糖注射液

【组成】猪苓多糖。

【功效与作用】本品能调节机体免疫功能，对慢性肝炎、肿瘤有一定疗效。与抗肿瘤化疗药物合用，可增强疗效，减轻毒副作用。

【规格与用法】每支装 2ml（含猪苓多糖 20mg）。肌内注射，一次 2~4ml，一日 1 次。小儿酌减或遵医嘱。

【不良反应】尚不明确。

【禁忌】尚不明确。

【注意事项】本品不可供静脉注射。

第十五章

民族药

民族医药是我国传统医药的重要组成部分，历史悠久，是中华民族优秀传统医药文化多样性的重要组成部分。民族药包括藏药、蒙药、维吾尔药、苗药、瑶药、回药、纳西族药、土族药、侗药、傣药等。各民族医药都有独特的理论体系、特色诊疗技术和药用资源，在常见疾病和民族地区多发病防治方面有较好的疗效，不仅在历史上为各民族人民健康保健和繁衍做出了不可磨灭的贡献，而且至今仍然发挥着不可替代的重要作用。

作为传统医药中重要组成部分的民族药，中药与民族药的使用上有交叉，对药物的用法和认识既有相同又有不同之处，在研究和应用时可互相补充和借鉴，成方制剂是民族医疗临床用药的主要形式。各民族医药在医药理论和知识、疾病诊断、所利用的药用资源种类、药物加工炮制、临床用药方面具有特色。为方便临床医师和患者了解与正确使用民族药成方制剂，本章收录了肝病相关临床常用民族成药。

一、藏药

1. 八味西红花清肝热胶囊（散）

【组成】西红花、天竺黄、牛黄、绿绒蒿、巴夏嘎、甘青青兰、渣驯膏、檀香。

【功效与作用】清肝热。用于肝胆疾病。

【规格与用法】

胶囊：每粒装 0.3g。口服，一次 3 粒，一日 2～3 次。

散剂：每袋装 13g。口服，一次 1.3g，一日 2～3 次。

【不良反应】尚不明确。

【禁忌】尚不明确。

【注意事项】尚不明确。

2. 八味獐牙菜散

【组成】獐牙菜、兔耳草、波棱瓜子、角茴香、榜嘎、小檗皮、岩参、川木香。

【功效与作用】清热，消炎。用于胆囊炎、初期黄疸型肝炎。

【规格与用法】每袋装 15g。一次 1g，一日 2～3 次，或午饭前及半夜各 1 次。

【不良反应】尚不明确。

【禁忌】尚不明确。

【注意事项】尚不明确。

3. 二十五味松石丸

【组成】松石、珍珠、珊瑚、朱砂、诃子肉、铁屑（诃子制）、余甘子、五灵脂膏、檀香、降香、木香马兜铃、鸭嘴花、牛黄、木香、绿绒蒿、船形乌头、肉豆蔻、丁香、伞梗虎耳草、毛诃子（去核）、天竺黄、西红花、木棉花、麝香、石灰华。

【功效与作用】清热解毒，疏肝利胆，化瘀。用于肝郁气滞，血瘀，肝中毒，肝痛，肝硬化，肝渗水及各种急性或慢性肝炎和胆囊炎。

【规格与用法】每 4 丸重 1g；每丸重 1g。开水泡服，一次 1g，一日 1 次。

【不良反应】尚不明确。

【禁忌】尚不明确。

【注意事项】

（1）服药期间忌油腻、生冷、酸、腐、辛辣刺激性食物。

（2）本品含木香马兜铃药材，马兜铃可引起肾损害等不良反应。

（3）本品为处方药，必须凭医师处方购买，在医师指导下使用，并定期检查肾功能，如发现肾功能异常应立即停药。

（4）儿童及老年人慎用，孕妇、婴幼儿及肾功能不全者禁用。

（5）运动员慎用。

【现代研究】基础研究基于法尼醇 X 受体（FXR）信号通路探讨藏药二十五味松石丸对 α- 萘异硫氰酸酯（ANIT）致大鼠胆汁淤积型肝损伤的保护作用及机制。结果表明，二十五味松石丸能显著降低 ANIT 模型大鼠血清中 ALT、碱性磷酸酶（ALP）、DBil、TBil、TBA 的含量水平，FXR 蛋白表达显著上调。藏药二十五味松石丸对 ANIT 致大鼠胆汁淤积型肝损伤具有明显的保护作用，其作用机制可能与 FXR 信号通路介导的胆汁酸代谢相关。

4. 二十五味绿绒蒿丸

【组成】绿绒蒿、天竺黄、丁香、肉桂、木香、藏木香、沉香、葡萄、渣驯膏、朱砂、红花、西红花、熊胆、人工麝香、小伞虎耳草、木香马兜铃、巴夏嘎、波棱瓜子、荜茇、余甘子、干姜、甘草、寒水石（制）、甘青青兰、体外培育牛黄、诃子。

【功效与作用】解毒，清肝热。用于中毒及"木布"降于胆腑，肝热、肝大、肝硬化、肝胃瘀血疼痛等新旧肝病。

【规格与用法】每丸重 0.5g。口服，一次 4 ~ 5 丸，一日 2 次，研碎后服用。

【不良反应】尚不明确。

【禁忌】尚不明确。

【注意事项】

（1）本品含木香马兜铃药材，该药材所含的马兜铃酸可引起肾损害等不良反应。

（2）本品为处方药，必须凭医师处方购买，在医师指导下使用，并定期检查肾功能，如发现肾功能异常反应应立即停药。

（3）儿童及老年人慎用，孕妇、婴幼儿及肾功能不全者禁用。

（4）运动员慎用。

5. 九味牛黄丸

【组成】红花、巴夏嘎、木香马兜铃、体外培育牛黄、渣驯膏、波棱瓜子、獐牙菜、绿绒蒿、木香。

【功效与作用】清肝热。用于肝大，肝区疼痛，恶心，目赤，各种肝炎，培根，木布病。

【规格与用法】每 10 丸重 5g。口服，一次 4～5 丸，一日 3 次，研碎后服用。

【不良反应】尚不明确。

【禁忌】尚不明确。

【注意事项】

（1）服药期间忌油腻、生冷、酸、腐、辛辣刺激性食物。

（2）本品含木香马兜铃药材，该药材所含的马兜铃酸可引起肾损害等不良反应。

（3）本品为处方药，必须凭医师处方购买，在医师指导下使用，并定期检查肾功能，如发现肾功能异常应立即停药。

（4）儿童及老年人慎用，孕妇、婴幼儿及肾功能不全者禁用。

6. 五味金色丸

【组成】诃子、波棱瓜子、石榴子、黑冰片、木香。

【功效与作用】清热利胆，消食。用于黄疸型肝炎，胆区痛，胃痛，恶心呕吐，口苦。

【规格与用法】每 10 丸重 2.5g。一次 2～3 丸，一日 2 次。

【不良反应】尚不明确。

【禁忌】尚不明确。

【注意事项】尚不明确。

7. 十三味榜嘎散

【组成】榜嘎、波棱瓜子、秦艽花、印度獐牙菜、巴夏嘎、苦荬菜、洪连、小檗皮、节裂角茴香、金腰草、人工牛黄、红花、止泻木子。

【功效与作用】清热解毒，凉肝利胆。用于热性"赤巴"病，胆囊炎，黄疸型肝炎。

【规格与用法】每袋装 15g。一次 1～1.5g，一日 2 次。

【不良反应】尚不明确。

【禁忌】尚不明确。

【注意事项】尚不明确。

8. 五味獐牙菜汤散

【组成】印度獐牙菜、榜嘎、力嘎都、宽筋藤、小檗皮。

【功效与作用】利胆，清热。用于胆囊炎，黄疸型肝炎。

【规格与用法】每袋装 5g，一次 3～5g，一日 2 次，水煎服。

【不良反应】尚不明确。

【禁忌】尚不明确。

【注意事项】尚不明确。

二、蒙药

1. 阿拉坦五味丸

【组成】诃子、石榴、木鳖子（制）、五灵脂、黑冰片。

【功效与作用】祛"赫依、协日"病，健胃，助消化。胃肠炽热，宿食不消，肝胆热症，黄疸。

【规格与用法】每 10 粒重 2g（规格 1）；每 10 粒重 1.25g（规格 2）。口服。一次 11～15 粒（规格 1），或一次 16～24 粒（规格 2），一日 1～2 次。

【不良反应】尚不明确。

【禁忌】尚不明确。

【注意事项】尚不明确。

2. 德都红花七味丸

【组成】红花、麻黄、石膏、木通、紫花地丁、诃子、蓝盆花。

【功效与作用】清血热。用于肝瘀血热，肝区疼痛，目肤发黄，尿黄。

【规格与用法】每 8 粒重 1g。口服，一次 2.5～5g，一日 1～3 次。

【不良反应】尚不明确。

【禁忌】尚不明确。

【注意事项】尚不明确。

3. 红花清肝十三味丸

【组成】红花、麦冬、木香、诃子、川楝子、栀子、紫檀香、麝香、水牛角浓缩粉、牛黄、银朱、丁香、莲子。

【功效与作用】清肝热，除"亚玛"病，解毒。本品用于肝功能衰退，配毒症（本方指药物、食物、酒精等引起的肝中毒症，如药物中毒性肝炎、酒精性肝炎、脂肪肝），"亚玛"病，腰肾损伤，尿频，尿血。尤其对血热引起的眼病有效。

【规格与用法】每10粒重2g（规格1）；每10粒重1g（规格2）。温开水送服，一次11～15粒（规格1），或一次25～30粒（规格2），1日1～2次。

【不良反应】尚不明确。

【禁忌】孕妇忌服。

【注意事项】运动员慎用。

4. 蒙花锚肝宁片

【组成】花锚。

【功效与作用】清"协日"，利胆退黄。用于"协日"热引起的肝胆热症，黄疸。

【规格与用法】每片重0.25g。口服，一次2～4片，一日3次，或遵医嘱。

【不良反应】尚不明确。

【禁忌】尚不明确。

【注意事项】尚不明确。

5. 清肝二十七味丸

【组成】寒水石（凉制）、石膏、红花、丁香、草果、诃子、川楝子、栀子、人工牛黄、沉香、檀香、降香、木香、茵陈、连翘、五味子、使君子、款冬花、猫儿眼、黑冰片、胡黄连、地丁、漏芦、苦荬菜、草乌叶、肉豆蔻、豆蔻。

【功效与作用】疏肝清热，健胃消食。用于急性或慢性肝炎，脾胃虚热，骨蒸烦闷，食欲不振，恶心呕逆等症。

【规格与用法】每10粒重2g。口服，一次11～15粒，一日1～2次。

【不良反应】尚不明确。

【禁忌】尚不明确。

【注意事项】孕妇慎服。

【现代研究】研究表明，清肝二十七味丸对酒精性肝损伤小鼠具有保护作用，该作用与其具有的抗氧化及抑制 Wnt/β-catenin 信号通路激活作用有关。

6. 清肝九味散

【组成】牛黄、红花、蓝盆花、关木通、苦地丁、五灵脂、木香、瞿麦、木鳖子（制）。

【功效与作用】清肝，凉血。用于受损性肝热，肝血热盛、黄疸、肝热、肝"宝日""宝日巴达肝"等症。

【规格与用法】每袋装 15g。口服，一次 1.5～3g，一日 1～2 次。

【不良反应】尚不明确。

【禁忌】尚不明确。

【注意事项】尚不明确。

【现代研究】蒙药清肝九味散可缓解四氯化碳所致的大鼠肝纤维化，其作用机制可能与下调血清转氨酶水平及调节肝组织 MMPs/TIMPs 体系有关。

7. 西红花十六味散

【组成】藏红花、香青兰、闹羊花、石膏、炉甘石、关木通、胡黄连、栀子、朱砂、地丁、土木香、牛黄。

【功效与作用】清肝，解毒，凉血。用于新旧肝热，急性或慢性肝炎，肚区疼痛，食欲不振，黄疸肝热诸症。

【规格与用法】每瓶装 20g。口服，一次 2g，一日 2 次。温开水冲服。

【不良反应】尚不明确。

【禁忌】尚不明确。

【注意事项】请遵医嘱。

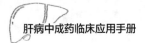

三、苗药

1. 艾愈胶囊

【组成】山慈菇、白英、淫羊藿、苦参、当归、白术、人参。

【功效与作用】

苗医：布苯怡象，麦靓麦韦芳曲靳，怡窝雄访达，用于放化疗引起的白细胞减少、精神不振。

中医：解毒散结，补气养血。用于中晚期癌症的辅助治疗以及癌症放化疗引起的白细胞减少症属气血两虚者。

【规格与用法】每粒装 0.35g。口服，一次 3 粒，一日 3 次。

【不良反应】尚不明确。

【禁忌】尚不明确。

【注意事项】定期复查肝功能。

2. 肝复颗粒

【组成】虎杖、栀子、黄柏、丹参、吉祥草、冷水花、苦参。

【功效与作用】

苗医：旭嘎帜沓痲，维汕洼胗，维象样丢象，夫热觉蒙。

中医：清热解毒，疏肝利胆，活血化瘀。用于肝胆湿热，气滞血瘀所致的急性或慢性肝炎。

【规格与用法】每袋装 10g。口服，一次 10～20g，一日 3 次。儿童及脾虚者酌情减量，治疗急性肝炎 1 个半月为一疗程，治疗慢性肝炎 3 个月为一疗程。

【不良反应】尚不明确。

【禁忌】服药期间忌油腻生冷。

【注意事项】尚不明确。

3. 肝乐欣胶囊

【组成】土大黄、栀子、青鱼胆草、黄柏、茵陈、马蹄金、郁金、冰片。

【功效与作用】

苗医：旭嘎帜沓痂，沆苯样丢象，洼胗踏仿；夫蒙觉热。

中医：清热解毒，利胆退黄。用于肝胆湿热所致的急性或慢性肝炎。

【规格与用法】每粒装0.3g。口服，一次3粒，一日2次；或遵医嘱。

【不良反应】尚不明确。

【禁忌】孕妇禁用。

【注意事项】脾胃虚寒者慎用。

【其他剂型】肝乐欣片。

4. 花栀清肝颗粒

【组成】小花青风藤、栀子。

【功效与作用】

苗医：旭嘎帜洼内，旭嘎汕洼胗，夫热觉蒙。

中医：清热利湿，疏肝利胆。用于肝胆湿热所致黄疸型肝炎引起的肌肤发黄，食欲不振，胁痛等症。

【规格与用法】每袋装12g。开水冲服，一次12g，一日3次。

【不良反应】尚不明确。

【禁忌】尚不明确。

【注意事项】

（1）糖尿病患者慎用。

（2）脾虚者不宜长期服用。

（3）超剂量服用可出现恶心、呕吐、腹泻等。

5. 黄萱益肝散

【组成】土大黄、萱草、千里光、野蔷薇、红土茯苓、猕猴桃、獐牙菜、骚羊古、南五味子、甘草、丹参。

【功效与作用】

苗医：旭嘎帜沓痂，维汕洼胗，麦日，麦靓麦韦艿快内，维象样丢象，夫热觉蒙。

中医：清热解毒，疏肝利胆。用于肝胆湿热所致的慢性乙型肝炎。

【规格与用法】每袋装9g。口服，成人一次9g，一日3次，温开水或糖开水送服。小儿酌减（小儿只服浸泡后服上清液，不服药渣）。3 个月为一疗程；或遵医嘱。

【不良反应】尚不明确。

【禁忌】服药期间忌饮酒。

【注意事项】孕妇慎服；避免熬夜和过度劳累。

6. 金马肝泰颗粒

【组成】马蹄金、铁包金、马鞭草、防己、败酱草、淫羊藿、黄芪、赤芍、丹参。

【功效与作用】

苗医：旭嘎帜沓痂，麦靓麦韦芍洼内，维象样丢象，夫热觉蒙。

中医：清热解毒，健脾利湿，活血化瘀。用于肝胆湿热，气滞血瘀所致的急性或慢性肝炎。

【规格与用法】每袋装 10g；每袋装 2g（无蔗糖）。开水冲服，一次 1 袋，一日 3 次。

【不良反应】尚不明确。

【禁忌】尚不明确。

【注意事项】尚不明确。

7. 欣力康颗粒

【组成】半枝莲、黄芪、当归、龙葵、郁金、红参、蛇莓、雪莲花、轮环藤根、丹参。

【功效与作用】

苗医：布苯怡象，维象样丢象，泱宆沓痂。

中医：补气养血，化瘀解毒。用于癌症放化疗的辅助治疗。

【规格与用法】每袋装 12g；每袋装 6g（无蔗糖）。口服，一次 12g 或 6g（无蔗糖），一日 3 次；饭后开水冲服。

【不良反应】尚不明确。

【禁忌】尚不明确。

【注意事项】尚不明确。

【其他剂型】欣力康胶囊。

8. **益肝解毒茶**

【组成】土大黄、地耳草、栀子、虎杖、车前草、蒲公英、马兰草、马鞭草。

【功效与作用】

苗医：旭嘎帜洼内，漳样丢象档孟，汗吴汕麦靓麦韦芍，夫热觉蒙。

中医：清热利湿。用于肝胆湿热所致的急性或慢性肝炎。

【规格与用法】每袋装 3g。开水泡服，一次 3g，一日 2 次。

【不良反应】尚不明确。

【禁忌】尚不明确。

【注意事项】尚不明确。

9. **银龙清肝片**

【组成】金银花、茵陈、龙胆、积雪草。

【功效与作用】

苗医：旭嘎帜沓痂，通洼湄，夫热觉蒙。

中医：清热利湿，疏肝利胆。用于肝胆湿热所致的急性黄疸型肝炎。

【规格与用法】基片重 0.3g。口服，一次 6 ~ 10 片，一日 3 次，20 日为一疗程。

【不良反应】尚不明确。

【禁忌】尚不明确。

【注意事项】尚不明确。

四、傣药

1. **玄驹胶囊**

【组成】黑蚂蚁。

【功效与作用】

傣医：补塔都档细，罕塔档哈。通塞勒塞拢。贺冒多温，冒咪响，接腰，兵拢梅兰申，拢沙喉。

中医：滋补肝肾，通痹止痛。用于肝肾不足，风湿痹痛，腰膝酸痛；类风湿关节炎见上述证候者。

【规格与用法】每粒装 0.5g。口服，一次 4 粒，一日 2 次。

【不良反应】尚不明确。

【禁忌】儿童、孕妇禁用。

【注意事项】

（1）忌寒凉及油腻食物。

（2）本品宜饭后服用。

（3）不宜在服药期间同时服用其他泻火及滋补性中药。

（4）热痹者不适用，主要表现为关节肿痛如灼、痛处发热，疼痛窜痛无定处，口干唇燥。

（5）有高血压、心脏病、肝病、糖尿病、肾病等慢性病患者应在医师指导下服用。

（6）服药 7 天症状无缓解，应去医院就诊。

（7）严格按照用法用量服用，年老体弱者应在医师指导下服用。

（8）对本品过敏者禁用，过敏体质者慎用。异性蛋白过敏者慎用。

（9）本品性状发生改变时禁止使用。

（10）请将本品放在儿童不能接触的地方。

（11）如正在使用其他药品，使用本品前请咨询医师或药师。

2. 珠子肝泰胶囊

【组成】珠子草、青叶胆、黄芪、甘草。

【功效与作用】

傣医：别菲补喃，补塔菲列塔铃退案；兵沙把案，案誉蒿。

中医：清热利湿，益气健肝。用于脾虚湿热所致的胸胁胀痛，倦怠无力，便溏；乙型肝炎见上述证候者。

【规格与用法】每粒装 0.2g。口服，一次 4 粒，一日 3 次，饭后服；3 个月为一疗程。

【不良反应】尚不明确。

【禁忌】尚不明确。

【注意事项】有严重胃病者慎用。

【其他剂型】珠子肝泰片。

五、彝药

1. 复方鹿仙草颗粒（片、胶囊）

【组成】鹿仙草、九香虫（炒）、黄药子、土茯苓、苦参、天花粉。

【功效与作用】

彝医：嗨补里让提塔让，奴都格。

中医：疏肝解郁，活血解毒。用于肝郁气滞，毒瘀互阻所致的原发性肝癌。

【规格与用法】

颗粒：每袋重 5g。口服，一次 5g，一日 3 次。

片剂：每片重 0.41g。口服，一次 4 片，一日 3 次。

胶囊：每粒装 0.4g。口服，一次 5g，一日 3 次。

【不良反应】尚不明确。

【禁忌】尚不明确。

【注意事项】

（1）服用本品期间，忌食鹅蛋和豆腐。

（2）若需配合服用其他中西药物进行治疗时，两者服用时间需间隔半小时。

（3）定期复查肝功能。

2. 蜜桶花颗粒（胶囊）

【组成】蜜桶花。

【功效与作用】

彝医：色甲渴诺，嗨补且凯扎奴。

中医：清热解毒，除湿利胆。用于肝胆湿热所致的急性或慢性肝炎。

【规格与用法】

颗粒：每袋装 5g。口服，一次 5g，一日 3 次。

胶囊：每粒装 0.5g。口服。一次 3 粒，一日 3 次。

【不良反应】尚不明确。

【禁忌】尚不明确。

【注意事项】定期复查肝功能。

3. 芪桑益肝丸

【组成】黄芪、虎杖、苦参、桑寄生、青叶胆、冬虫夏草、龟甲、三七。

【功效与作用】

彝医：色嘎诺，色牙沙卡。

中医：健脾益肾，活血化瘀，清利湿热。用于湿热瘀阻，脾肾两虚所致的慢性乙型肝炎。

【规格与用法】每 10 丸重 0.7g。口服，一次 7g，一日 3 次。

【不良反应】尚不明确。

【禁忌】孕妇忌服。

【注意事项】尚不明确。

4. 天胡荽愈肝片

【组成】杏叶防风、天胡荽、酢浆草、虎掌草。

【功效与作用】

彝医：色呷渴奴，色奴。

中医：清热解毒，疏肝利胆。用于肝胆湿热所致的急性或慢性肝炎。

【规格与用法】每片重 0.3g。口服，一次 6 片，一日 3 次。

【不良反应】尚不明确。

【禁忌】服药期间忌食香燥食物，避免饮酒。

【注意事项】孕妇慎用。

第三部分

应用篇

第十六章
常见肝病中成药应用

中成药是以中药材为原料，在中医学传统理论的指导下，遵照一定的处方、生产技术工艺和质量标准，生产的制剂或提取加工精制而成的一类中药剂型。其具有组方严谨、疗效确切、易于携带、服用方便、适合工业化生产等特点。处方主要来源于 3 方面：中医文献记录、民间验方和新研制。近年来，部分新开发的中成药是按照现代医学理论和工艺方法研制而成的。

临床上使用好中成药的关键是准确的辨证论治。辨证就是确定疾病的病机，论治就是确定治法，而中成药就是体现和完成治法的关键手段。在中医学长期发展过程中，逐步形成了多种辨证论治体系，如在辨证方面有八纲辨证、脏腑辨证、卫气营血辨证、六经辨证、三焦辨证、经络辨证等，在论治方面有八纲治法体系"汗、吐、下、和、温、补、清、消"；脏腑治法体系如滋水涵木，疏肝健脾等；卫气营血治法体系如清营凉血、辛凉解表等；六经治法体系如和解少阳等；三焦治法体系如宣上、畅中、渗下等。临床使用中成药时，应辨清证候、审明病因病机，或辨证结合辨病，确定治疗法则，根据患者的病情和实际情况酌情选用不同的剂型，才能达到精准施治。在中成药说明书中"功效与作用"项目即体现了该药的具体治法（详细请看第二部分）。

一、病毒性肝炎

病毒性肝炎是由肝炎病毒引起的以肝脏炎症损害为主的一组传染病。目前已知的肝炎病毒主要有甲、乙、丙、丁和戊 5 种。根据引起肝炎的临床表现和病程等的不同，临床上可分为急性、慢性、重型（肝衰竭）、淤胆型和肝炎肝硬化 5 种类型。临床上甲型及戊型肝炎以急性为主，乙、丙、丁型肝炎可演变为慢性，少数可发展为肝硬化，甚至肝细胞癌。

（一）急性病毒性肝炎

病程多为 2 ~ 4 个月，一般不超过 6 个月。临床上根据有无黄疸又分为急性黄疸型肝炎和急性无黄疸型肝炎。

急性黄疸型肝炎根据黄疸出现与消退的时间又分为 3 期：黄疸前期、黄疸期和恢复期。

急性无黄疸型肝炎较黄疸型肝炎更多见，临床上除无黄疸外，其他临床表现较黄疸型轻，部分患者无症状，仅在健康体检时发现肝生化指标异常，属亚临床型感染。

1. 诊断要点 急性病毒性肝炎起病较急，可有畏寒、发热，常有乏力、食欲不振、恶心、呕吐等症状；皮肤、巩膜可有黄染，肝大，可有触痛；ALT 显著升高。黄疸型肝炎血清胆红素呈不同程度的升高，尿胆素、尿胆原可呈阳性。应根据流行病学、临床表现及实验室检查结果，必要时还要结合病情的动态变化进行综合分析，做出临床诊断及病原学诊断。鉴别诊断包括不同肝炎病毒引起的肝炎之间的鉴别，以及其他各种原因导致的肝损伤的鉴别，如各种非肝炎病毒感染引起的肝炎、药物性肝损伤、非酒精性脂肪性肝炎、酒精性肝炎、自身免疫性肝病等。

2. 现代医学治疗原则 急性病毒性肝炎一般为自限性，多可康复。以一般治疗及对症支持治疗为主。急性期应隔离，症状明显及有黄疸者应卧床休息，恢复期可逐渐增加活动量，但要避免过劳。饮食宜清淡易消化、富含维生素。适当给予保肝降酶等治疗。

急性肝炎一般不用抗病毒治疗，但急性丙型肝炎及急性乙型肝炎有慢性化倾向者可及时应用相应的抗病毒治疗以防止转为慢性。

3. 中成药的选择使用 中医学认为急性病毒性肝炎多由湿热疫毒之邪引起，辨证选用以清热解毒、利湿退黄为主的中成药，可兼具有疏肝、和胃、健脾、活血等作用。

急性病毒性肝炎可选用的中成药：茵栀黄口服液（颗粒、胶囊、片、泡腾片）、茵莲清肝颗粒、八宝丹（胶囊）、护肝片（颗粒、胶囊、丸）、益肝灵片（滴丸、胶囊）、复方益肝灵片（胶囊）、肝爽颗粒、紫叶丹胶囊、垂盆草片（颗粒）、肝炎灵注射液、双虎清肝颗粒、护肝宁片（胶囊）、利肝隆片（胶囊、颗粒）、苦黄颗粒（注射液）、舒肝宁注射液、鸡骨草肝炎颗粒、鸡骨草胶囊、茵陈五苓丸等。

对有黄疸，或恶心呕吐、厌油、食欲不振、胁痛、腹胀、小便黄、大便黏滞不爽，舌苔黄腻或厚腻，湿热偏重者可选用茵栀黄类制剂、茵莲清肝颗粒、双虎清肝颗粒、八宝丹（胶囊）、肝炎灵注射液、茵陈五苓丸、紫叶丹胶囊等。

伴有食积停滞，脘腹胀满，嗳腐吞酸，不欲饮食者可加用保和丸（片、颗粒）、六味安消散（片剂、丸、胶囊）、加味保和丸等。

伴有胁肋疼痛，肝区胀痛、窜痛明显者可加用舒肝止痛丸、元胡止痛片（胶囊、颗粒、滴丸、口服液）等。

伴有疲乏明显、食欲不振、腹胀、大便稀溏等肝郁脾虚表现者可酌情选用肝爽颗粒、护肝宁片（胶囊）、护肝片（颗粒、胶囊、丸）、肝达康片（胶囊、颗粒）、参苓白术散（丸、颗粒、片、胶囊）等中成药。

急性肝炎恢复期出现胁肋疼痛，腰膝酸软，口干咽燥，精神不振，乏力，纳差，腹胀，眼干，手足心热，失眠多梦，舌暗红、舌苔少，可酌情选用六味五灵片、贞芪扶正颗粒（胶囊）、刺五加片（胶囊、颗粒、注射液）等。

（二）慢性病毒性肝炎

慢性病毒性肝炎是病毒感染导致肝脏炎症持续超过6个月的常见肝病，依据病原学分类，包括慢性乙型病毒性肝炎（chronic hepatitis B，CHB）、慢性丙型病毒性肝炎（chronic hepatitis C，CHC）、慢性丁型病毒性肝炎（chronic hepatitis D，CHD）。

1. 诊断要点

（1）慢性乙型病毒性肝炎诊断要点：本病是由乙型肝炎病毒（hepatitis B virus，HBV）持续感染引起的肝脏慢性炎症性疾病。

在临床上可分为以下几种诊断：①慢性 HBV 携带状态，又称 HBeAg 阳性慢性 HBV 感染。本期患者 HBV-DNA 定量水平较高（> 2×10^7 U/ml），血清 HBsAg 阳性、HBeAg 阳性，但血清 ALT 和 AST 持续正常（1 年内连续随访 3 次，每次至少间隔 3 个月），肝脏组织病理学检查无明显炎症坏死或纤维化。② HBeAg 阳性 CHB。本期患者血清 HBsAg 阳性，HBeAg 阳性，HBV-DNA 定量水平较高（> 2×10^4 U/ml），ALT 持续或反复异常或肝组织学检查有明显炎症坏死和 / 或纤维化（≥ G_2/S_2）。③非活动性 HBsAg 携带状态，又称 HBeAg 阴性慢性 HBV 感染。本期患者表现为血清 HBsAg 阳性、HBeAg 阴性、抗 HBe 阳性，HBV-DNA < 2×10^3 U/ml，HBsAg < 1×10^3 U/ml，ALT 和 AST 持续正常，影像学检查无肝硬化征象，肝组织检查显示病变轻微。④ HBeAg 阴性 CHB。此期患者血清 HBsAg 阳性、HBeAg 持续阴性，多同时伴有抗 HBe 阳性，HBV-DNA 定量水平通常≥ 2 000 U/ml，ALT 持续或反复异常，或肝组织学有明显炎症坏死和 / 或纤维化（≥ G_2/S_2）。⑤隐匿性 HBV 感染，表现为血清 HBsAg 阴性，但血清和 / 或肝组织中 HBV-DNA 阳性。

（2）慢性丙型病毒性肝炎诊断要点：本病是由丙型肝炎病毒（hepatitis C virus，HCV）感染引起的肝脏炎症性疾病。① HCV 感染超过 6 个月，或有 6 个月以前的流行病学史，或感染日期不明。抗 HCV 及 HCV-RNA 阳性，肝脏组织病理学检查符合慢性肝炎特征，或根据症状、体征、实验室及影像学检查结果综合分析，亦可诊断。②病变程度判定：肝组织病理学诊断可以判定肝脏炎症分级和纤维化分期。HCV 单独感染极少引起肝衰竭，HCV 重叠 HIV、HBV 等病毒感染、过量饮酒或应用肝毒性药物时，可发展为肝衰竭。③慢性丙型肝炎肝外表现：肝外临床表现或综合征可能是机体异常免疫应答所致，包括类风湿关节炎、眼口干燥综合征、扁平苔藓、肾小球肾炎、混合型冷球蛋白血症、B 细胞淋巴瘤和迟发性皮肤卟啉病等。

（3）慢性丁型病毒性肝炎诊断要点：丁型肝炎病毒（hepatitis D virus，HDV）仅感染肝细胞，发生于存在 HBV 感染时，没有肝外病毒复制。丁型病毒性肝炎的症状是非特异的，因此很少依靠临床表现做出诊断。有下述情况应怀疑 HDV 感染：①暴发性 HBV 感染、急性 HBV 感染改善但随后复发、缺乏活动性 HBV 复制的进展性慢性 HBV 依据；② HBV 和 HDV 同时感染比单独 HBV 感染更易发生严重的急性疾病，而且发生暴发性肝衰竭的风险增加；③ HBV 和 HDV 同时感染的慢性化比率与单独 HBV 感染是相似的（＜5%）；④慢性 HBV 感染的患者重叠感染 HDV 可加速慢性 HBV 的病情进展；⑤血清抗 HDV IgM 持续存在或抗 HDV IgG 的滴度很高提示 HDV 感染，血清 HDV-RNA 阳性则提示持续感染，但仅应用于研究。HDV 是单股正链 RNA 分子。

2. 现代医学治疗原则

（1）慢性乙型肝炎现代医学治疗原则：最大限度地长期抑制 HBV 复制，减轻肝细胞炎症坏死及肝纤维组织增生，延缓和减少肝衰竭、肝硬化失代偿、肝细胞癌和其他并发症的发生，改善患者生命质量，延长其生存时间。血清 HBV-DNA 阳性的慢性 HBV 感染者，若其 ALT 持续异常（＞ULN）且排除其他原因导致的 ALT 升高，建议抗病毒治疗。存在肝硬化的客观依据，不论 ALT 和 HBeAg 状态，只要可检测到 HBV-DNA，均应进行积极的抗病毒治疗。对于失代偿期肝硬化者，若检测不到 HBV-DNA，但 HBsAg 阳性，建议抗病毒治疗。

（2）慢性丙型肝炎现代医学治疗原则：抗病毒治疗的目标是清除 HCV，获得治愈，清除或减轻 HCV 相关肝损害和肝外表现，逆转肝纤维化，阻止进展为肝硬化、失代偿期肝硬化、肝衰竭或肝细胞癌，提高患者的长期生存率，改善患者的生活质量，预防 HCV 传播。抗病毒治疗适应所有 HCV-RNA 阳性的患者，不论是否有肝硬化、合并慢性肾脏疾病或者肝外表现，均应接受抗病毒治疗。

（3）慢性丁型肝炎现代医学治疗原则：① α 干扰素治疗，有 50% 的患者可出现初次应答，但生化和病毒学应答难以维持；②拉米夫定或阿德福韦治疗数据有限。

3. 中成药的选择使用　中医学认为慢性病毒性肝炎由湿热疫毒之邪内侵，当人体正气不足无力抗邪时发病，常因外感、情志、饮食、劳倦而诱发。其病机特点是湿热疫毒隐伏血分可导致湿热蕴结证；湿阻气机则肝失疏泄、肝郁伤脾或湿热伤脾，可导致肝郁脾虚证；湿热疫毒郁久伤阴可导致肝肾阴虚证；久病阴损及阳或素体脾肾亏虚，感受湿热疫毒导致脾肾阳虚证；久病致瘀，久病入络即可导致瘀血阻络证。本病的病位主要在肝，常多涉及脾、肾两脏及胆、胃、三焦等腑。病性属本虚标实，虚实夹杂。由于本病的病因、病机、病位、病性复杂多变，病情交错难愈，故应辨明湿、热、瘀、毒之邪实与肝、脾、肾之正虚之间的关系。由于慢性病毒性肝炎可以迁延数年甚或数十年，治疗时应注意以人为本，正确处理扶正与祛邪，重点调整阴阳、气血、脏腑功能平衡。

可根据中医证型选用中成药：乙肝清热解毒片（胶囊、颗粒）、垂盆草片（颗粒）、肝苏丸（片、胶囊、颗粒）、当飞利肝宁片（胶囊）、护肝宁片（胶囊）、鸡骨草胶囊（片剂）、八宝丹（胶囊）、参芪肝康片（胶囊）、熊胆胶囊、茵栀黄类制剂、护肝片（颗粒、胶囊、丸）、叶下珠胶囊（片剂、颗粒）、六味地黄丸（颗粒、软胶囊、片、胶囊、口服液）、附子理中丸、金匮肾气丸（片）、鳖甲煎丸、复方鳖甲软肝片、九味肝泰胶囊、大黄䗪虫丸（片、胶囊）、安络化纤丸、扶正化瘀胶囊（片）等。

对恶心呕吐、厌油、食欲不振、胁痛、腹胀、目黄、小便黄、大便黏滞不爽，舌红苔黄腻或厚腻，湿热偏重者可选用乙肝清热解毒片（胶囊、颗粒）、垂盆草片（颗粒）、八宝丹（胶囊）、熊胆胶囊、茵栀黄类制剂、当飞利肝宁片（胶囊）、鸡骨草胶囊（片）、叶下珠胶囊（片、颗粒）等清热解毒，祛湿利胆。

对疲乏明显、食欲不振、腹胀、大便稀溏，舌淡红，苔白腻，偏肝郁脾虚者可选用参芪肝康片（胶囊）、肝苏丸（片、胶囊、颗粒）、逍遥丸（颗粒、胶囊）、护肝宁片（胶囊）、护肝片（颗粒、胶囊、丸）等疏肝健脾。

对头晕、面色无华、手足心热、腰酸腿软、耳鸣耳聋、失眠多梦、口舌干燥、眼干眼涩、盗汗、男性遗精早泄、女子月经先期或月经量少，舌红，脉细数，肝肾阴虚者可选强肝丸（片、胶囊、颗粒）、六味地黄丸（颗粒、软胶囊、片、胶囊、口服液）等滋养肝肾。

对腰膝酸软、小便不利、四肢浮肿、尿频尿急、形寒肢冷、下利清谷，舌淡，苔白腻，脾肾阳虚者可选附子理中丸、金匮肾气丸（片）等温补脾肾。

对胸胁、脘腹疼痛，刺痛，痛处不移，胁腹有癥块，蜘蛛痣，肝掌，面色黧黑，皮肤粗糙，口唇发紫，女子月经量少色黑，闭经痛经，舌紫暗或有瘀点，脉细涩，气滞血瘀者可选用鳖甲煎丸、复方鳖甲软肝片、九味肝泰胶囊、大黄䗪虫丸（片、胶囊）、安络化纤丸、扶正化瘀胶囊（片）等活血祛瘀。

（三）肝衰竭

肝衰竭是多种因素引起的严重肝脏损害，导致合成、解毒、代谢和生物转化等功能严重障碍或失代偿，出现以黄疸、凝血功能障碍、肝肾综合征、肝性脑病、腹水等为主要表现的一组临床综合征。目前已知的在我国引起肝衰竭的主要病因是肝炎病毒（尤其是乙型肝炎病毒），其次是药物及肝毒性物质（如酒精、化学制剂等）。儿童肝衰竭还可见于遗传代谢性疾病。

临床上根据病史、起病特点及病情进展速度，肝衰竭可分为 4 类：急性肝衰竭（acute liver failure，ALF）、亚急性肝衰竭（subacute liver failure，SALF）、慢加急性（亚急性）肝衰竭 [acute（subacute）-on-chronic liver failure，ACLF 或 SACLF] 和慢性肝衰竭（chronic liver failure，CLF）。

1. 诊断要点

（1）急性肝衰竭：急性起病，2 周内出现 Ⅱ 度及以上肝性脑病（按Ⅳ级分类法划分）并有以下表现者：①极度乏力，并伴有明显厌食、腹胀、恶心、呕吐等严重消化道症状；②短期内黄疸进行性加深，血清总胆红素（TBil）≥ 10×ULN（正常值上限）或每日上升 ≥ 17.1μmol/L；③有出血倾向，凝血酶原活动度（PTA）≤ 40%，或国际标准化比值（INR）≥ 1.5，且排除其他原因；④肝脏进行性缩小。

（2）亚急性肝衰竭：起病较急，2 ~ 26 周出现以下表现者：①极度乏力，有明显的消化道症状；②黄疸迅速加深，血清 TBil ≥ 10×ULN 或每日上升 ≥ 17.1μmol/L；③伴或不伴肝性脑病；④有出血表现，PTA ≤ 40%（或 INR ≥ 1.5）并排除其他原因者。

（3）慢加急性（亚急性）肝衰竭：在慢性肝病的基础上，短期内出现以急性黄疸加深、凝血功能障碍等为表现的急性或亚急性肝功能失代偿的临床综合征，可合并包括肝性脑病、腹水、电解质紊乱、感染、肝肾综合征、肝肺综合征等并发症。患者黄疸迅速加深，血清 TBil ≥ 10×ULN 或每日上升 ≥ 17.1μmol/L；有出血表现，PTA ≤ 40%（或 INR ≥ 1.5）。根据慢性肝病基础的不同分为 3 型，A 型：在慢性非肝硬化肝病基础上发生的慢加急性肝衰竭；B 型：在代偿期肝硬化基础上发生的慢加急性肝衰竭，通常在 4 周内发生；C 型：在失代偿期肝硬化基础上发生的慢加急性肝衰竭。

（4）慢性肝衰竭：在肝硬化基础上，缓慢出现肝功能进行性减退和失代偿：①血清 TBil 升高，常 > 10×ULN；②白蛋白（Alb）明显降低；③血小板计数明显下降，PTA ≤ 40%（或 INR ≥ 1.5），并排除其他原因者；④有顽固性腹水或门静脉高压等表现；⑤肝性脑病。

2. 现代医学治疗原则　肝衰竭诊断明确后，应动态评估病情、加强监护和治疗。目前的治疗原则是在密切观察病情、早期诊断的基础上，以支持和对症疗法为主，同时采取措施多环节阻断肝细胞坏死、促进肝细胞再生，积极预防和治疗各种并发症，必要时采用人工肝支持系统，争取适时进行肝移植。

3. 中成药的选择使用　肝衰竭的中医病因病机复杂，病势演变快，并发症多，须采用中西医综合措施救治。中医学认为肝衰竭可归属于"瘟黄""黄疸""天行发黄"等范畴，多与湿、热、瘀、毒、虚关系密切，辨证选用以利湿退黄、清热解毒、活血化瘀及健脾益肾等为主的中成药，可兼以疏肝、和胃、滋补肝肾等。

肝衰竭可选用的中成药：茵栀黄类制剂、舒肝宁注射液、茵陈五苓丸、赤丹退黄颗粒、甘露消毒丹、片仔癀、大黄利胆胶囊、当飞利肝宁片（胶囊）、红花清肝十三味丸、参芪肝康片（胶囊）、八宝丹（胶囊）、肝爽颗粒、紫叶丹胶囊、护肝宁片（胶囊）、利肝隆片（胶囊、颗粒）、苦黄颗粒（注射液）、鳖甲煎丸、金匮肾气丸（片）、附子理中丸、六味地黄丸（颗粒、软胶囊、片、胶囊、口服液）、安宫牛黄丸、紫雪丹、保和丸

（片、颗粒）等。

（1）辨证论治：①对黄疸、肢体困重、恶心呕吐、厌油、腹胀、胁痛、小便黄、大便黏腻，舌红，苔黄腻，脉滑数，属肝胆湿热或湿热蕴结证者可选用茵栀黄类制剂、舒肝宁注射液、片仔癀、当飞利肝宁片（胶囊）、苦黄颗粒（注射液）等。②对发病急骤，身黄、目黄，颜色鲜明甚至其色如金，尿黄赤短少，口干口苦，大便秘结，皮肤瘙痒或灼热，舌质紫暗，苔薄黄，脉弦涩，属热毒瘀结证者，可选用赤丹退黄颗粒、甘露消毒丹、大黄利胆胶囊、红花清肝十三味丸、八宝丹（胶囊）等。③对身目发黄、畏寒肢冷、腰酸、乏力、神疲脉弱、舌体胖、边有齿痕属脾肾阳虚证者可选用金匮肾气丸（片）、附子理中丸等。④对身目晦暗发黄或黄黑如烟熏、头晕目涩、腰膝酸软、胁肋隐痛、口干口渴、全身燥热或五心烦热、舌红少津、脉细数属肝肾阴虚证者，可选用六味地黄丸（颗粒、软胶囊、片、胶囊、口服液）。

（2）对症治疗：①伴食欲不振、大便稀溏属肝脾不和者，可选用参芪肝康片（胶囊）、肝爽颗粒等。②伴舌下脉络曲张、脉涩属瘀血阻络者可选用紫叶丹胶囊、护肝宁片（胶囊）、鳖甲煎丸等。③伴大便干结不易解，以湿热为主者可选用大黄利胆胶囊等。④对凝血功能差，有出血倾向者，可加三七粉冲服。消化道出血者可选用云南白药胶囊。⑤对肝性脑病出现神昏属毒邪内闭，可先服安宫牛黄丸、紫雪丹之类药物；属痰湿内盛、痰迷心窍型可选用苏合香丸等；肝阳上亢型可选用天麻钩藤颗粒等。⑥对肝肾综合征出现小便不利，属寒湿阴黄者可选用茵陈五苓丸等。⑦对顽固性腹水可酌情选用臌症丸。

（四）淤胆型肝炎

淤胆型肝炎是指病毒性肝炎以肝内胆汁淤积为主要表现的一种特殊临床类型，主要特征为毛细胆管胆汁淤积及显著肝纤维化，肝细胞重度破坏而炎症反应轻微。过去称为毛细胆管型肝炎或小胆管型肝炎，可发生于急性肝炎、慢性肝炎、重型肝炎及肝炎肝硬化患者。据此，临床上可分为急性淤胆型肝炎和慢性淤胆型肝炎。临床上自觉症状较轻，但黄疸往往颜色较深、持续时间长，一般持续 2～3 个月或半年，黄疸属胆汁淤积型，以结合胆红素升高为主，可伴有皮肤瘙痒、大便颜色浅或灰白、肝大明显等肝内胆管淤积的表现。淤胆型肝炎患者恢复周期长，预后相对较好，一般无凝血功能的改变，极少数病情加重患者需进行人工肝治疗或肝移植。

1. 诊断要点

（1）急性淤胆型肝炎：①临床符合急性病毒性肝炎诊断，有关肝炎病原学检查为阳性。②黄疸深而持续时间长达 3 周以上，具有"三分离"特征，即黄疸重，消化道症状轻、ALT 上升幅度低、凝血酶原时间延长或凝血酶原活动度下降不明显。③具有胆汁淤积性黄疸特征，即皮肤瘙痒，陶土色大便，血清胆汁酸浓度明显升高，可达正常水平 10 倍左右而且持续时间长。血清碱性磷酸酶（ALP），γ-GT、TC 及血清脂蛋白 X 等可轻至中度增高，而尿胆原减少或消失。④除外药物等原因及原发性或继发性肿瘤所致肝内外梗阻性黄疸。⑤肝组织病理学检查符合急性淤胆型肝炎的组织学特征。

（2）慢性淤胆型肝炎：①临床符合慢性活动性肝炎或肝硬化的诊断。多有乙肝或丙肝病毒的抗原、抗体血清学指标或 HBV-DNA/HCV-RNA 阳性。②有梗阻性黄疸临床特征，并除外梗阻或其他原因所致的肝内外梗阻性黄疸。③肝活检符合慢性活动性肝炎或肝硬化的组织学改变，并有淤胆型肝炎的形态学特征。

（3）淤胆型肝炎实验室检查特点：呈"六高"现象，表现为血清总胆红素明显升高，以结合胆红素升高为主（＞70%）；ALP 明显升高；GGT 明显升高；胆固醇升高；胆汁酸升高；β- 球蛋白升高。

（4）淤胆型肝炎病理检查特点：表现为微胆管淤胆，胆管增生明显，电子显微镜下可见毛细胆管扩张，毛细胆管内有胆栓形成，微绒毛有病变等，而肝细胞坏死不突出。

2. 现代医学治疗原则　淤胆型肝炎治疗的基本原则与其他肝炎相似，首先强调病因治疗，如慢性乙型肝炎患者应积极抗病毒治疗，在此基础上进行保肝、改善胆汁淤积治疗。除常规保肝治疗外，以消退黄疸为主要目的。目前常用熊去氧胆酸、S- 腺苷 -L- 蛋氨酸、门冬氨酸钾镁、糖皮质激素等促进胆汁排泄。糖皮质激素长期应用的不良反应较多。

在急性或慢性病毒性肝炎治疗过程中，应注意避免应用可导致肝内胆汁淤积的药物，如氯丙嗪、甲苯磺丁脲、甲睾酮、磺胺药、噻苯达唑等。

3. 中成药的选择使用　淤胆型肝炎的始发病因基本与急性或慢性病毒性肝炎相同，也是湿热疫毒所致，湿热疫毒之邪不解入于血分，阻滞血脉，逼迫胆液外溢，浸渍肌肤，故现黄疸较深，而且色泽晦滞，皮肤瘙痒，有灼热感。肝之络脉瘀血阻滞，瘀而不散，故右胁肋部胀痛，肝脏肿大。湿热与血脉互结在一起，由小便而出，症见小便深黄。舌质暗红、苔少、脉实有力，均为瘀血与热互结之象。或临床过用苦寒清热之品或素体阳虚，内寒已生，寒与湿结，寒湿伤及脾胃，脾胃运化困顿，中焦郁滞，肝胆失于疏泄，胆液受阻，湿瘀而不化，郁而成黄。

黄疸辨证：本病黄疸多持续 1 个月以上。舌苔黄而垢腻，属湿热内盛；舌质淡而晦暗，为阳气被遏之象；舌下脉络青紫迂曲怒张，为瘀血凝滞之征。本病不可仅据黄疸鲜明或晦暗而定阳黄或阴黄，因本病多瘀血阻络，痰浊凝滞，为时日久难免呈晦暗之色，因而判定阴黄尚需参照是否出现其他阴证证候，如口不渴，舌质淡，纳呆，神疲困乏，脉虚无力。小便自利是血瘀黄疸的特点之一，有些患者面部尤其眼睑或身体其他部位的皮肤出现黄色斑块，属痰浊凝滞之证。

（1）急性淤胆型肝炎可选用的中成药：茵栀黄类制剂、茵莲清肝颗粒、八宝丹（胶囊）、茵陈退黄胶囊、苦黄颗粒（注射液）、茵陈五苓丸、鸡骨草肝炎颗粒、鸡骨草胶囊、当飞利肝宁片（胶囊）、乙肝清热解毒片（胶囊、颗粒）、肝泰舒胶囊、益肝灵片（滴丸、胶囊）、舒肝宁注射液等。

若身目俱黄，色泽鲜明，纳呆呕恶，厌油腻，口干苦，头身困重，脘腹胀满，乏力，大便干，尿黄赤，舌苔黄腻，脉弦滑数者，可选用茵栀黄类制剂、八宝丹（胶囊）、茵陈退黄胶囊、茵陈五苓丸、茵莲清肝颗粒、肝泰舒胶囊、当飞利肝宁片（胶囊）、苦黄颗粒（注射液）、乙肝健片（胶囊）、乙肝清热解毒片（胶囊、颗粒）、舒肝宁注射液等。

对身目发黄，色泽晦暗，纳呆腹胀，或神疲乏力，畏寒喜温，大便溏薄，舌体胖，舌质淡，苔白滑，脉沉缓无力者，可选用参芪肝康片（胶囊）等。

若脘腹作胀，胁肋隐痛，不思饮食，肢体困倦，大便时秘时溏，可用肝爽颗粒、逍遥丸（颗粒、胶囊）、肝达康片（胶囊、颗粒）等。

若食欲不振，肢软乏力，心悸气短，可加用香砂六君丸、补中益气丸（颗粒）等。

（2）慢性淤胆型肝炎可选用的中成药：茵栀黄类制剂、肝爽颗粒、护肝片（颗粒、胶囊、丸）、茵连清肝颗粒、八宝丹（胶囊）、苦黄颗粒（注射液）、茵陈五苓丸、茵陈退黄胶囊、双虎清肝颗粒、当飞利肝宁片（胶囊）、参芪肝康片（胶囊）、肝达康片（胶囊、颗粒）、鳖甲煎丸、肝苏丸（片、胶囊、颗粒）、五酯滴丸（片、胶囊、颗粒）、舒肝宁注射液、肝炎灵注射液等。

若身目俱黄，色泽鲜明，右胁胀痛，脘腹满闷，恶心厌油，小便黄赤，大便黏滞臭秽，舌苔黄腻，脉弦滑数者，可选用茵栀黄口类制剂、茵连清肝颗粒、茵陈五苓丸、八宝丹（胶囊）、当飞利肝宁片（胶囊）、双虎清肝颗粒、护肝宁片（胶囊）、苦黄颗粒（注射液）、护肝片（颗粒、胶囊、丸）、益肝灵片（滴丸、胶囊）、利肝隆片（胶囊、颗粒）、乙肝健片（胶囊）、乙肝清热解毒片（胶囊、颗粒）、猪苓多糖胶囊、垂盆草片（颗粒）、肝泰舒胶囊、茵陈退黄胶囊、复方益肝灵片（胶囊）、肝炎灵注射液、舒肝宁注射液等。

若黄疸较深，色泽晦暗，经月不解，皮肤瘙痒，或右胁不适，或神疲乏力，形寒肢冷，食少脘痞，大便色浅或灰白，舌体胖，舌质暗淡，苔白滑，脉沉缓，可选用朝阳丸、复方益肝灵片（胶囊）、参芪肝康片（胶囊）、金匮肾气丸（片）等。

若身目黄染，伴胁肋胀痛，抑郁烦闷，善太息，面色萎黄，纳差，腹胀便溏，身倦乏力，舌质红，舌苔薄白，脉弦，可选用肝爽颗粒、肝达康片（胶囊、颗粒）、澳泰乐颗粒（胶囊）、利肝隆片（胶囊、颗粒）、逍遥丸（颗粒、胶囊）、乙肝益气解郁颗粒、五灵胶囊、护肝片（颗粒、胶囊、丸）、灭澳灵片、茵芪肝复颗粒、朝阳丸等。

若黄疸较深，经月不退，皮肤瘙痒或有灼热感，抓后有细小出血点及瘀斑，右胁刺痛，舌质暗红或绛红，苔少，脉实有力或弦涩，可选用双虎清肝颗粒、乙肝清热解毒片（胶囊、颗粒）、鸡骨草胶囊、茵栀黄类制剂、八宝丹（胶囊）等。

若身目俱黄，色不甚鲜明，口中黏腻，脘闷不饥，腹胀纳少，大便溏泄，有时灰白色，肢体困重，倦怠嗜卧，面色暗黑，胁下肿块胀痛或刺痛，痛处固定不移，可用鳖甲煎丸、大黄䗪虫丸（片、胶囊）合茵栀黄类制剂、八宝丹（胶囊）、紫叶丹胶囊等。

若面目肌肤发黄，无光泽，神疲乏力，食少纳呆，胃脘隐痛或灼痛，口干咽燥，排便无力或大便秘结，舌淡或暗红，苔少，脉濡细，可选用贞芪扶正片（胶囊、颗粒、注射液）、健肝乐颗粒等。

若黄色晦暗，口干咽燥，腹部胀满，肝区隐痛，两目干涩，头晕腰酸，五心烦热，齿鼻衄血，皮肤瘙痒，入夜尤甚，舌红体瘦或有裂纹，少苔，脉濡细或弦细，可选用乙肝养阴活血颗粒、健肝乐颗粒、知柏地黄丸（片、颗粒、胶囊）、麦味地黄丸（片、胶囊、口服液）、五酯滴丸（片、胶囊、颗粒）等。

二、非酒精性脂肪性肝病

非酒精性脂肪性肝病（NAFLD）是一种与胰岛素抵抗和遗传易感密切相关的代谢应激性肝损伤，包括非酒精性单纯性脂肪肝、非酒精性脂肪性肝炎、肝硬化和肝细胞癌。非酒精性脂肪肝是一种由多种病因引起的疾病，可以是一种独立的疾病，也可以是全身性疾病在肝脏的病理表现。非酒精性脂肪肝不仅可导致肝病残疾和死亡，还与代谢综合征、2型糖尿病、动脉硬化性心血管疾病以及结直肠肿瘤等疾病的高发密切相关。随着生活方式的改变，非酒精性脂肪肝已成为我国第一大慢性肝病和健康体检肝脏生物化学指标异常的首要原因，严重危害人民生命健康。

非酒精性脂肪肝属于中医学的"胁痛""痰证""积聚"等范畴。其病机特点主要为肝失疏泄、脾失健运、湿热内蕴、痰浊内结、瘀血阻滞，最终形成痰瘀互结，痹阻于肝脏脉络。非酒精性脂肪肝属于本虚标实，虚实夹杂的疾病。

（一）单纯性脂肪肝

单纯性脂肪肝是非酒精性脂肪性肝病的病理改变过程中，肝细胞脂肪变性的早期阶段，病情较轻，此期一般以病理学上的显著肝脂肪变和影像学诊断的脂肪肝为重要特征。一般来说，单纯性脂肪肝其肝生化指标多无明显异常，因此，肝生化指标检测有助于判断单纯性脂肪肝是否已并发脂肪性肝炎。但研究显示，肝活检证实的非酒精性脂肪性肝炎患者仅 20% ~ 30% 有肝功能指标异常，因此实验室检查并不能确切反映脂肪肝的有无及其程度。长期随访表明，非酒精性单纯性脂肪肝患者肝组织学改变呈良性经过，很少经脂肪性肝炎发展为肝硬化和肝癌。部分患者即使已发生脂肪性肝炎和肝纤维化，如能有效控制体重和维持血脂、血糖于正常水平，肝脏病变仍可完全消退。

1. 诊断要点 单纯性脂肪肝是病理学诊断，在病理学上，单纯性脂肪肝的病变主体在肝小叶，小叶内 1/3 以上的肝细胞出现脂滴，但不伴有其他组织学改变。根据肝细胞脂肪变累及范围，可将脂肪肝分为常见的弥漫性脂肪肝及弥漫性脂肪肝伴正常肝岛，局灶型脂肪肝相对少见。根据肝细胞内脂滴的大小不同，可将脂肪肝分为大泡性、小泡性以及混合性。局灶型脂肪肝和脂肪性肉芽主要见于大泡性脂肪肝。

2. 现代医学治疗原则 单纯性脂肪肝的治疗原则包括纠正不良的生活行为，积极治疗和控制 2 型糖尿病等原发疾病，坚持合理的饮食制度及适当的体育锻炼。

3. 中成药的选择应用 目前应用于脂肪肝治疗的中成药较少。单纯性脂肪肝可根据脂肪肝进行辨病用药，也可以根据中医证候辨证用药。

单纯性脂肪肝可应用壳脂胶囊、化滞柔肝颗粒、山楂内消丸、胆宁片等辨病用药。但是临床应用中，也要注意辨证应用上述中成药，例如辨证属于痰瘀互结型可选壳脂胶囊、山楂内消丸等，湿热内蕴者可选用化滞柔肝颗粒、胆宁片等。

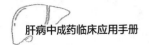

（二）非酒精性脂肪性肝炎

非酒精性脂肪性肝炎（non-alcoholic steatohepatitis，NASH）是单纯性脂肪肝进展至肝硬化和肝癌的中间阶段且难以自行康复，因此，早期、准确识别非酒精性脂肪性肝炎具有重要临床意义。本病早期症状不明显，疾病进展缓慢，部分患者在无特殊治疗的情况下病情可逆转，也可进展为肝纤维化或肝硬化甚至肝细胞癌。

1. 诊断要点　肝活组织病理学检查可准确评估肝脂肪变、肝细胞损伤、炎症坏死和纤维化程度，至今仍是诊断非酒精性脂肪性肝炎的"金标准"。现有影像学技术和实验室检查等无创方法不能准确诊断非酒精性脂肪性肝炎。对于 NAFLD 初诊患者，详细了解体重指数（BMI）、腰围、代谢性危险因素、并存疾病和血清生物化学指标，可以综合判断是否为非酒精性脂肪性肝炎高危人群。年龄 ≥ 45 岁、BMI ≥ 28 或 30kg/m²、TG ≥ 1.7mmol/L、ALT ≥ 正常值 2 倍、AST/ALT > 1.3、高血压、2 型糖尿病等指标 3 项或以上并存时，提示脂肪性肝炎和进展性肝纤维化。

2. 现代医学治疗原则　除应用上述治疗单纯性脂肪肝的治疗方法外，有研究显示维生素 E、奥贝胆酸有助于治疗非酒精性脂肪性肝炎，但疗效仍需要进一步证实。另外，非酒精性脂肪性肝炎有必要应用保肝药物保护肝细胞、抗氧化、抗炎，甚至抗肝纤维化治疗。

3. 中成药的选择应用　非酒精性脂肪性肝炎除应用针对脂肪肝的治疗药物外，还可以应用具有保护肝细胞、抗肝纤维化作用的中成药。

（1）用于肝脂肪变的中成药：壳脂胶囊、化滞柔肝颗粒、山楂内消丸、胆宁片等。

（2）保护肝细胞的中成药：茵栀黄类制剂、八宝丹（胶囊）、护肝片（颗粒、胶囊、丸）、复方益肝灵片（胶囊）、肝爽颗粒、紫叶丹胶囊、垂盆草片（颗粒）、肝炎灵注射液、双虎清肝颗粒、护肝宁片（胶囊）、利肝隆片（胶囊、颗粒）、苦黄颗粒（注射液）、舒肝宁注射液、鸡骨草肝炎颗粒、鸡骨草胶囊、茵陈五苓丸等。

（3）抗肝纤维化的中成药：安络化纤丸、复方鳖甲软肝片、扶正化瘀胶囊（片）、大黄䗪虫丸（片、胶囊）、鳖甲煎丸、和络舒肝胶囊（片）等。

针对降血脂的中成药：脂必泰胶囊、泰脂安胶囊、血脂康胶囊等。

若伴有肝区胀满或胀痛，唇暗、舌暗或边有瘀斑、瘀点、舌下脉络迂曲等症状时，针对脂肪变可选择壳脂胶囊、三七脂肝丸、大黄䗪虫丸（片、胶囊）、鳖甲煎丸等。

若伴有胁肋隐痛或胀痛，易太息、嗳气，四肢乏力，或有腹胀、便溏等症状的患者，可选择肝爽颗粒、安络化纤丸、和络舒肝胶囊（片）、逍遥丸、香砂六君丸等。

若伴有黄疸、口苦、口气重、尿黄、舌苔黄腻等症状的患者，可选择化滞柔肝颗粒、胆宁片、茵栀黄类制剂、八宝丹（胶囊）、护肝片（颗粒、胶囊、丸）、紫叶丹胶囊、垂盆草片（颗粒）、肝炎灵注射液、双虎清肝颗粒、护肝宁片（胶囊）、利肝隆片（胶囊、颗粒）、苦黄颗粒（注射液）、舒肝宁注射液、鸡骨草肝炎颗粒、鸡骨草胶囊、茵陈五苓丸等。

若伴有胃脘饱胀、反酸，或肚腹疼痛，或大便燥结的患者，可选择山楂内消丸、枳实消痞丸、保和丸（片、颗粒）、脂必泰胶囊、血脂康胶囊等。

若伴有腰膝酸软，头晕耳鸣，睡眠不佳，视物昏花，或有午后潮热、盗汗等症状的患者，可选择益肝灵片（滴丸、胶囊）、复方益肝灵片（胶囊）、复方鳖甲软肝片、扶正化瘀胶囊（片）、泰脂安胶囊等。

三、酒精性肝病

酒精性肝病（alcoholic liver disease，ALD）是由于长期大量饮酒导致的肝脏疾病，初期通常表现为脂肪肝，进而可发展成酒精性肝炎（alcoholic hepatitis，AH）、肝纤维化和肝硬化。严重酗酒时可诱发广泛肝细胞坏死，甚至引起衰竭。

引起酒精性肝病的影响因素较多，包括饮酒量、饮酒年限、乙醇（酒精）饮料品种、饮酒方式、性别、种族、肥胖、肝炎病毒感染、遗传因素、营养状况等。

酒精性肝病的一般治疗方法是戒酒和营养支持，减轻酒精性肝病的严重程度，改善已存在的继发性营养不良和对症治疗酒精性肝硬化及其并发症。目前酒精性肝病的治疗难点在于如何更好地帮助和指导酒精使用障碍患者戒酒，无论病情严重程度如何，戒酒是所有酒精使用障碍患者治疗和早期管理的基础。部分药物如 N- 乙酰半胱氨酸、粒细胞集落刺激因子、己酮可可碱、抗 TNF 因子等在酒精性脂肪性肝炎治疗方面尚缺乏有说服力的临床证据。

（一）酒精性脂肪肝

酒精性脂肪肝是酒精性肝病的早期，可无症状，或有右上腹胀痛、食欲不振、乏力、体重减轻等，多由肝脏 B 超检查发现。酒精性脂肪肝的主要特征是肝细胞中 TG 的累积，这与长期的酒精摄入有关，高负荷的饮酒可导致多种类型肝脏组织病理改变，如肝脏脂肪变性、肝细胞肿胀坏死、肝细胞凋亡、炎症细胞浸润等。普遍认为其良性和可逆，但高达 30% 的重度饮酒者可能会出现更严重的慢性肝损伤，如酒精性肝炎、肝纤维化、肝硬化和肝细胞癌。

1. 诊断要点　根据 2018 年中华医学会肝病学分会组织专家和学者制定的《酒精性肝病防治指南（2018 年更新版）》，酒精性肝病诊断的先决条件是长期饮酒史，一般超过 5 年，折合乙醇量男性 ≥ 40g/d，女性 ≥ 20g/d；或 2 周内有大量饮酒史，折合乙醇量 > 80g/d。但应注意性别、遗传易感性等因素的影响。乙醇量（g）换算公式 = 饮酒量（ml）× 乙醇含量（%）× 0.8。

酒精性脂肪肝无特异性的临床症状，肝生物化学指标如血清 ALT、AST 或 GGT 可轻微异常，影像学诊断符合脂肪肝标准。常用的影像学检查包括肝脏 B 超、CT、MRI 或瞬时弹性成像检查。

酒精性脂肪肝在病理上主要表现为大泡性或大泡性为主伴小泡性的混合性肝细胞脂肪变。依据肝细胞脂肪变性占所获取肝组织标本量的范围，分为 4 度（$F_0 \sim F_3$）：F_0，< 5% 肝细胞脂肪变；F_1，5% ~ 33% 肝细胞脂肪变；F_2，33% ~ < 66% 肝细胞脂肪变；F_3，≥ 66% 肝细胞脂肪变。

2. 现代医学治疗原则　酒精性脂肪肝诊断明确后，应尽早开始干预，治疗原则主要为戒酒、营养支持、运动和心理疗法、药物治疗等，预后一般较好。

完全戒酒是酒精性肝病最主要和最基本的治疗措施。戒酒可改善预后及肝损伤的组织学、降低门静脉压力、延缓纤维化进程、提高所有阶段酒精性肝病患者的生存率。

酒精性脂肪肝患者需良好的营养支持，因为长期嗜酒的患者，乙醇取代了食物所提供的热量，故蛋白质和维生素摄入不足而引起营养不良。应在戒酒的基础上提供高蛋白、低脂饮食，并注意补充维生素 B、维生素 C、维生素 K 及叶酸。

运动和心理疗法对酒精性脂肪肝的治疗亦可起到辅助作用。适当增加运动可以促进体内脂肪消耗，增加肌肉含量。药物方面，由于酒精性脂肪肝症状较轻，生化指标亦无明显异常，临床使用抗炎保肝类药物应谨慎酌情选择使用，以免加重肝脏负担。美他多辛可加速乙醇（酒精）和乙醛从血清中清除，降低乙醇对肝的伤害，有助于改善乙醇（酒精）中毒症状、乙醇（酒精）依赖以及行为异常，从而提高生存率。

3. 中成药的选择使用　中医学中虽无酒精性肝病、酒精性脂肪肝的病名记载，但在中医历代文献中，对长期大量饮酒的危害性已有所认识。根据该病的临床表现及发病特点，可将酒精性脂肪肝归属于中医学"伤酒""胁痛""酒癖"之范畴。

中医学认为酒精性脂肪肝由于饮酒太过，加之饮食不节、情志不畅引起，肝气郁结，失于条达疏泄，横犯脾胃，脾失健运，胃失受纳，酒毒湿热蕴结中焦，阻遏气机，清阳不升，浊阴不降，气机升降失调，而为"伤酒""胁痛"。症见呕恶纳呆、脘腹痞满或胁肋胀痛。若气滞日久，血行不畅，瘀血内停，累及气血，气血湿热酒毒相互搏结，病位在肝脾，发为"酒癖"。辨证选用以升清降浊、除湿和中或清热利湿的中成药，可兼以具有疏肝解郁、健脾化痰祛湿、活血化瘀等作用。

酒精性脂肪肝可选用的中成药：茵栀黄类制剂、茵莲清肝颗粒、双虎清肝颗粒、八宝丹（胶囊）、茵胆平肝胶囊、茵陈五苓丸、紫叶丹胶囊、强肝丸（片、胶囊、颗粒）、肝苏丸（片、胶囊、颗粒）、利肝隆片（胶囊、颗粒）、当飞利肝宁片（胶囊）、逍遥丸（颗粒、胶囊）、益肝灵片（滴丸、胶囊）、复方益肝灵片（胶囊）、肝爽颗粒、护肝宁片（胶囊）、护肝片（颗粒、胶囊、丸）、肝达康片（胶囊、颗粒）、参苓白术散（丸、颗粒、片、胶囊）、丹田降脂丸、脂必妥片（胶囊）、血脂康胶囊、脂必泰胶囊、降脂灵片（颗粒、胶囊）、五苓散（片、胶囊）、脂肝清胶囊、壳脂胶囊、泰脂安胶囊、丹参注射液（片、胶囊、颗粒、口服液、合剂）、复方丹参片（胶囊、颗粒、丸剂）。

伴有脘腹痞闷，胁肋胀痛，恶心欲吐，便秘或秽而不爽，困倦乏力，小便黄，口干，口苦，舌红，苔黄腻，脉弦滑的湿热内蕴患者可选用茵栀黄类制剂、茵莲清肝颗粒、双虎清肝颗粒、八宝丹（胶囊）、茵胆平肝胶囊、茵陈五苓丸、紫叶丹胶囊、强肝丸（片、胶囊、颗粒）、肝苏丸（片、胶囊、颗粒）、利肝隆片（胶囊、颗粒）、当飞利肝宁片（胶囊）等清热利湿。

伴有胁肋胀痛，心情抑郁不舒，乏力，纳差，脘腹痞闷，便溏，舌淡红，苔薄，脉弦细或沉细的肝郁脾虚患者可选用逍遥丸（颗粒、胶囊）、益肝灵片（滴丸、胶囊）、复方益肝灵片（胶囊）、肝爽颗粒、护肝宁片（胶囊）、护肝片（颗粒、胶囊、丸）、肝达康片（胶囊、颗粒）、参苓白术散（丸、颗粒、片、胶囊）等中成药。

伴有胁肋隐痛，脘腹痞闷，口黏纳差，困倦乏力，头晕恶心，便溏不爽，形体肥胖，舌淡红胖大，苔白腻，脉濡缓的痰湿内阻患者可选用丹田降脂丸、脂必妥片（胶囊）、血脂康胶囊、脂必泰胶囊、降脂灵片（颗粒、胶囊）、五苓散（片、胶囊）、脂肝清胶囊等中成药。

伴有胁肋刺痛，乏力，纳差口黏，脘腹痞闷，便溏不爽，舌胖大瘀紫，苔白腻，脉细涩的痰瘀互结患者可选用壳脂胶囊、泰脂安胶囊、丹参注射液（片、胶囊、颗粒、口服液、合剂）、复方丹参片（胶囊、颗粒、丸剂）等中成药。

（二）酒精性脂肪性肝炎

酒精性脂肪性肝炎（alcoholic steatohepatitis，ASH）是组织学上的诊断名称，是酒精性肝炎最主要的表现，通常是在酒精性肝病的基础上由于感染、广泛或大块的小泡性脂肪变性，肝胆石移位及药物诱导的肝损害等所致。其定义为肝组织同时存在脂肪变性、肝细胞气球样变和中性粒细胞的炎症浸润。在本质上，ASH 与非酒精性脂肪性肝炎（NASH）并没有区别，然而与 NASH 相比，ASH 的临床表现和组织学损害更严重。

1. 诊断要点 根据 2018 年中华医学会肝病学分会组织专家和学者制定的《酒精性肝病防治指南（2018 年更新版）》，酒精性肝炎是短期内肝细胞大量坏死引起的一组临床病理综合征，可发生于有或无肝硬化的基础上，主要表现为血清 ALT、AST 或 GGT 升高，可有血清总胆红素（TBil）增高，可伴有外周血中性粒细胞计数升高。其临床特征是恶心、呕吐、黄疸、肝大和压痛等，最主要的临床表现是迅速出现黄疸，其他症状和体征包括发热、腹水、近端肌肉松弛等。重症酒精性肝炎（severe alcoholic hepatitis，SAH）是指酒精性肝炎患者出现肝衰竭的表现，如黄疸、凝血机制障碍、肝性脑病、急性肾衰竭、上消化道出血等，常伴有内毒素血症。

相较于国内指南，国际指南对酒精性肝炎的相关指标给予了具体数值的界定。如《2018 年欧洲肝病学会临床实践指南：酒精性肝病管理》和 2018 年美国肝病研究学会（AASLD）指南指出，酒精性肝炎通常需要 TBil > 51μmol/L（3mg/dl），ALT 与 AST 升高通常 > 1.5 倍正常值上限且一般不大于 300~400U/L，典型患者 AST/ALT 可大于 1.5~2.0。对 SAH，国外指南则更倾向于用具体评分量表来进行界定。

肝脏病理是诊断的"金标准"，我国指南对于酒精性肝病在病理学上如何出具诊断报告给出了推荐意见，建议对肝脏病变的脂肪变程度（F_0~F_3）、炎症坏死程度（G_0~G_4）及肝纤维化分期（S_0~S_4）情况进行划分。

2. 现代医学治疗原则 与酒精性脂肪肝的治疗一样，戒酒是治疗酒精性脂肪性肝炎最主要和最基本的治疗措施，营养支持亦非常重要。酒精性肝炎合并肝硬化患者主要补充蛋白质热量的不足，重症酒精性肝炎患者应考虑夜间加餐 [约 2930kJ/d（700kcal/d）]，以防止肌肉萎缩，增加骨骼肌容量。韦尼克脑病症状明显者应及时补充 B 族维生素。

在药物治疗方面，S- 腺苷甲硫氨酸治疗可以改善酒精性肝病患者的临床症状和血清生物化学指标。多烯磷脂酰胆碱对酒精性肝病患者可防止组织学恶化的趋势。甘草酸制剂、水飞蓟素宾和还原型谷胱甘肽等药物有不同程度的抗氧化、抗炎、保护肝细胞膜及细胞器等作用，临床应用可改善肝生物化学指标。双环醇治疗也可改善酒精性肝损伤。但不宜同时应用多种抗炎保肝药物，以免加重肝脏负担及因药物间相互作用而引起不良反应。

由于酒精性肝炎可在酒精性肝纤维化、肝硬化的基础上发生，且戒酒后肝脏炎症、肝纤维化可仍然存在，故应重视抗肝纤维化治疗。对药物治疗效果不佳的（重症）酒精性肝炎患者，可考虑适时给予肝移植治疗。

3. 中成药的选择使用　根据酒精性肝炎临床证候特点，可将其归属于中医学"酒疸"范畴，而酒精性肝纤维化、酒精性肝硬化则依照"酒胀""酒积""酒臌"进行治疗。

中医学认为酒精性肝炎为饮酒无度，气血湿热酒毒相互搏结日久，邪进正衰，肝脾失调而成。若湿热之邪熏蒸肝胆，胆液受热，满而外溢肌肤孔窍则为酒疸；肝脾失调，中焦脾胃受纳失常，运化无力，气血生化乏源，肾脏失养，肝脾肾诸脏功能失调，三焦气化不利，津液输布失常，水湿内生，水液潴留，气、血、水结于腹中而成酒臌；气滞日久，血行不畅，瘀血内停，湿热酒毒内蕴，进一步阻滞气血运行，气滞血瘀、湿热酒毒相互搏结，结为积块，停于胁下，按之坚硬，甚则脐心突起，而为酒积。久病入络，症见赤丝血缕，手掌红痕，酒毒湿热之邪蕴而化火，灼伤血络，迫血妄行，或肝不藏血，或脾不统血，血不循常道，溢于脉外，可出现皮肤瘀点、瘀斑、鼻衄、齿衄，甚则大量呕血、便血而危及生命；热毒伤津，阴血不足，肝肾阴虚，而见面色晦滞，口唇紫暗，心烦口燥失眠等症，阴损及阳，肾阳不足，脾肾阳虚，而见面色苍黄或白、神倦怯冷、下肢浮肿、小便短少不利等症。究其病机，邪实不外气滞、血瘀、水停，正虚一般有3种情况：脾肾阳虚；肝肾阴虚；脾胃肝肾俱伤，气阴两虚，其病位在肝、脾、肾。故酒精性脂肪性肝炎应以清热祛湿、理气健脾、活血化瘀为法；兼肝纤维化者以养阴柔肝、健脾祛湿为主，兼益气活血、通络消癥之法；

兼肝硬化者以攻补兼施为治法，根据标本缓急原则，参照肝硬化辨治用药。

酒精性脂肪性肝炎可选用的中成药：茵栀黄类制剂、茵莲清肝颗粒、八宝丹（胶囊）、护肝片（颗粒、胶囊、丸）、益肝灵片（滴丸、胶囊）、复方益肝灵片（胶囊）、肝爽颗粒、紫叶丹胶囊、垂盆草片（颗粒）、肝炎灵注射液、双虎清肝颗粒、护肝宁片（胶囊）、利肝隆片（胶囊、颗粒）、苦黄颗粒（注射液）、舒肝宁注射液、鸡骨草肝炎颗粒、鸡骨草胶囊、茵陈五苓丸、六味地黄丸（颗粒、软胶囊、片、胶囊、口服液）、六味五灵片、贞芪扶正颗粒（胶囊）、麦味地黄丸（片、胶囊、口服液）、二至丸、刺五加片（胶囊、颗粒、注射液）、济生肾气丸（片）、附子理中丸、金匮肾气丸（片）、复方丹参片（胶囊、颗粒、丸剂）、丹参注射液（片、胶囊、颗粒、口服液、合剂）、扶正化瘀片（胶囊）、鳖甲煎丸、大黄䗪虫丸（片、胶囊）、复方鳖甲软肝片、安络化纤丸。

对有黄疸，或恶心呕吐、厌油、食欲不振、胁痛、腹胀、小便黄、大便黏滞不爽，舌苔黄腻或厚腻，湿热偏重者可选用茵栀黄类制剂、茵莲清肝颗粒、双虎清肝颗粒、八宝丹（胶囊）、肝炎灵注射液、茵陈五苓丸、紫叶丹胶囊等。

伴有食积停滞，脘腹胀满，嗳腐吞酸，不欲饮食者可加用保和丸（片、颗粒）、六味安消散（胶囊）、加味保和丸等。

伴有胁肋疼痛，肝区胀痛、窜痛明显者可加用舒肝止痛丸、元胡止痛片（胶囊、颗粒、滴丸、口服液）等。

伴有疲乏明显、食欲不振、腹胀、大便稀溏属肝郁脾虚者可酌情选用肝爽颗粒、护肝宁片（胶囊）、护肝片（颗粒、胶囊、丸）、肝达康片（胶囊、颗粒）、参苓白术散（丸、颗粒、片、胶囊）等中成药。

伴有胁肋隐痛，胁下痞块，腰膝酸软，口干咽燥，精神不振，目涩，头晕耳鸣，失眠，午后潮热，盗汗，腹胀，眼干，手足心热，失眠多梦，舌暗红、舌苔少属肝肾不足患者，可选用六味地黄丸（颗粒、软胶囊、片、胶囊、口服液）、六味五灵片、贞芪扶正颗粒（胶囊）、麦味地黄丸（片、胶囊、口服液）、二至丸、刺五加片（胶囊、颗粒、注射液）等。

伴有腹部胀满，如囊裹水，朝宽暮急，小便不利，胸闷，食欲不振，便溏，畏寒肢冷，舌质淡，舌体胖大边有齿痕，舌苔厚腻水滑，脉沉弱属脾肾阳虚者可选用济生肾气丸（片）、附子理中丸、金匮肾气丸（片）等。

伴有胁肋胀痛，胁下积块渐大，按之较韧，饮食减少，体倦乏力，面暗无华，舌质紫暗，或见瘀点瘀斑，脉弦滑或细涩属瘀血内结患者，可选用复方丹参片（胶囊、颗粒、丸剂）、丹参注射液（片、胶囊、颗粒、口服液、合剂）、扶正化瘀片（胶囊）、鳖甲煎丸、大黄䗪虫丸（片、胶囊）、复方鳖甲软肝片、安络化纤丸等。

四、药物性肝损伤

药物性肝损伤（drug-induced liver injury，DILI）是指由各类处方或非处方的化学药物、生物制剂、传统中药、天然药物、保健品、膳食补充剂及其代谢产物乃至辅料等所诱发的肝损伤。药物性肝损伤是最常见和最严重的药物不良反应（ADR）之一，重者可致急性肝衰竭（ALF）甚至死亡。根据病程的长短分为急性和慢性药物性肝损伤，临床上以急性肝损伤为主。

1. **诊断要点**　急性药物性肝损伤的临床表现通常无特异性。潜伏期差异很大，可短至一至数日、长达数个月。多数患者可无明显症状，仅有血清 ALT、AST 及 ALP、GGT 等肝脏生化指标不同程度的升高。部分患者可有乏力、食欲减退、厌油、肝区胀痛及上腹不适等消化道症状。淤胆明显者可有全身皮肤黄染、大便颜色变浅和皮肤瘙痒等。少数可有发热、皮疹、嗜酸性粒细胞增多，甚至关节酸痛等过敏表现。病情严重者可出现急性肝损伤或亚急性肝衰竭。当药物性肝损伤病程超过 6 个月后，血清生化指标（ALT、AST、ALP 及 TBil）仍持续反复异常，或影像学检查提示存在门静脉高压，或肝组织学检查提示存在慢性肝损伤时，则临床可以诊断为慢性药物性肝损伤。其在临床上可表现为慢性肝炎、脂肪肝、肝纤维化、代偿期或失代偿期肝硬化、慢性肝内胆汁淤积甚至肝衰竭等。

2. 现代医学治疗原则

（1）一般治疗：卧床休息，避免体力活动，清淡饮食，适当补充高蛋白易消化食物，补充各种维生素及微量元素，同时注意维持水、电解质及酸碱平衡，以加强药物排泄。

（2）药物性肝损伤的基本治疗原则：①及时停用可疑肝损伤药物，尽量避免再次使用可疑或同类药物，立即清除和排泄体内药物；②应充分权衡停药引起原发病进展和继续用药导致肝损伤加重的风险；③根据药物性肝损伤的临床类型选用适当的药物治疗；④急性肝衰竭／亚急性肝衰竭（ALF/SALF）等重症患者必要时可考虑紧急肝移植。

3. 中成药的选择使用　中医辨证分型目前尚无统一标准，可参考"黄疸""胁痛""虚劳""痞满"等病证进行辨证施治。若先天禀赋异常，肝脏亏损，药物蓄积成毒，渐而伤肝，使其失于疏泄，致气机郁滞；或肝郁及脾，脾失健运，湿邪内生，壅而化热，湿热熏蒸肝胆，胆汁不循常道，泛溢肌肤，则成黄疸；日久化瘀，则成积聚，甚至变生诸症。另外，药毒可直接损伤肝体，致气滞湿阻，肝胆郁热，或久病入络化瘀，肝肾阴血亏虚。中医学认为本病病位在肝，也与脾、胆、胃、肾密切相关。常见证型有湿热黄疸、肝郁脾虚、寒湿瘀阻、气滞血瘀、肝肾阴虚等。具体治疗原则如下：黄疸湿热型治则为清热利湿退黄，肝郁脾虚型治则为疏肝健脾，寒湿瘀阻型治则为温化寒湿、活血化瘀，气滞血瘀型治则为疏肝理气、活血化瘀，肝肾阴虚型治则为滋补肝肾。

可选用的中成药：茵栀黄类制剂、茵莲清肝颗粒、八宝丹（胶囊）、护肝片（颗粒、胶囊、丸）、益肝灵片（滴丸、胶囊）、复方益肝灵片（胶囊）、肝爽颗粒、紫叶丹胶囊、垂盆草片（颗粒）、双虎清肝颗粒、护肝宁片（胶囊）、利肝隆片（胶囊、颗粒）、舒肝宁注射液、鸡骨草肝炎颗粒、鸡骨草胶囊、片仔癀、茵胆平肝胶囊、茵陈五苓丸等。

对有黄疸者，或恶心呕吐、食欲不振、胁痛、腹胀、小便黄、大便黏滞不爽，舌苔黄腻或厚腻，湿热偏重者，可选用茵栀黄类制剂、茵莲清肝颗粒、双虎清肝颗粒、八宝丹（胶囊）、肝炎灵注射液、茵陈五苓丸、紫叶丹胶囊等。

若疲乏明显、食欲不振、腹胀、大便稀溏者，为肝郁脾虚之征象，可酌情选用肝爽颗粒、五灵胶囊、舒肝消积丸、护肝宁片（胶囊）、肝达康片（胶囊、颗粒）等。

对于转氨酶明显升高者，可选用葵花护肝片、降酶灵胶囊、肝速康胶囊、六味五灵片、五酯滴丸（片、胶囊、颗粒）、肝喜乐胶囊、垂盆草片（颗粒）、肝苏丸（片、胶囊、颗粒）、健肝灵胶囊、复方灵芝颗粒、茵兰益肝颗粒等。

对于肝损伤后恢复期，患者出现胁肋疼痛，腰膝酸软，口干咽燥，精神不振，乏力纳差，可选用六味五灵片、贞芪扶正颗粒（胶囊）、刺五加片（胶囊、颗粒、注射液）等，调护正气，进行善后调治。

对于久病进入肝硬化，面色晦暗，肝脾大，蜘蛛痣，肝掌，舌暗或有瘀斑的患者，可选用安络化纤丸、鳖甲煎丸、大黄蟅虫丸（片、胶囊）等活血化瘀，软坚散结。

五、肝硬化

肝硬化（hepatic cirrhosis）是一种由不同病因引起的慢性、进行性、弥漫性肝病。以肝脏弥漫性纤维化、再生结节和假小叶形成为特征，导致正常肝小叶结构和血管解剖的破坏。该病起病大多隐匿，病程逐渐进展，临床分为代偿期和失代偿期。失代偿期以肝功能损害和门脉高压症为主要表现，常出现多种并发症，如上消化道出血、肝性脑病、感染、肝肾综合征等，病死率较高。

肝硬化是世界范围内的常见病，欧美国家以酒精性肝硬化最为多见，亚、非洲则以病毒性肝硬化为主。在我国，肝硬化占肝病的 16.0%，以 20～50 岁多见，男女比例为 4∶1，约 80% 的患者与乙肝病毒感染有关。

肝硬化诊断明确后，应尽早开始综合治疗，以阻断疾病进展，提高患者的生存质量。重视病因治疗，代偿期肝硬化要及时采用保肝降酶治疗和抗炎、抗肝纤维化，失代偿期肝硬化要积极防治并发症。

（一）代偿期肝硬化

1. 诊断要点　代偿期肝硬化临床诊断比较困难。患者常没有典型的症状和体征，有些患者的实验室检查也正常，需综合考虑病因、病史、临床表现、检验、影像学及组织学等检查，综合判断患者是否已经进入肝硬化阶段，以免延误治疗。

代偿期肝硬化的诊断依据（下列 4 条之一）：

（1）组织学符合肝硬化诊断。

（2）内镜显示食管胃底静脉曲张或消化道异位静脉曲张，除外非肝硬化性门脉高压。

（3）B 超、激光共聚焦显微镜（LSM）或 CT 等影像学检查提示肝硬化或门脉高压特征：如脾大、门静脉内径 ≥ 1.3cm，LSM 测定符合不同病因的肝硬化诊断界值。

（4）无组织学、内镜或影像学检查者，以下检查指标异常提示存在肝硬化（需符合 4 条中 2 条）：① PLT < 100×10^9/L，且无其他原因可以解释；②血清白蛋白 < 35g/L，排除营养不良或肾脏疾病等其他原因；③ INR > 1.3 或 PT 延长（停用溶栓或抗凝药 7 天以上）；④ AST／PLT 比率指数（APRI）：成人 APRI 评分 > 2。需注意降酶药物等因素对 APRI 的影响。

2. 现代医学治疗原则　肝硬化诊断明确后，应尽早开始综合治疗。重视病因治疗，必要时抗炎保肝，抗肝纤维化，积极防治并发症，随访中应动态评估病情。对于代偿期肝硬化的治疗，主要是消除病因和抗炎、抗纤维化治疗。

（1）病因治疗：病因治疗是肝硬化治疗的关键，只要存在可控制的病因，均应尽快开始病因治疗。HBV、HCV 所致的肝硬化需抗病毒治疗。酒精性肝硬化患者主要采用戒酒和营养支持，减轻酒精性肝病的严重程度，改善已存在的继发性营养不良。非酒精性脂肪性肝病主要有改变不良生活方式和药物治疗两种方式。对于自身免疫性肝炎（AIH）所致肝硬化患者，需要激素免疫治疗。药物及化学物质所致肝硬化应及时停用可疑肝损伤药物，尽量避免再次使用可疑或同类药物。其他原因所致肝硬化者，应尽力查明原因后针对病因进行治疗。如右心功能不全或缩窄性心包炎所致的肝淤血性肝硬化，应首先解除右心负荷过重因素；巴德－基亚里综合征等肝流出道梗阻时应解除梗阻。

（2）抗炎、抗肝纤维化治疗：对无法进行病因治疗肝硬化代偿期患者，可考虑给予抗炎、抗肝纤维化的治疗。目前治疗肝纤维化的药物主要有抗氧化剂如 α-胡萝卜素、维生素 E 等；护肝药物及脂氧合酶抑制剂如前列地尔、地诺前列酮等；抑制肝星状细胞的活化和胶原合成，可选择中成药治疗。

3. 中成药的选择使用　中医学将本病归为"积聚"等范畴，认为气滞血瘀贯穿肝纤维化的各阶段。肝主疏泄和藏血，病理状态下易导致血瘀。瘀血是本病的主要病理产物，也是促进病变进展的主要因素。《肝纤维化中西医结合诊疗指南（2019 年版）》中将其主要分为肝胆湿热证、肝郁脾虚证和肝肾阴虚证 3 型，根据肝纤维化的病因病机，主要采用疏肝健脾、活血化瘀、软坚散结、培补肝肾等治法。代偿期肝硬化多为中医学的"肝积"，其病因为：情志失调、饮食伤脾、感受外邪、病后体虚，或黄疸、疟疾等经久不愈；病机为：肝脾受损，脏腑失和，以致气滞、血瘀、痰凝于腹内，日久结为积块，而为积证。辨证选用以活血化瘀、软坚散结、扶正补虚为主，可兼具有清热、利湿、健脾等作用的中成药。

代偿期肝硬化可选用的中成药有：扶正化瘀胶囊（片）、复方鳖甲软肝片、安络化纤丸、强肝丸（片、胶囊、颗粒）、肝爽颗粒、大黄䗪虫丸（片、胶囊）、复方鳖甲软肝片、鳖甲煎丸、小柴胡颗粒、血府逐瘀颗粒（丸、胶囊、口服液）、肝达康片（胶囊、颗粒）、龟甲养阴片（丸）、清肝利胆口服液、丹栀逍遥丸、云南白药、保和丸（片、颗粒）、参苓白术散（丸、颗粒、片、胶囊）、逍遥丸（颗粒、胶囊）、二至丸、人参健脾丸、济生肾气丸（片）、九味肝泰胶囊及和络舒肝胶囊（片）等。

症见胁下痞块，胁肋疼痛，面色晦暗，或见赤缕红斑，腰膝酸软，疲倦乏力，头晕目涩，舌质暗红或有瘀斑，苔薄或微黄，脉弦细者，属乙型肝炎肝纤维化属瘀血阻络，肝肾不足证者。可选用扶正化瘀胶囊（片）等活血祛瘀，益精养肝。

　　症见脘腹胀满、神疲乏力、口干咽燥、纳食减少、便溏不爽、小便黄等属慢性乙型肝炎，乙肝后早、中期肝硬化，属肝脾两虚、瘀热互结证者，选用安络化纤丸等健脾养肝，凉血活血，软坚散结。

　　症见胁肋隐痛或胁下痞块，面色晦暗，脘腹胀满，纳差便溏，神疲乏力，口干口苦，赤缕红丝等属慢性乙型肝炎肝纤维化，以及早期肝硬化属瘀血阻络、气血亏虚兼热毒未尽证，选用复方鳖甲软肝片等软坚散结，化瘀解毒，益气养血。

　　症见腹部肿块、肌肤甲错、面色暗黑、腹胀、肝区不适、肝大、舌苔黄腻者，属酒精性脂肪性肝炎肝硬化，瘀血内停所致的癥瘕，可选用大黄䗪虫丸（片、胶囊）等活血破瘀，通经消癥；也可选用鳖甲煎丸等活血化瘀，软坚散结。兼见胸闷疼痛者，可选血府逐瘀颗粒等活血化瘀，行气止痛。

　　症见胁痛腹胀，胁下痞块，口苦等，属慢性肝炎、早期肝硬化肝郁脾虚兼湿热证，选用强肝丸（片、胶囊、颗粒）等清热利湿、补脾养血、益气解郁。也可选用肝爽颗粒疏肝健脾，清热散瘀，保肝护肝。

　　症见胸胁胀满，胃脘疼痛，嘈杂呕吐，嗳气泛酸属肝郁气滞证者，选用舒肝丸（散、片、颗粒）等疏肝和胃，理气止痛。

　　症见胁肋刺痛有痞块，抑郁烦闷，食欲不振，食后腹胀脘痞，大便不调等，属气滞血瘀兼肝郁脾虚证者，选用九味肝泰胶囊等化瘀通络，疏肝健脾。也可选用肝达康片（胶囊、颗粒）等化瘀通络，疏肝健脾。

　　伴有慢性肝炎属气血不足兼肝郁脾虚证者，可选用强肝丸（片、胶囊、颗粒）等补脾养血，益气解郁，利湿清热。

　　症见胁痛，口苦，纳差，腹胀，舌苔黄腻等，属湿热内蕴、肝脾不和证者，可选用参芪肝康片（胶囊）等祛湿清热，调和肝脾。

　　症见胁下痞块，胁痛，乏力属肝郁脾虚，肝脾积热等证，选用和络舒肝胶囊（片）等疏肝理气，清化湿热，活血化瘀，滋养肝肾。

　　对于转氨酶反复升高者，可选用护肝片（颗粒、胶囊、丸）、益肝灵片（滴丸、胶囊）、复方益肝灵片（胶囊）、护肝宁片（胶囊），肝苏丸

（片、胶囊、颗粒）等以改善肝功能、保护肝细胞。其中益肝灵片（滴丸、胶囊）、复方益肝灵片（胶囊）都含有水飞蓟，可保护肝功能。护肝宁片（胶囊）、复方益肝灵片（胶囊）、肝苏丸（片、胶囊、颗粒）还兼具有利湿退黄的作用，肝苏丸（片、胶囊、颗粒）内含扯根菜一味中药，具有降酶、保肝、退黄、健脾的功效。

对于胸胁胀痛，烦闷急躁，颊赤口干，食欲不振或有潮热等属肝气郁结，肝郁化火证，可选用逍遥散（丸）、丹栀逍遥散（丸）等以疏肝解郁。

伴有乏力，失眠，腹胀，厌油腻，口苦口干，肝区疼痛者，可加用保和丸（片、颗粒）健脾消食，香砂六君丸益气健脾和胃。

伴有饮食不化、脘闷嘈杂、恶心呕吐、腹痛便溏、不思饮食、体弱倦怠属脾胃虚弱所致者，选用人参健脾丸等健脾益气，和胃止泻。

（二）失代偿期肝硬化

失代偿期肝硬化为肝硬化病程的一个过程，在肝硬化的基础上出现食管胃底静脉曲张、腹水、脾功能亢进三者中的任意一项或多项时，应考虑为失代偿期肝硬化。当患者肝脏硬度达到一定程度后，肝内对门静脉血流的阻力增加，使门静脉压力增高以及门 - 体侧支循环的形成，导致如食管、胃底、腹壁等部位形成静脉曲张，增加消化道出血的风险，门静脉压力增高也是腹水、肝性脑病（hepatic encephalopathy，HE）、脾功能亢进等并发症出现的原因，进而形成失代偿期肝硬化。感染是失代偿期肝硬化患者最常见的并发症之一，合并感染的失代偿期肝硬化患者会进一步加重血流动力学紊乱、肝功能障碍、HE，增加肝肾综合征（hepatorenal syndrome，HRS）和食管胃底静脉曲张再出血的风险，大大增加患者的死亡风险。

1. **诊断要点** 症状显著，主要为肝功能减退和门静脉高压两大类临床表现。如血清白蛋白 < 35g/L，胆红素 > 35μmol/L，ALT、AST 升高，一般属 Child-Pugh B、C 级。患者可出现皮肤黏膜黄染、肝掌和蜘蛛痣，胸腹水、脾大和食管胃底静脉曲张；并可出现上消化道出血、肝性脑病、自发性腹膜炎、肝肾综合征、原发性肝癌等并发症。

2. 现代医学的治疗原则

（1）病因治疗：病因治疗是肝硬化治疗的关键，只要存在可控制的病因，均应尽快开始病因治疗，终末期肝硬化患者可考虑肝移植。

（2）一般治疗：代偿期患者宜适当减少活动、避免劳累、保证休息，失代偿期尤其当出现并发症时患者需卧床休息；饮食以高热量、高蛋白（肝性脑病时饮食限制蛋白质）和维生素丰富而易消化为原则；病情重、进食少、营养状况差的患者，可通过静脉纠正水电解质平衡，适当补充营养，视情况输注白蛋白或血浆。

（3）腹水的治疗：①限制钠和水的摄入；②利尿；③提高血浆胶体渗透压；④难治性腹水的治疗：大量排放腹水加输注白蛋白；自身腹水浓缩回输；经颈静脉肝内门腔内支架分流术（TIPSS）；肝移植。

（4）并发症的治疗：积极预防和治疗上消化道出血、自发性腹膜炎、肝性脑病、肝肾综合征、肝肺综合征等并发症。

3. 中成药的选择使用　肝硬化属中医学"积证"的范畴。主要是由情志失调、饮食伤脾、感受外邪、病后体虚，或黄疸、疟疾等经久不愈，肝脾受损，脏腑失和，以致气滞、血瘀、痰凝于腹内，日久结为积块，而为积证。本病的病机主要是气机阻滞，瘀血内结。病理因素主要有寒邪、湿浊、痰浊、食滞、虫积等，但主要是气滞血瘀，以血瘀为主。因此治疗以疏肝理气，活血化瘀为主。

积证日久，瘀阻伤正，脾失健运，生化乏源，可致气血亏虚，甚或阴阳并损；正气愈亏，气虚血涩，则积块愈加不易消散，甚则逐渐增大，病势进一步发展，会出现严重变证（并发症）。如积久肝脾两伤，肝不藏血，脾不统血，或瘀热灼伤血络，血不循经，可导致出血；肝脾失调，气血瘀滞，日久及肾，肝、脾、肾三脏受损，气、血、水停积腹内，则可转为臌胀；若肝胆疏泄失常，胆汁外溢，转为黄疸；气血瘀阻，水湿泛滥，亦可出现腹满、肢肿、呕血、便血等症。此时针对并发症有效使用中医药辨证治疗，给予补血益气，温补肾阳，健脾益气，化气行水等可延长生存期、缓解病痛。对于并发症的中西医结合治疗明显优于单独中医或者西医治疗，中医的治疗以补为先，兼护胃气，以扶正为主，可明显改善患者生存质量。

可选的中成药：扶正化瘀片（胶囊）、参芍片（胶囊）、芪参胶囊、强肝丸（片、胶囊、颗粒）、参芪肝康片（胶囊）、安络化纤丸、大黄䗪虫丸（片、胶囊）、复方鳖甲软肝片、护肝片（颗粒、胶囊、丸）、益肝灵片（胶囊）、复方益肝灵片（胶囊）、肝苏丸（片、胶囊、颗粒）、护肝宁片（胶囊）、舒肝丸（散、片、颗粒）、六味五灵片、苁蓉益肾颗粒、归芍地黄丸、金匮肾气丸（片）、附子理中丸、茵栀黄类制剂、茵陈五苓糖浆（丸）、清肝利胆口服液、龙胆泻肝丸（片、胶囊、颗粒）、补中益气丸（颗粒）、四君子丸（颗粒）、贞芪扶正颗粒（胶囊）、香砂六君丸、八珍丸（片剂、颗粒、胶囊）、猪苓多糖胶囊（注射液）、康复新液、荆花胃康胶丸、止血宝片（颗粒）、止血胶囊、止血宁片（胶囊）、三七止血片、灯心止血糖浆、益气止血颗粒、犀角地黄丸、益肾消肿丸、茵陈五苓丸（糖浆）、五苓片胶囊散等。

（1）辨证用药：症见面色晦暗，头晕耳鸣，五心烦热，腰腿酸软，齿鼻衄血，胁下痞块，赤缕红斑，舌质红，少苔，脉沉弦、细涩，属肝肾阴虚证，可选用乙肝养阴活血颗粒、慢肝养阴片、六味五灵片等滋补肝肾，活血化瘀。

症见胁肋痛或刺痛，抑郁烦闷，食欲不振，食后腹胀脘痞，大便不调，或胁下痞块等，属气滞血瘀、肝郁脾虚证，可选用九味肝泰胶囊疏肝健脾。

症见手足不温、脘腹冷痛、呕吐腹泻，属脾阳不足者，可加用附子理中丸温中健脾等。

（2）腹水的中成药选用：腹水是肝硬化失代偿期最常见的症状，中医称为"臌胀"。臌胀病因复杂，此时主要是他病继发转化、情志刺激等因素引发，致肝、脾、肾俱损或功能失调，气血搏结，水湿内停。基本病理变化总属肝、脾、肾三脏受损，气滞、血瘀、水停腹中。后期气滞、水停、血瘀三者错杂为患，壅结更甚，其胀日重，由于邪愈盛而正愈虚，故本虚标实，更为错综复杂，病势日益深重。因此治疗应以活血化瘀、行气利水为主，后期以温补肾阳、化气行水为主。治疗上以理气化瘀利水为主，晚期以温补肝肾、化气行水为主。

腹水常用中成药包括：益肾消肿丸、茵陈五苓丸、五苓片（胶囊）、金匮肾气丸（片）、济生肾气丸（片）、刺五加片（胶囊、颗粒、注射液）、补中益气丸（颗粒）、四君子丸（颗粒）、贞芪扶正颗粒（胶囊）、香砂六君丸、八珍丸（片剂、颗粒、胶囊）、猪苓多糖胶囊（注射液）、归芍地黄丸、苁蓉益肾颗粒、二至丸。

对乙型肝炎肝硬化失代偿期出现肾虚水肿、腰膝酸重、小便不利、痰饮咳喘，属肾阳不足、水湿内停者，可选济生肾气丸（片）、金匮肾气丸（片）等温补肾阳，化气行水。

症见水肿，腰酸腿软，尿频量少，痰饮喘咳，属肾阳虚衰者，选益肾消肿丸等温补肾阳，化气行水。

症见小便不利，水肿腹胀，呕逆泄泻，渴不思饮，属阳虚水泛者，选五苓片（胶囊）等温阳化气，利湿行水，对于渴不思饮症状者效果明显。

对有大量腹水、低蛋白血症、四肢瘦削、食欲不振、乏力、腹胀、腹壁静脉曲张、脾大者，属气血不足者，可选用补中益气丸（颗粒）等补中益气；出现脾胃气虚，胃纳不佳，食少便溏，可加用四君子丸（颗粒）等益气健脾；出现腰膝酸痛，失眠多梦，属脾肾阳虚者，可选用刺五加片（胶囊、颗粒、注射液）益气健脾，补肾安神；对于面色萎黄，气血不足明显者，可选用八珍丸（片剂、颗粒、胶囊）等以补益气血。

（3）上消化道出血的中成药选用：上消化道出血是肝硬化失代偿期严重的并发症。中医学认为肝硬化所致的上消化道出血发病概由胃络受损所致，因胃腑本身或他脏疾患的影响，导致胃络损伤，血溢胃内，以致胃气上逆，血随气逆，经口吐出。病变在胃，可累及多脏腑，治疗上当出现急性消化道出血时以止血为主，止血后以补血益气，活血止血为主。

消化道出血常用中成药包括康复新液、荆花胃康胶丸、止血宝片（颗粒）、止血胶囊、止血宁片（胶囊）、三七止血片、灯心止血糖浆、益气止血颗粒、犀角地黄丸、补中益气丸（颗粒）、四君子丸（颗粒）、贞芪扶正颗粒（胶囊）、香砂六君丸、八珍丸（片剂、颗粒、胶囊）、猪苓多糖胶囊（注射液）、六味地黄丸（颗粒、软胶囊、片、胶囊、口服液）、慢肝养阴片（胶囊）、知柏地黄丸（片、颗粒、胶囊）、麦味地黄丸（片、胶囊、口服液）、杞菊地黄丸（胶囊、片、口服液）、乙肝养阴活血颗粒、八珍丸（片剂、颗粒、胶囊）、十全大补丸等。

吐血色红或紫暗，口苦胁痛，心烦易怒，寐少梦多，舌质红，脉弦数。可选用止血宝片、止血胶囊。

血证后期出现乏力、潮热、盗汗、舌红等，属肝肾阴虚者，可加用慢肝养阴片（胶囊）等养阴清热、滋补肝肾。阴虚火旺明显，出现口干咽痛、耳鸣遗精、小便短赤者，可加用知柏地黄丸（片、颗粒、胶囊）、慢肝养阴片（胶囊）等滋阴清热。

头晕目眩，耳鸣咽干，午后潮热，腰腿酸痛，足跟疼痛，属肝肾两亏，阴虚血少者，可选用归芍地黄丸滋肝肾，补阴血，清虚热。

出现呕血、血色淡，伴有神疲乏力、面色少华、头晕、心悸、食欲不振，舌苔薄白者，可选用益气止血颗粒益气止血；气血亏虚明显可加用四君子丸（颗粒）健脾益气或八珍丸（片剂、颗粒、胶囊）、十全大补丸等补益气血。

吐有血块，胁肋疼痛有包块，舌紫暗，选用止血宁片（胶囊）、三七止血片、云南白药胶囊等化瘀止血。出现胃脘胀闷疼痛、嗳气、反酸、嘈杂、口苦，可加用荆花胃康胶丸理气散寒，清热化瘀。

急性消化道出血稳定期，可选用灯心止血糖浆收敛止血，加用康复新液促进创面愈合。

（4）肝性脑病的中成药选用：肝性脑病属中医的肝厥，主要症状有手足厥冷、呕吐昏晕、状如癫痫、不省人事等。患者平素即有阴虚肝旺，常因受到精神刺激而诱发。肝厥多因肝气严重损害，浊毒痰火内盛，不得外泄而熏蒸、蒙闭脑神。在肝病症状基础上，出现以神识昏蒙为主要表现的肝病及脑的厥病类疾病。治疗上多以醒脑开窍为主。

并发肝性脑病者，可选用安宫牛黄丸（胶囊）清热解毒、镇惊开窍，清开灵颗粒（胶囊、片剂、口服液）清热解毒，镇静安神。

（5）并发肝肾综合征的中成药选用：伴有头晕耳鸣、腰酸、潮热、盗汗遗精者，可加用慢肝养阴片（胶囊）等养阴清热，滋阴补肾。

（6）肝硬化黄疸的中成药选用：当积聚日久不消，瘀血阻滞胆道，胆汁外溢而产生黄疸。出现变证黄疸时应清热、利湿退黄为主。

黄疸，脘腹胀满，小便不利，属肝胆湿热、脾肺郁结引起的湿热黄疸，选用茵陈五苓丸（糖浆）等清湿热，利小便以退黄。

身目发黄纳呆、胁痛、尿黄，苔腻、脉弦，属肝郁气滞、肝胆湿热未清者，可选用清肝利胆口服液等清肝利胆退黄。

身目发黄，大便干，舌红，苔黄腻，属湿热毒邪内蕴者，可选用茵栀黄类制剂等以清热解毒，利湿退黄，具有降低谷丙转氨酶的作用。

六、自身免疫性肝病

自身免疫性肝病（autoimmune liver disease，ALD）是因体内免疫功能紊乱引起的一组特殊类型的慢性肝病，包括自身免疫性肝炎（autoimmune hepatitis，AIH）、原发性胆汁性胆管炎（primary biliary cholangitis，PBC）、原发性硬化性胆管炎（primary sclerosing cholangitis，PSC）、自身免疫性胆管炎（autoimmune cholangitis，AIC）以及相互重叠的所谓重叠综合征（overlap syndrome）等。不同类型的自身免疫性肝病，其人口学特征、临床表现、肝脏的病理改变各有不同。该病具体的发病机制尚不明了，患者多伴有其他自身免疫性疾病，如糖尿病、桥本甲状腺炎等。

（一）自身免疫性肝炎

自身免疫性肝炎（AIH）是由自身免疫反应介导的慢性进行性肝脏炎症性疾病，临床根据血清自身抗体可将 AIH 分为 2 型，Ⅰ型 AIH 最为常见，相关抗体为抗核抗体（ANA）和 / 或抗平滑肌抗体（ASMA）或血清抗可溶性肝抗原 / 肝胰抗原（抗 SLA/LP）阳性；Ⅱ型 AIH 的特征为抗 LKM1 阳性。本病多发于女性，男女之比为 1∶4，有 10～30 岁及 40 岁以上两个发病年龄高峰。大多数患者表现为慢性肝炎，一部分患者无任何症状，仅因体检发现肝功能异常而就诊；一部分患者就诊时即出现肝硬化；也有患者因呕血和 / 或黑便等失代偿期肝硬化的表现而就诊；部分患者以急性、甚至暴发性起病，其转氨酶和胆红素水平较高，临床过程凶险。

AIH 患者也可合并其他自身免疫性疾病，常见的有类风湿关节炎、甲状腺炎、溃疡性结肠炎、1 型糖尿病等。不予治疗的严重患者，40% 在诊断 6 个月内死亡，存活者至少 40% 进展到肝硬化，肝硬化后 2 年内 54% 出现食管静脉曲张，20% 食管静脉曲张患者死于出血。肝脏组织检查示界面性炎症和多小叶炎症者 5 年内 82% 进展到肝硬化，病死率为 45%。实验室或病理组织结果较轻的患者进展慢，但仍有 49% 的患者 15 年内进展到肝硬化，10% 死于肝衰竭。

目前自身免疫性肝炎的治疗难点在于停药后易复发，20% 经治疗后肝组织恢复到正常的自身免疫性肝炎患者停药后复发，伴有门脉性肝炎者 6 个月内有 50% 的可能复发，治疗期间进展到肝硬化或在停药时伴有界面性肝炎的患者一般复发。故患者停药过程中至停药后 3 个月要经常行实验室检查，在停药 3 个月时再检查一次，然后每 6 个月检查一次，持续至少 1 年。

1. 诊断要点　自身免疫性肝炎起病缓慢，轻者可无症状，病变活动时可有乏力、腹胀、食欲减退等症状。体征可见黄疸、蜘蛛痣、肝大、脾大等，实验室检查可见：血清 AST/ALT 水平升高；血清 IgG 水平升高和 / 或一种或多种自身抗体阳性。肝活检可见界面性肝炎。同时应排除其他可导致慢性肝炎的病因：病毒性、遗传性、代谢性、胆汁淤积性、药物性肝炎等。

2. 现代医学治疗原则　对于未经治疗的自身免疫性肝炎儿童和成人患者，若无肝硬化或非急性重度自身免疫性肝炎，可单用泼尼松或泼尼松联合硫唑嘌呤作为治疗方案。肝移植是治疗终末期自身免疫性肝炎肝硬化的有效方法。

3. 中成药的选择使用　中医学认为自身免疫性肝炎多由脾虚、阴虚、血瘀或湿热之邪引起的，辨证选用以健脾理气、养阴柔肝、活血化瘀或清热利湿的中成药，可兼具有补益肝肾、化痰祛湿等作用。

自身免疫性肝炎可选用的中成药：茵栀黄类制剂、八宝丹（胶囊）、护肝片（颗粒、胶囊、丸）、舒肝宁注射液、熊胆胶囊、安络化纤丸、鳖甲煎丸、大黄䗪虫丸（片、胶囊）、复方丹参片（胶囊、颗粒、丸剂）、六味五灵片等。

胸胁胀满疼痛，精神抑郁或性情急躁，纳食减少，神疲乏力，面色萎黄，大便不实或溏泄，舌淡边有齿痕，苔白，脉沉弦者，可选用舒肝丸（散、片、颗粒）等治疗。

黄疸，胸闷纳呆、厌食油腻、肢体困重、倦怠乏力、口黏口苦、大便黏滞臭秽、舌苔黄腻，属湿热中阻者，可选用茵栀黄类制剂、八宝丹、熊胆胶囊等清热利湿。

面色晦暗，肝脾大，蜘蛛痣，肝掌，舌暗或有瘀斑的患者，可选用安络化纤丸、鳖甲煎丸、大黄䗪虫丸（片、胶囊）、复方丹参片（胶囊、颗粒、丸剂）等活血化瘀。

头晕耳鸣，两目干涩，口燥咽干，失眠多梦，潮热或五心烦热，腰膝酸软，舌体瘦、质红少津或有裂纹、苔少者，可选用六味五灵片、护肝片（颗粒、胶囊、丸）等养阴柔肝，补益肝肾。

（二）原发性胆汁性胆管炎

原发性胆汁性胆管炎（PBC）（既往称为原发性胆汁性肝硬化），是一种以肝小叶汇管区淋巴细胞浸润，小胆管炎症和破坏，血清抗线粒体抗体（AMA）阳性，肝内细小胆管非化脓性进行性破坏为特征的慢性进展性的自身免疫性肝病，多见于女性。其病理特点是非化脓性、肉芽肿性、淋巴细胞性胆管炎。

PBC 起病较为隐匿且进展缓慢，进一步可发展成肝硬化甚至肝衰竭。依照其自然史可分为 4 个阶段：临床前期、无症状期、症状期、失代偿期。临床表现早期症状较轻，乏力和皮肤瘙痒为最常见首发症状，而患者进入终末阶段的标志是血清总胆红素 ≥ 102μmol/L。根据 Scheuer 分类，PBC 可分为小胆管炎期、小胆管增生期、纤维化期、肝硬化期；依据血清胆红素及白蛋白指标，分为早期（胆红素和白蛋白都正常）、中期（胆红素、白蛋白其中一个指标异常）、晚期（胆红素和白蛋白都异常）。PBC 晚期出现门静脉高压与肝衰竭，可进展为肝癌。

1. **诊断要点**　根据美国肝病研究学会发布的原发性胆汁性胆管炎的诊治指南及中华医学会肝病学分会组织专家和学者制定的《原发性胆汁性肝

硬化（又名原发性胆汁性胆管炎）诊断和治疗共识（2015）》，原发性胆汁性胆管炎临床诊断需免疫学、组织病理学、生物化学和影像学相结合。在AMA、ALP、肝活检组织病理学中至少 2 项阳性即可诊断为 PBC，即对 ALP 水平持续性升高及 AMA 的滴度 > 1 : 40 和 / 或 AMA-M2 阳性的成年患者，不需肝组织活检即可确诊为 PBC；对于 AMA 阴性的患者，仍需行肝穿刺活检。

2. 现代医学治疗原则 目前尚未发现根治 PBC 的方法，加强早期诊断和治疗能够显著控制疾病的发展。熊去氧胆酸是针对 PBC 患者进行治疗的首选药物，其中近 40% 患者属于应答不良。奥贝胆酸作为唯一被批准的二线药物，用于熊去氧胆酸治疗 1 年后应答不佳或不耐受的患者，且约一半的患者对奥贝胆酸治疗无应答。贝特类药物可作为熊去氧胆酸应答不佳患者的替代治疗，但对于晚期 PBC 患者唯一的治疗措施是实施肝移植。

3. 中成药的选择使用 PBC 病程长，疾病转归预后不同，随着疾病的发展，临床症状不同，中医证型也会发生变化，很难用单一中医病名命名。根据 PBC 发展的不同阶段可将其分别归属为"黄疸""胁痛""臌胀""皮肤瘙痒""虚病"等中医病证范畴。故目前多数医家认为本病病性属于本虚标实，病机为肝胆、脾胃、肾功能失调，病理因素有湿、热、毒、瘀等。根据临床证候辨证选用中成药，可兼具有疏肝、和胃、健脾、活血等作用。

常用中成药：扶正化瘀胶囊（片）、茵栀黄类制剂、茵莲清肝颗粒、八宝丹（胶囊）、护肝片（颗粒、胶囊、丸）、（复方）益肝灵片（胶囊）、肝爽颗粒、紫叶丹胶囊、垂盆草片（颗粒）、肝炎灵注射液、双虎清肝颗粒、护肝宁片（胶囊）、利肝隆片（胶囊、颗粒）、苦黄颗粒（注射液）、舒肝宁注射液、鸡骨草肝炎颗粒、鸡骨草胶囊、茵陈五苓丸等。

黄疸，或恶心呕吐、厌油、食欲不振、胁痛、腹胀、小便黄、大便黏滞不爽，舌苔黄腻或厚腻，湿热偏重者可选用茵栀黄类制剂、茵莲清肝颗粒、双虎清肝颗粒、八宝丹（胶囊）、肝炎灵注射液、茵陈五苓丸、紫叶丹胶囊等。

伴有食积停滞，脘腹胀满，嗳腐吞酸，不欲饮食者，可加用保和丸（片、颗粒）、六味安消散（胶囊）、加味保和丸等。

伴有胁肋疼痛，肝区胀痛、窜痛明显者，可加用舒肝止痛丸、元胡止痛片（胶囊、颗粒、滴丸、口服液）等。

伴有肝郁脾虚，疲乏明显、食欲不振、腹胀、大便稀溏者，可酌情选用肝爽颗粒、护肝宁片（胶囊）、护肝片（颗粒、胶囊、丸）、肝达康片（胶囊、颗粒）、参苓白术散（丸、颗粒、片、胶囊）等中成药。

（三）原发性硬化性胆管炎

原发性硬化性胆管炎（PSC）是一种以特发性肝内外胆管炎症和／或纤维化导致多灶性胆管狭窄为特征，以慢性胆汁淤积为主要临床表现的自身免疫性肝病。多见于年轻男性，往往与炎症性肠病，尤其是溃疡性结肠炎有关。其起病一般呈隐匿性、进行性的缓慢过程，可有渐进性加重的乏力、瘙痒、黄疸、体重减轻和肝脾大等。PSC 最终可进展为肝硬化及肝衰竭。

PSC 呈全球性分布，多见于 40～50 岁男性，诊断年龄为 30～40 岁，男女比例约为 2∶1，发病率为（0.9～1.3）/10 万，患病率为（6.0～16.2）/10 万。根据病变部位不同可将 PSC 分为：肝内型、肝外型、混合型。Thompson将 PSC 分为 4 型：Ⅰ型，胆总管远端硬化性胆管炎；Ⅱ型，继发于急性坏死性胆管炎的硬化性胆管炎；Ⅲ型，慢性弥漫性硬化性胆管炎；Ⅳ型，合并有肠道炎性疾病的慢性弥漫性硬化性胆管炎。

1. 诊断要点 根据 2015 年中华医学会肝病学分会组织专家和学者制定的《原发性硬化性胆管炎诊断和治疗专家共识（2015）》及《2015 年美国胃肠病学会临床实践指南：原发性硬化性胆管炎》，推荐 PSC 诊断标准为：①患者存在胆汁淤积的临床表现及生物化学改变；②胆道成像（推荐MRCP）具备 PSC 典型的影像学特征；③除外其他因素引起的胆汁淤积。若胆道成像未见明显异常，但其他原因不能解释的 PSC 疑诊者，需肝脏活组织学检查进一步确诊或除外小胆管型 PSC，其有典型的 PSC 组织学改变。

2. 现代医学治疗原则 目前尚无根治 PSC 的方法，故早期诊断及处理对患者预后有重要意义。小剂量熊去氧胆酸可以改善 PSC 生物化学指标、临床症状和组织学表现，可作为经验性治疗，免疫抑制剂、贝特类和抗生素可改善胆汁淤积症状，考来烯胺、利福平等治疗瘙痒症状有效，但目前仍推荐肝移植为首选治疗措施。也可应用内镜逆行胰胆管造影术（ERCP）下的球囊扩张术或支架置入术或姑息性手术治疗等，改善皮肤瘙痒和胆管炎等并发症。

3. 中成药的选择应用　中医学中没有与原发性硬化性胆管炎相对应的病名，根据其临床特征，归属于中医学"胁痛""黄疸""积聚""臌胀""虚劳"等范畴。临床上主要表现为神疲、乏力、瘙痒、黄疸等症状，具有慢性迁延、反复发作等特点。中医认为 PSC 根本病机为本虚标实、正虚夹瘀，病位在肝、胆、脾、胃。当代医家多主张分期辨证选用中成药，作用以清热、疏肝、利胆、健脾、活血、扶正为主。

身目发黄，头重身困，嗜卧乏力，胁痛，身痒，不思饮食，舌苔黄腻或厚腻，湿热偏重者，可选用茵栀黄类制剂、茵莲清肝颗粒、双虎清肝颗粒、八宝丹（胶囊）、熊胆胶囊、肝炎灵注射液、茵陈五苓丸、紫叶丹胶囊等。

伴有胁肋疼痛，肝区胀痛、窜痛明显者，可加用舒肝止痛丸、元胡止痛片（胶囊、颗粒、滴丸、口服液）、丹参片等。

热证不明显，嗜食肥甘厚腻，口中黏腻，大便黏滞不爽，苔白腻，痰瘀互结者，可予鳖甲煎丸、大黄䗪虫丸（片、胶囊）等。

伴有食积停滞，脘腹胀满，嗳腐吞酸，不欲饮食者，可加用保和丸（片、颗粒）、六味安消散（胶囊）、加味保和丸等。

疲乏明显、食欲不振、腹胀、大便稀溏，属肝郁脾虚者，可酌情选用肝爽颗粒、护肝宁片（胶囊）、护肝片（颗粒、胶囊、丸）、肝达康片（胶囊、颗粒）、参苓白术散（丸、颗粒、片、胶囊）等。

（四）自身免疫性胆管炎

自身免疫性胆管炎（autoimmune cholangitis，AIC）是一种兼有肝细胞损伤和胆汁淤积的病因不明的疾病。目前在自身免疫性肝病中，自身免疫性胆管炎没有一个确定的细分领域。事实上，其已经被不同的分类划分为原发性胆汁性胆管炎（PBC）的变异型或自身免疫性肝炎（AIH），两者的混合，或一个单独的疾病实体。

自身免疫性胆管炎与1型自身免疫性肝炎一样，高滴度抗核抗体（ANA）和抗平滑肌抗体（ASMA）是自身免疫性胆管炎的特征。由于治疗策略的不同，对PBC、先天性肾上腺皮质增生症（congenital adrenal cortical hyperplasia，CAH）和自身免疫性胆管炎的诊断与鉴别非常重要。

1. 诊断要点 血清ANA和/或ASMA阳性和/或高丙种球蛋白血症；具有胆汁淤积和肝细胞损伤的生物化学和/或组织学特点；免疫荧光法检测AMA阴性；除外慢性病毒感染、代谢性或药物、中毒性肝病。自身免疫性胆管炎主要表现为1型AIH和PBC，以女性多见。与PBC不同的是，其血清AST和胆红素水平较高，ASMA和/或ANA发生率较高，AMA阴性，血清IgM浓度较低。与1型AIH的不同之处在于血清AST、γ-球蛋白和IgG水平较低，血清ALP浓度较高。

2. 现代医学治疗原则 AIC的治疗通常联合应用熊去氧胆酸和糖皮质激素，可使临床症状和生化指标得到改善。

3. 中成药的选择使用 中医学认为AIC多由肝脾肾亏虚引起，辨证选用以疏肝理脾、调补肝肾为主，可兼以具有化瘀、利湿、解毒等作用的中成药。

AIC可选用的中成药：茵栀黄类制剂、茵莲清肝颗粒、八宝丹（胶囊）、护肝片（颗粒、胶囊、丸）、益肝灵片（滴丸、胶囊）、复方益肝灵片（胶囊）、肝爽颗粒。

黄疸明显，或恶心呕吐、厌油、食欲不振、胁痛、腹胀、小便黄、大便黏滞不爽，舌苔黄腻或厚腻，湿热偏重者，可选用茵栀黄类制剂、八宝丹（胶囊）等。

七、原发性肝癌

原发性肝癌是目前我国第4位常见恶性肿瘤及第2位肿瘤致死病因，严重威胁我国人民的生命和健康。原发性肝癌主要包括肝细胞癌（hepatocellular carcinoma，HCC）、肝内胆管细胞癌（intrahepatic cholangiocarcinoma，ICC）

和 HCC-ICC 混合型 3 种不同病理学类型，三者在发病机制、生物学行为、组织学形态、治疗方法以及预后等方面差异较大，其中 HCC 占 85%～90%。我国引起肝癌的病因主要有嗜肝病毒感染、食物黄曲霉毒素污染、长期酗酒以及农村饮水蓝绿藻类毒素污染等。此外，还有肝脏代谢性疾病、自身免疫性肝病、隐源性肝硬化等。肝癌的发生与进展受环境、遗传及个体性格行为、社会心理等多种因素影响，病理机制复杂，各因素也互相影响。

1. 诊断要点　应尽可能做到早期发现、早期诊断和早期治疗（"三早"）。对高危人群或可疑患者进行甲胎蛋白等动态观察，再结合 B 超、CT、MRI、选择性肝动脉造影、组织学等检查，可早期发现并确定诊断。

原发性肝癌的筛查要点：①借助肝脏超声检查联合血清 AFP 进行肝癌早期筛查，建议高危人群每隔 6 个月进行至少 1 次检查；②动态增强 CT 和多模态 MRI 扫描是肝脏超声和血清 AFP 筛查异常者明确诊断的首选影像学检查方法；③肝癌影像学诊断主要根据"快进快出"的强化方式；④肝脏多模态 MRI 检查是肝癌临床检出、诊断、分期和疗效评价的优选影像技术；⑤ PET/CT 有助于对肝癌进行分期及疗效评价；⑥具有典型肝癌影像学特征的肝占位性病变，符合肝癌临床诊断标准的患者，通常不需要以诊断为目的的肝病灶穿刺活检；⑦对血清 AFP 阴性人群，可借助甲胎蛋白异质体（AFP-L3）、异常凝血酶原（PIVKA-Ⅱ）和血浆游离微小核糖核酸进行早期诊断。

2. 现代医学治疗原则　肝癌治疗领域的特点是多种治疗方法、多学科共存，而以治疗手段的分科诊疗制度与实现有序规范的肝癌治疗之间存在一定矛盾。因此，肝癌诊疗须重视多学科诊疗团队（multidisciplinary team，MDT）的模式，特别是对疑难复杂病例的诊治，从而避免单科治疗的局限性，促进学科交流。肝癌治疗方法包括肝切除术、肝移植术、局部消融治疗、TACE、放射治疗、全身治疗等多种手段，合理治疗方法的选择需要有高级别循证医学证据的支持，但同时也需要考虑地区经济水平的差异。

3. 中成药的选择使用　根据肝癌的临床表现，可归属于中医学的"积聚""癥瘕""胁痛""臌胀""黄疸"等范畴。中医病因主要为邪毒内侵、饮食劳倦、七情内伤,久则脏腑气血亏虚,脾失运化。湿、热、毒、瘀、虚相互作用,使痰、瘀结于肝而成癌。病位在肝,主要累及脾、肾、肺等脏,以及胆、胃、小肠、大肠等腑。国医大师周仲英以"癌毒"为主线,探索中医对肝癌的病机认识。周老认为内外合邪产生多种病理因素,如气滞、血瘀、痰凝、湿浊、湿热、火郁热毒错综夹杂,则癌毒内生。癌毒是肝癌致病的病理关键。作为特定的病理因素,癌毒具有复杂性、隐匿性、复发性、扩散性、猛烈性、凶险性、循环往复性等诸多特点。在发病及病理演变过程中,癌毒炽盛贯穿始终。即使是在病程后期,正虚邪亦盛。肝癌病理性质可概括为本虚标实、虚实夹杂。癌毒为标,气阴两虚、气血亏虚为本。肝癌病位在肝胆,与脾、肾密切相关,且预后不佳。根据国医大师邓铁涛的"五脏相关"理论,辨治时需全面考虑主要病机对五脏六腑的影响。从病程分期来看,早期虽邪实与正虚并见,但以邪实为主;晚期,邪恋日久,气血耗伤,虚实夹杂,以虚为主。

中医中药治疗能够改善患者的症状,提高机体免疫功能,减轻现代医学治疗的不良反应,改善患者的生活质量。

症见上腹肿块,胀闷不适,消瘦乏力,倦怠短气,腹胀纳少,进食后胀甚,口干不喜饮,大便溏数,小便黄短,甚则出现腹水、黄疸、下肢浮肿,舌质胖、舌苔白,脉弦细,证属肝郁脾虚证者,可选用逍遥丸(颗粒、胶囊)、四君子丸(颗粒)、补中益气丸(颗粒)、养正消积胶囊、参苓白术散(丸、颗粒、片、胶囊)、人参健脾丸等健脾益气,疏肝软坚。

症见头重身困,身目黄染,心烦易怒,发热口渴,口干而苦,胸脘痞闷,胁肋胀痛灼热,腹部胀满,胁下痞块,纳呆呕恶,小便短少黄赤,大便秘结或不爽,舌质红、舌苔黄腻,脉弦数或弦滑,证属肝胆湿热者,可选用茵胆平肝胶囊、茵栀黄口服液(颗粒、片、胶囊、注射液)、苦黄颗粒(注射液)、龙胆泻肝丸(片、胶囊、颗粒)、肝复乐片、复方金蒲片(胶囊)、柴胡舒肝丸、华蟾素胶囊(片、口服液、注射液)、安替可胶囊等清热利湿,凉血解毒。

症见上腹肿块石硬，胀顶疼痛拒按，或胸胁疼痛拒按，或胸胁炽痛不适，烦热，口干唇燥，大便干结，小便黄或短赤，甚则肌肤甲错，舌质红或暗红，舌苔白厚，脉弦数或弦滑有力，证属肝热血瘀者，可选用龙胆泻肝丸（片、胶囊、颗粒）、复方丹参片（胶囊、颗粒、丸剂）、丹栀逍遥丸、扶正化瘀片、消癥益肝片等清肝凉血，解毒祛瘀。

症见腹大胀满，神疲乏力，身重纳呆，肢重足肿，尿少。口黏不欲饮，时觉恶心，大便溏烂，舌淡，舌边有齿痕，苔厚腻，脉细弦或滑或濡，证属脾虚湿困者，可选用补中益气丸（颗粒）、甘露消毒丹等、华蟾素胶囊（片、口服液、注射液）等健脾益气，利湿解毒。

症见臌胀肢肿，蛙腹青筋，四肢柴瘦，短气喘促，唇红口干，纳呆畏食，烦躁不眠，溺短便数，甚或循衣摸床，上下血溢，舌质红绛、舌光无苔，脉细数无力，或脉如雀啄，证属肝肾阴虚者，可选用杞菊地黄丸、六味地黄丸（颗粒、软胶囊、片、胶囊、口服液）、贞芪扶正颗粒（胶囊）等清热养阴，软坚散结。

肝癌的中医病机中，湿、热、毒、瘀、虚五大因素相互影响，血瘀既是病理产物，又是后续环节的始动因素。因此，化瘀散结往往可贯穿肝癌治疗的始终。可选的中成药有：片仔癀、八宝丹（胶囊）、金龙胶囊、平消胶囊（片剂）、慈丹胶囊、槐耳颗粒、复方斑蝥胶囊、消癌平片（注射液）、鳖甲煎丸、大黄蟅虫丸（片、胶囊）、扶正化瘀胶囊（片）、复方鳖甲软肝片等。

八、遗传代谢性肝病

遗传代谢性肝病是指由于先天性遗传基因出现了突变而导致肝脏某些物质代谢障碍的一类遗传性肝病。随着基因诊断技术的广泛应用，遗传性肝病越来越受到重视。有些遗传性肝病如果得到早期诊断，及时正确对待，可阻断或逆转肝脏病变，使患者获得长期高质量的生存。因此，对其及时发现和诊断非常重要。

（一）吉尔伯特综合征

吉尔伯特综合征（Gilbert syndrome，GS），又称为体质性肝功能不良性黄疸，属一种较常见的遗传性非结合胆红素（间接胆红素）血症，于1901 年由 Gilbert 首先报道。GS 临床表现特点为长期间歇性轻度黄疸，多无明显症状。GS 为常染色体隐性遗传性疾病，患者主要为青少年，男性多见。发病率为 5% 左右。

1. 诊断要点

（1）青少年发病，随年龄增长，黄疸逐渐减退，常有家族史。

（2）慢性反复发作性黄疸，疲劳、饮酒、感染或月经期黄疸加重。

（3）苯巴比妥或格鲁米特可使黄疸减轻或消退。

（4）血清非结合胆红素增高，尿胆红素阴性，尿胆原含量正常。无显性或隐性溶血性黄疸。

（5）肝功能试验、磺溴酞钠试验、肝脏活检正常。

2. 现代医学治疗原则 GS 患者无须特殊治疗，必要时可口服胆红素葡萄糖醛酸转移酶诱导剂苯巴比妥，有助于血胆红素的降低。

3. 中成药的选择使用 GS 患者常以慢性、间歇性的皮肤及巩膜黄染就诊，发作时可伴乏力、易疲劳及消化道症状，余全身情况良好。

中医学认为本病病理因素为"湿邪"，病变脏腑主要在肝胆、脾胃，病机关键为胎禀湿蕴。先天元气不足或脾失健运，不能输泄胎毒湿热之邪，湿热内蕴，郁而发黄，属湿热郁蒸证。先天禀赋不足，脏腑娇嫩，脾阳虚弱，湿浊内生或生后为湿邪入侵，湿从寒化，寒湿阻滞，肝失疏泄，同样导致发黄。部分小儿禀赋不足，脉络阻滞，或湿热、寒湿蕴结肝经日久，气血郁阻，可致气滞血瘀而发黄。病久气血化源亏乏，以致气血虚衰，不能荣华于色，致面目肌肤发黄，色淡不泽。

中医治疗以利湿退黄为治疗大法，辨证选用以清热解毒、温补脾肾、利湿退黄为主的中成药，可兼具有疏肝、健脾、和胃、行气、活血等作用。

GS 可选用的中成药：茵栀黄类制剂、黄疸茵陈颗粒、茵陈五苓丸、垂盆草片（颗粒）、八宝丹（胶囊）、双虎清肝颗粒、熊胆胶囊、清肝利胆口服液、茵陈平肝胶囊、大黄利胆胶囊、鸡骨草胶囊、舒肝丸（散、片、颗粒）、肝爽颗粒、紫叶丹胶囊、当飞利肝宁片（胶囊）、护肝宁片（胶囊）、利肝隆片（胶囊、颗粒）、苦黄颗粒（注射液）、舒肝宁注射液等。

皮肤及巩膜黄染，色泽鲜明，大便干结，小便黄，舌质红，苔黄腻或厚腻，属湿热郁蒸者，可选用茵栀黄类制剂、黄疸茵陈颗粒、茵陈五苓丸、垂盆草片（颗粒）、八宝丹（胶囊）、双虎清肝颗粒、熊胆胶囊、清肝利胆口服液、茵陈平肝胶囊、大黄利胆胶囊、苦黄颗粒（注射液）等。

黄疸色泽晦暗，伴脘闷腹胀，食欲减退，畏寒肢冷，神疲乏力，大便溏薄，可酌情选用金匮肾气丸（片）、济生肾气丸（片）等温补脾肾，利湿退黄。

伴有胁肋痛或刺痛，抑郁烦闷，食欲不振，食后腹胀脘痞，大便不调者，可酌情选用肝爽颗粒、紫叶丹胶囊、九味肝泰胶囊、肝达康片（胶囊、颗粒）、越鞠保和丸等。

黄疸色淡不泽，伴气短乏力，头晕心悸，纳呆便溏，舌质淡，苔白，脉濡细，可酌情选用小建中丸、贞芪扶正颗粒（胶囊）等。

对于疾病迁延日久，以瘀积发黄为主者，以行气化瘀消积为主要原则，可选用茵陈五苓丸合血府逐瘀丸（胶囊），或鳖甲煎丸、大黄䗪虫丸（片、胶囊）等。

（二）克纳综合征

克纳综合征（Crigler-Najjar syndrome，CNS），又称先天性葡萄糖醛酸转移酶缺乏症、先天性非梗阻性非溶血性黄疸，是一种少见的、发生于新生儿和婴幼儿的遗传性高胆红素血症。临床上多分为2种类型：Ⅰ型系常染色体隐性遗传，较为罕见；Ⅱ型由 Arias 于1962年发现，故又称 Arias 综合征（Arias syndrome），一般认为系常染色体显性遗传，伴不完全外显，较Ⅰ型多见。

1. 诊断要点

（1）Ⅰ型：血清总胆红素水平 307.8～769.5μmol/L（通常＞342μmol/L），非结合胆红素明显升高，且无溶血证据。肝功能及肝穿刺活组织检查正常。对苯巴比妥治疗无应答。

（2）Ⅱ型：血清总胆红素水平 102.6～427.5μmol/L，因肝内基线特征指导的治疗（baseline guided therapy，BGT）部分缺乏，用苯巴比妥治疗可使血清胆红素降低 ≤ 75%，但不能降至正常。临床上可视其对酶诱导剂的治疗反应来鉴别Ⅰ型或Ⅱ型克纳综合征。

（3）实验室检查：黄疸严重，血清胆红素 > 342μmol/L，伴有胆红素脑病、苯巴比妥治疗无效者，诊断为本病Ⅰ型；黄疸较轻，血清胆红素 < 342μmol/L，神经系统症状不明显，苯巴比妥治疗有一定效果者，诊断为本病Ⅱ型。

（4）辅助检查：肝活检光镜下正常，偶有胆栓存在。电镜下肝细胞结构大致正常。Ⅰ型可见肝细胞内质网较为突出，肝细胞内偶见不规则小泡，细胞质内有特殊颗粒存在。Ⅱ型可有肝细胞滑面内质网肥大和增生等改变。伴有胆红素脑病时，可见脑皮质、丘脑和基底神经核被胆红素深染。

2. 现代医学治疗原则

（1）克纳综合征Ⅰ型的治疗：最早出现在新生儿期，长期观察发现多数患者在婴幼儿期即死于胆红素脑病。尽管随着光疗法的出现，患者的生存期已有所延长，但是度过幼儿期的幸存患者仍有发生迟发性胆红素脑病的重大风险。光疗法或锡原卟啉可作为短期治疗，但最终需要肝移植。

（2）克纳综合征Ⅱ型的治疗：如果胆红素基线水平 ≥ 136.8μmol/L（8mg/dl），可考虑给予苯巴比妥治疗。①因肝内 BGT 部分缺乏，用胆红素葡萄糖醛酸转移酶的诱导剂苯巴比妥治疗可降低血清胆红素浓度；应坚持长期持续治疗，适当改善非结合型高胆红素血症，从而使部分病儿生存到成年。苯巴比妥衍生物类的药物，副作用较小。②光照疗法也有一定效果，利用日光或一定波长的人工灯光照射患儿。光照能改变胆红素的有关异构体，加速非结合胆红素的排出而减轻黄疸。波长 430～470nm 的光波可促使间接胆红素氧化，产生无色的水溶性物质，直接分泌入胆汁或从肾脏排出。随着年龄增长，光疗的效果越来越差。③应避免使用阿司匹林等药物，因该药能同血清非结合胆红素竞争与白蛋白结合，使血清非结合胆红素增加而诱发胆红素脑病。目前正在实验的新的治疗方法是肝移植和肝细胞移植。

3. 中成药的选择使用　中医学认为本病病理因素为"湿邪"，病变脏腑主要在肝胆、脾胃，病机关键为胎禀湿蕴。中医治疗以利湿退黄为治疗大法，辨证选用利湿退黄为主的中成药，可兼具有疏肝、和胃、健脾等作用。

若婴儿出生后出现黄疸，色泽鲜明，哭声不安，或有发热，大便干结，小便深黄，舌质红，苔黄腻，此多属湿热郁蒸证，又称阳黄证，可酌情选用茵栀黄类制剂，该类药物在治疗新生儿黄疸的过程中疗效确切，安全经济方便；黄疸茵陈颗粒（片）、垂盆草片（颗粒）也可清热利湿退黄，但新生儿服药较困难，目前在临床上使用有一定难度。

黄疸色淡不泽，伴气短乏力，头晕心悸，纳呆便溏，舌质淡，苔白，脉濡细，可酌情选用小建中丸、贞芪扶正颗粒（胶囊）等。

伴有脘腹胀满，嗳腐吞酸，不欲饮食等消化不良症状者，可酌情加用越鞠保和丸、六味安消散（胶囊）、健胃消食片等。

（三）杜宾 - 约翰逊综合征

杜宾 - 约翰逊综合征（Dubin-Johnson syndrome，DJS）又称为慢性特发性黄疸，为遗传性结合胆红素增高Ⅰ型，于 1954 年由 Dubin 等首先报道。DJS 临床表现特点为长期性或间歇性黄疸。多数研究表明该综合征血缘相近患病率很高，属常染色体隐性遗传性疾病，一家可多人发病，患者是 DJS 致病基因的纯合子，但也有些患者并无家族史。常见于青年人，世界各地均有病例报道。

1. 诊断要点　①青少年发病，常有家族史。②慢性反复发作性轻至中度黄疸、尿色深黄、乏力、肝脾轻微肿大。饮酒、饥饿、过劳、感染或妊娠时加重。③血清结合胆红素轻至中度增高，尿胆红素阳性。④磺溴酞钠试验 45 分钟时正常或稍高，120 分钟时潴留显著，呈双峰曲线。其他肝功能试验基本正常。⑤口服胆囊造影不显影，静脉胆管造影可显影，无肝内外胆管梗阻。⑥肝组织色深呈绿或黑褐色，肝实质细胞内明显的脂褐素颗粒。⑦尿中粪卟啉排泄障碍。

2. 现代医学治疗原则 DJS 预后良好，无须特殊治疗。黄疸较深时可加用苯巴比妥口服，有助于血胆红素的降低。

3. 中成药的选择使用 本病与罗托综合征（Rotor syndrome）、吉尔伯特综合征、吉纳综合征同属于家族性高胆红素血症，主要临床表现为黄疸。中医学认为"湿邪"为主要病理因素，病变累及肝、胆、脾、胃等脏腑，病机关键为胎禀湿蕴。中医治疗以利湿退黄为治疗大法，可参考吉尔伯特综合征辨证选用利湿退黄为主的中成药，可兼具有疏肝、健脾、和胃等作用。

（四）罗托综合征

罗托综合征（Rotor syndrome，RS）是遗传性结合胆红素增高症（Ⅱ型），又称先天性非溶血性黄疸（直接Ⅱ型），于 1948 年由 Rotor 首先报道，属常染色体隐性遗传性疾病，系肝细胞对胆红素摄取和结合正常，而在肝细胞内转运以及向毛细胆管排泌缺陷所致。RS 几乎均见于 20 岁以下者发病，男女无差别，主要表现为黄疸，一般没有其他症状，有时易疲劳、食欲不振，腹痛。肝脏大小正常或轻度增大。

1. 诊断要点 血清胆红素升高，主要是结合型。磺溴酞钠试验 45 分钟时潴留率可高达 50%～60%。应用 ^{131}I- 磺溴酞试验可见肝摄取染料延迟，可有胆红素尿，但尿胆原排出正常，其他肝功能均正常，口服胆囊造影正常。肝活检无异常，肝细胞没有色素沉着。

2. 现代医学治疗原则 RS 没有特效药物，也有人使用苯巴比妥来促进胆红素运转及排泄。RS 预后良好，肝功能正常，肝酶没有上升，也没有肝大，不会演变为肝癌或肝硬化。RS 患者寿命也正常，病情不会恶化。不过可能因为感染、妊娠、服用口服避孕药物、饮酒（酒精）等出现黄疸。应避免上述情况。

3. 中成药的选择使用 本病与 DJS 同属家族性高胆红素血症，以结合胆红素升高为特点，临床表现主要为非瘙痒性黄疸，中医学认为本病病理因素为"湿邪"，病机关键为胎禀湿蕴，中医治疗以清肝利胆、利湿退黄为治疗大法，中成药的选用可参考 DJS。

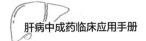

（五）肝豆状核变性（Wilson 病）

肝豆状核变性（hepatolenticular degeneration，HLD）由 Wilson 在 1912 年首先描述，故又称为 Wilson 病（Wilson disease，WD）。其是一种常染色体隐性遗传的铜代谢障碍性疾病，以铜代谢障碍引起的肝硬化、基底节损害为主的脑变性疾病为特点。肝豆状核变性在世界范围的发病率为 1/30 000～1/100 000，致病基因携带者约为 1/90。本病在中国较多见。好发于青少年，男性比女性稍多，如不恰当治疗将会致残甚至死亡。本病也是至今少数几种可治的神经遗传病之一，关键是早发现、早诊断、早治疗。

1. 诊断要点 根据青少年起病、典型的锥体外系症状、肝病体征、角膜 K-F 环和阳性家族史等不难诊断。如果 CT 及 MRI 有双侧豆状核区对称性影像改变，血清铜蓝蛋白显著降低和尿铜排出量增高，则更支持本病的诊断。对于诊断困难者，应争取肝脏穿刺做肝铜检测。

2. 现代医学治疗原则

（1）饮食治疗：避免进食含铜高的食物如小米、荞麦面、糙米、豆类、坚果类、薯类、菠菜、茄子、南瓜、蕈类、菌藻类、干菜类、干果类、软体动物、贝类、螺类、虾蟹类、动物的肝脏和血、巧克力、可可；以及某些中药，如龙骨、牡蛎、蜈蚣、全蝎等。

（2）药物治疗：以驱铜药物为主，驱铜及阻止铜吸收的药物主要有两大类，一是络合剂，能强力促进体内铜离子排出，如青霉胺、二巯丙磺钠、三乙烯羟化四甲胺、二巯丁二酸等；二是阻止肠道对外源性铜的吸收，如锌剂、四硫钼酸盐。

3. 中成药的选择使用 中医学认为本病病机为先天禀赋不足，肝肾亏虚，铜毒内聚，湿热蕴结，痰瘀阻滞等，病位在肝、肾。本病一般的特点为早期以肝肾不足、气血亏虚为主；中期以湿热内蕴、痰瘀互结为主；后期多虚实夹杂。

铜毒为肝豆状核变性的直接致病因素，且易与湿热、痰瘀相兼夹，以肝、脾、肾等脏器受累为主，故铜毒内聚、肝胆湿热、痰瘀内蕴为本病的主要病机。治疗采取清热解毒、利胆燥湿、通腑利尿、化痰祛瘀之法。大黄、黄连、姜黄、金钱草、泽泻、三七等由于具有利尿及排铜作用而对本病有效，推荐用于症状前患者、早期或轻症患者、儿童患者以及长期维持治疗。

黄疸水臌，胁痛、腹胀、纳差、恶心、口苦口臭，头目昏眩，言语含糊，大便黏滞不爽或臭秽，舌质红，舌苔黄腻，脉弦滑数，属肝胆湿热者，可选用茵栀黄类制剂、叶下珠胶囊（片、颗粒）、垂盆草片（颗粒）、当飞利肝宁片（胶囊）、鸡骨草胶囊、鸡骨草肝炎颗粒、八宝丹（胶囊）、双虎清肝颗粒、熊胆胶囊、清肝利胆口服液、黄疸茵陈颗粒、肝舒乐颗粒、茵陈平肝胶囊、茵陈五苓丸、化滞柔肝颗粒、大黄利胆胶囊、苦黄颗粒（注射液）、肝炎灵注射液、舒肝宁注射液等清热利湿、通腑利尿。

精神抑郁，反应迟钝，或性情异常，急躁易怒，哭笑无常，语言含糊，胸胁或少腹胀闷窜痛，脘闷纳呆，舌质暗红，苔腻，脉弦滑，属肝气郁结者，可选用逍遥丸、加味逍遥丸、舒肝丸（散、片、颗粒）等。

脘腹胀满、食欲不振、乏力、口苦，舌暗红，苔白腻，脉弦细，属肝郁脾虚者，可选用参芪肝康片（胶囊）、利肝隆片（胶囊、颗粒）；兼血瘀，胁肋疼痛，可选用肝爽颗粒、紫叶丹胶囊、肝达康片（胶囊、颗粒）、护肝宁片（胶囊）等。

言语謇涩，肢体抖动，屈伸不利，表情呆板，胁下积块，胁肋胀痛，肌肤甲错，舌质紫暗或有瘀斑，苔薄腻，脉弦滑或沉涩，属瘀血阻络者，可酌情选用扶正化瘀胶囊（片）、大黄䗪虫丸（片、胶囊）、安络化纤丸等。

肢体抖动，手舞足蹈，头晕目眩，口咽干燥，五心烦热，腰酸腿软，盗汗，便秘，舌干红，少苔，脉弦细数，属肝肾阴亏，水亏木旺者，可酌情选用六味地黄丸、麦味地黄丸（片、胶囊、口服液）、二至丸、六味五灵片、复方益肝灵等滋补肝肾、育阴息风。

面色㿠白，腹大胀满，便溏，四肢不温，口淡不渴，肢体浮肿，小便短少，舌淡胖，苔白滑，脉沉迟无力，属脾肾阳虚者，可酌情选用金匮肾气丸（片）、济生肾气丸（片）等温补脾肾、化气行水。

　　久病，精神不振，乏力，纳差，腹胀，口干，眼干，手足心热，失眠多梦，舌暗红、舌苔少，属气阴两虚者，可酌情选用贞芪扶正颗粒（胶囊）、刺五加片（胶囊、颗粒、注射液）等中成药。

第十七章
常见肝病相关中医病证中成药应用

肝为刚脏，体阴而用阳，调畅气机、贮藏血液、疏泄胆汁；喜条达而恶抑郁，郁则化火、生风，久则伤阴耗血，又多相互兼杂；且与他脏关系密切，言"肝为五脏之贼"，病最杂而治法最广，临证需辨虚实的同时，注意病证整体相关性及各脏腑之间的关联，掌握主次，随证治之。

中医肝病包括但远不止于现代医学的肝炎、肝硬化、腹水、肝性脑病等肝胆系统疾病，凡胁痛、黄疸、积聚、臌胀、眩晕、神昏、纳呆、呕吐、泄泻、便秘、腹胀（痞满）、不寐、血证、郁证、水肿、发热等均可见于肝病。

一、胁痛

胁痛是以一侧或者两侧胁肋部位疼痛为主要临床表现的病证，也是临床肝脏疾病、胆道感染及胆石症、胸膜病变、内分泌失调、神经系统等病变中较为常见的一种自觉症状。

临床在诊察上重点询问胁痛性质、程度、加重或缓解或诱发因素等，同时结合伴发症状和舌脉特点，在临床应用中成药时首辨气血，次辨虚实，再审寒热，最终确立病位来分析证候归属，确定理法方药。

1. 胁肋胀痛，疼痛或左或右，或走窜不定，或因情绪变化而增减，可伴发嗳气频作，脉弦，属气滞证。治以疏肝理气，可选用柴胡舒肝丸、平肝舒络丸，舒肝丸（散、片、颗粒）、木香顺气丸（颗粒）等理气剂。

2. 胁肋刺痛，部位固定，夜间更甚，或者胁下有癥块，舌质紫暗、有瘀斑瘀点，脉弦细涩，属血瘀证。治以活血通络，可选用血府逐瘀丸、大黄䗪虫丸（片、胶囊）、扶正化瘀胶囊（片）、复方鳖甲软肝片等祛瘀剂、活血消癥剂。

3. 胁肋疼痛，或灼热疼痛，或伴有黄疸，或伴有口苦，舌苔黄或厚腻，脉滑数，属湿热证。治以清热利湿，可选用茵栀黄类制剂、龙胆泻肝丸（片、胶囊、颗粒）、八宝丹（胶囊）等清肝胆湿热剂。

4. 胁肋胀痛或隐痛，伴有腹胀乏力，或者兼时有大便不成形、四肢不温者，舌苔白，脉细弦，属肝郁脾虚证。治以疏肝健脾，可选用逍遥丸（颗粒、胶囊）、乙肝益气解郁颗粒、加味逍遥丸（片、胶囊、颗粒）等理气剂、健脾剂、消食剂。

5. 胁肋隐痛，绵绵不休，劳累后发作或加剧，伴神倦乏力，舌质红、少苔，脉沉细稍数，属阴虚证。可选用六味地黄丸（颗粒、软胶囊、片、胶囊、口服液）、乙肝养阴活血颗粒等滋补肝肾剂。

二、黄疸

黄疸是指因肝失疏泄，胆汁外溢，或血败不华于色，引发以目黄、身黄、小便黄为主要临床表现的病证。可涉及现代医学中的肝细胞性黄疸、胆汁淤积性黄疸、溶血性黄疸等。临床常见的急性或慢性病毒性肝炎、各种自身免疫性肝病、药物性肝炎、肝硬化、胆囊炎、胆石症等，以及蚕豆病、钩端螺旋体病、消化系统肿瘤等均可出现黄疸。

黄疸的辨证，应以阴阳为纲，区分急黄、阳黄与阴黄。急黄以疫毒炽盛为主；阳黄以湿热蕴结为主，其中有热重于湿、湿重于热、胆腑郁热的不同；阴黄以脾虚寒湿为主，注意有无血虚血瘀表现。临证应根据黄疸的色泽，结合病史、症状，区别阳黄与阴黄。

1. 发病急骤，黄疸迅速加深，其色如金，皮肤瘙痒，高热口渴，胁痛腹满，神昏谵语，烦躁抽搐，或见衄血、便血，或肌肤瘀斑，舌质红绛，苔黄而燥，脉弦滑或数，属急黄疫毒炽盛证。治以清热解毒，凉血开窍。可选用新癀片、甘露消毒丹、安宫牛黄丸等清热剂、开窍剂。

2. 身目俱黄，黄色鲜明，发热口渴，或见心中懊恼，腹部胀闷，口干而苦，恶心呕吐，小便短少黄赤，大便秘结，舌苔黄腻，脉象弦数，属阳黄热重于湿证。治以清热通腑，利湿退黄。可选用茵栀黄类制剂、益肝灵片（滴丸、胶囊）、黄连胶囊、复方大青叶合剂、青叶胆片等清热剂、通腑剂。

3. 身目俱黄，黄色不及前者鲜明，头重身困，胸脘痞满，食欲减退，恶心呕吐，腹胀或大便溏垢，舌苔厚腻微黄，脉象濡数或濡缓，属阳黄湿重于热证。治以利湿化浊运脾，佐以清热。可选用茵陈五苓丸、黄疸肝炎丸、肝苏丸（片、胶囊、颗粒）等清热剂、利湿剂。

4. 身目发黄，黄色鲜明，上腹、右胁胀闷疼痛，牵引肩背，身热不退，或寒热往来，口苦咽干，呕吐呃逆，尿黄赤，大便秘，苔黄舌红，脉弦滑数，属阳黄胆腑郁热证。治以疏肝泻热，利胆退黄。可选用龙胆泻肝丸（片、胶囊、颗粒）、肝炎康复丸、十三味榜嘎散等清热剂、利胆剂。

5. 身目俱黄，黄色晦暗，或如烟熏，脘腹痞胀，纳谷减少，大便不实，神疲畏寒，口淡不渴，舌淡苔腻，脉濡缓或沉迟，属阴黄寒湿阻遏证。治以温中化湿，健脾和胃。可选用茵陈五苓丸合附子理中丸等温中剂合化湿剂。

6. 黄疸日久，肤色暗黄、苍黄，甚则黧黑，胁下癥结刺痛、拒按，面颈部见有赤丝红纹，舌有紫斑或紫点，脉涩，属阴黄瘀血阻滞证。治以活血化瘀消癥。可选用复方益肝丸、护肝宁片（胶囊）、大黄䗪虫丸（片、胶囊）、复方鳖甲软肝片等祛瘀剂、活血消癥剂。

三、积聚

积聚是指因正气亏虚，脏腑失和，气滞、血瘀、痰浊蕴结于腹，引发腹内结块，或胀或痛为主要临床特征的病证。可分为积证和聚证。积证是以腹内结块，或胀或痛，结块固定不移，痛有定处为主要临床特征的一类病证，现代医学中多种原因引起的腹腔肿瘤、肝脾大、增生型肠结核等，多属"积"之范畴。聚证是以腹中结块，或痛或胀，聚散无常，痛无定处为主要临床特征的一类病证，现代医学中多种原因引起胃肠功能紊乱、不完全性肠梗阻等所致的腹部包块，多与"聚"关系

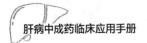

密切。

在临床诊察上，需明辨积聚之异，积聚虽然合称，然病机、主症皆有不同；详察积块部位，积块所在部位不同，标志着所病的脏腑不同，结合其他临床症状或体征，综合分析；辨识积证初、中、末三期，以知正邪之盛衰，从而选择攻补之法。

（一）积证

1. 积块软而不坚，固定不移，胁肋疼痛，脘腹痞满，舌暗，苔薄白，脉弦，属气滞血阻证。治以理气活血，通络消积。可选用丹红化瘀口服液、七制香附丸、乐脉丸（片、胶囊）、益母丸、血府逐瘀丸（胶囊、口服液）等理气剂、活血剂。

2. 腹部积块明显，硬痛不移，时有寒热，面色晦暗黧黑，面颈胸臂或有血痣赤缕，女子可见月事不下，舌质紫暗或有瘀点，脉细涩，属瘀血内结证。治以祛瘀软坚。可选用鳖甲煎丸、大黄䗪虫丸、三七胶囊、宫瘤清片（胶囊）等活血剂、散结剂。

3. 积块坚硬，疼痛逐渐加剧，面色萎黄或黧黑，形销骨立，饮食大减，神疲乏力，或呕血、便血、衄血，舌质淡紫，舌光无苔，脉细数或弦细，属正虚瘀阻证。治以补益气血，活血化瘀。可选用扶正化瘀胶囊（片）、养正消积胶囊、化癥回生片、和络疏肝胶囊、复方鳖甲软肝片等祛瘀剂。

（二）聚证

1. 腹中气聚，攻窜胀痛，时聚时散，脘胁之间时或不适，常随情绪波动而起伏，舌淡红，苔薄，脉弦，属肝郁气滞证。治以疏肝解郁，行气散结。可选用柴胡舒肝丸、平肝舒络丸等理气剂、疏肝剂。

2. 腹胀或痛，腹部时有条索状物聚起，重按则胀痛更甚，便秘，纳呆，舌苔腻，脉弦滑，属食滞痰阻证。治以导滞通便，理气化痰。可选用四磨汤口服液、枳实导滞丸等理气剂、消导剂。

四、臌胀

臌胀是以腹部膨胀如鼓而命名。系因肝、脾、肾三脏受损，气、血、水瘀积腹内，临床以腹部胀大如鼓、皮色苍黄、腹壁脉络暴露为特征，或有胁下或腹部痞块，四肢枯瘦等表现的病证。本病反复迁延，久治难愈，晚期可见吐血、便血、昏迷等症。与现代医学所指的各种疾病导致的腹水密切相关，常为肝硬化腹水，此外还有结核性腹膜炎、腹腔内恶性肿瘤、肾病综合征、丝虫病、慢性缩窄性心包炎等疾病。

在临床应用时重点区分虚实，其标实有气滞、血瘀、水停的侧重；本虚有脾气虚、气阴两虚、脾阳虚、脾肾两虚、肝肾阴虚的不同，结合伴发症状和舌脉特点，最终确立病位来分析证候归属，确定理法方药。

1. 腹胀按之不坚，胁下胀满或疼痛，胁痛走窜不定，饮食减少，食后胀甚，得嗳气、矢气稍减，小便短少，舌苔薄白腻，脉弦，属气滞水停证。治以疏肝理气，运脾利湿。可选用槟榔四消丸（大蜜丸、水丸）等理气剂、化湿剂。

2. 腹大胀满，按之如囊裹水，颜面、下肢浮肿，食欲不振，精神困倦，怯寒懒动，小便少，大便溏，舌苔白腻，脉缓，属脾虚水停证。治以温中健脾，行气利水。可选用五苓散（片、胶囊）等健脾剂、利水剂。

3. 腹大坚满，脘腹撑急，腹痛拒按，身目发黄，烦热口苦，渴不欲饮，小便赤涩，大便秘结或溏垢，舌边尖红，苔黄腻或兼灰黑，脉象弦数，属湿热水停证。治以清热利湿，攻下逐水。可选用臌症丸、强肝丸（片、胶囊、颗粒）等利水消肿、除湿健脾剂。

4. 脘腹坚满，腹壁青筋暴露，胁下癥结痛如针刺，面色晦暗黧黑，或见赤丝血缕，面、颈、胸、臂出现血痣或蟹爪纹，口干不欲饮，或见大便色黑，舌质紫暗或有紫斑，脉细涩，属血瘀水停证。治以活血化瘀，行气利水。可选用大黄䗪虫丸（片、胶囊）、复方鳖甲软肝片等祛瘀剂。

5. 腹大胀满，形似蛙腹，朝宽暮急，面色苍黄，或呈苍白，脘闷纳呆，神倦怯寒，肢冷浮肿，小便短少不利，舌体胖，质紫，苔淡白，脉沉细无力，属脾肾阳虚水停证。治以温补脾肾，化气利水。可选用金匮肾气丸（片）、济生肾气丸（片）等温肾剂、利水剂。

6. 腹大胀急，或见青筋暴露，腰膝酸软，目睛干涩，面色晦滞，唇紫，口燥咽干，心烦失眠，时或鼻衄，牙龈出血，小便短少，舌质红绛少津，苔少或光剥，脉弦细数，属肝肾阴虚水停证。治以滋肾柔肝，养阴利水。可选用扶正化瘀片（胶囊）、归芍地黄丸、乙肝养阴活血颗粒等滋补肝肾剂。

五、纳呆

纳呆，指胃的受纳功能呆滞，也称"胃呆"，即消化不良、食欲不振的症状。现代医学的慢性胃炎、功能性消化不良等疾病，均会兼见此证。

在临床诊察上重点询问纳呆性质、程度、加重或缓解或诱发因素等，同时结合伴发症状和舌脉特点，在临床应用中成药时首辨虚实，有邪为实，无邪为虚，继而辨寒热，最终确立病位来分析证候归属，确定理法方药。

1. 多有抑郁、愤懑等情绪方面诱因，其后出现胃脘胀满、不思饮食，甚则胸胁胀满，或胸胁疼痛，嗳气后症状可缓解，口苦咽干，舌淡红，苔薄白，脉弦，属肝郁气滞证。治以理气解郁，和胃降逆。可选用疏肝平胃丸、沉香舒气丸、气滞胃痛颗粒、胃苏颗粒、越鞠丸等疏肝和胃剂。

2. 纳呆口黏，脘腹痞闷或疼痛，口干口苦，身重倦怠，小便短黄，便溏不爽，舌红，苔黄厚腻，脉滑，属脾胃湿热证。治以化湿健脾。可选用枫蓼肠胃康颗粒、三九胃泰颗粒、开胃健脾丸等健脾剂。

3. 纳呆厌食，甚则呕吐，兼见嗳腐吞酸，嗳气有食臭味，脘腹胀痛，舌红，苔厚腻浊，脉滑，属食积胃肠证。治以消食和胃、导滞通腑。可选用健胃消食片（口服液）、开胃山楂丸、加味保和丸等消食和胃剂。

4. 突然纳呆厌油，伴恶寒、发热、头痛等感冒症状，或兼疲乏身困，胁肋胀痛；舌边尖红，脉浮弦，属外邪犯胃证。治以疏解外邪，醒胃运脾。可选用藿香正气散，大柴胡散等散邪剂、和胃剂。

5. 纳呆便溏，气短乏力，肌肉松解；舌淡，苔薄白，脉细弦，属脾胃气虚证。治以益气健脾，升清降浊。可选用香砂养胃丸（颗粒、片）、人参健脾丸、温胃舒胶囊等健脾剂、和胃剂。

6. 纳呆畏寒，便溏，甚则完谷不化，肢冷腰酸；舌淡，脉弱，属脾肾阳虚证。治以温补肾阳，益气健脾。可选用金匮肾气丸（片）、附子理中丸等补脾剂、温肾剂。

六、呕吐

呕吐是指胃失和降，气逆于上，胃中之物从口中吐出的一种病证，一般以有物有声谓之呕，有物无声谓之吐，无物有声谓之干呕。呕与吐常同时发生，很难截然分开，故并称为呕吐。呕吐是临床内科常见病证，除脾胃病证之外，其他多种急慢性病证中也常出现呕吐症状。

临床上引起呕吐的病因很多，如外邪、饮食、情志、脏腑失和等，均可导致呕吐，且常相互影响，兼杂致病，故临证当辨证求因。同时结合伴发症状和舌脉特点，在临床应用时重点辨别虚实，实者重在祛邪；虚者重在扶正。本病治疗大法为和胃降逆，但应审因论治，不可盲目使用重镇降逆之品，以免留邪。

（一）实证

1. 突然呕吐，起病较急，伴有发热恶寒，头身疼痛，胸脘满闷，舌淡苔白，脉濡缓，属外邪犯胃证。治以解表疏邪，和胃降逆。可选用藿香正气散（水、滴丸）等。

2. 呕吐酸腐，脘腹胀满，嗳气厌食，大便臭秽，苔厚腻，脉滑实，属饮食停滞证。治以消食化滞，和胃降逆。可选用保和丸（片、颗粒）、枳实导滞丸、加味保和丸、六味安消散（胶囊）等消导剂。

3. 呕吐清水痰涎，胸脘痞闷，头眩心悸，苔白腻，脉滑，属痰饮内停证。治以温化痰饮，和胃降逆。可选五苓散（片、胶囊）、香砂养胃丸（颗粒、片）等。

4. 呕吐吞酸，嗳气频作，胸胁胀满，烦闷不舒，舌边红，苔薄腻，脉弦，属肝气犯胃证。治以疏肝理气，和胃止呕。可选气滞胃痛颗粒（片、胶囊）、加味左金丸、木香顺气丸（颗粒）、舒肝健胃丸、舒肝止痛丸等理气剂。

（二）虚证

1. 呕吐时作时止，脘腹痞闷，面白少华，倦怠乏力，大便溏薄，舌质淡，苔薄白，脉濡弱，属脾胃虚弱证。治以益气健脾，和胃降逆。可选香砂六君丸、人参健脾丸、四君子丸（颗粒）、益气和胃胶囊等补气剂。

2. 呕吐反复发作，时有干呕，口燥咽干，胃中嘈杂，舌红少津，脉细数，属胃阴不足证。治以滋阴养胃，降逆止呕。可选用阴虚胃痛颗粒、胃安胶囊等。

七、泄泻

泄泻是以排便次数增多，粪质稀薄或完谷不化，甚至泻出如水样为特征的病证。泄泻是一种常见的脾胃肠病证，易反复发作，有的随个人体质、季节、地域不同，又有各自不同的兼证。临床可见于多种疾病，如急性或慢性肠炎、肠结核、肠易激综合征、吸收不良综合征等。诊察时应结合舌脉及伴发症状，分辨轻重缓急、寒热虚实，最终确立理法方药。

1. 泄泻清稀，甚如水样，腹痛肠鸣，脘闷食少，苔白腻，脉濡缓，证属寒湿泄泻。治以芳香化湿，解表散寒。可选藿香正气散（水、丸、口服液）、五苓散（片、胶囊）等祛湿利水剂。

2. 泄泻腹痛，泻下急迫，粪便臭秽，肛门灼热，小便短黄，苔黄腻，脉滑数，证属湿热泄泻。治以清热利湿。可选葛根芩连汤（片）、肠炎宁糖浆（片）、香连片、复方黄连素片、枫蓼肠胃康颗粒、八宝丹（胶囊）等清肝胆湿热剂。

3. 腹痛肠鸣，泻下粪便，臭如败卵，脘腹胀满，嗳腐酸臭，苔垢浊或厚腻，脉滑，证属伤食泄泻。治以消食导滞。可选保和丸（片、颗粒）、加味保和丸、枳实导滞丸、六味安消散（胶囊）等消导剂。

4. 泄泻迁延反复，完谷不化，面色萎黄，神疲倦怠，舌淡苔白，脉细弱，证属脾虚泄泻。治以健脾益气。可选参苓白术散（丸、颗粒、片、胶囊）、补中益气丸（颗粒）、十一味参芪片（胶囊）/参芪十一味颗粒、健脾丸、健脾止泻宁颗粒、启脾丸（口服液）、人参健脾丸等健脾益气剂。

5. 黎明前腹痛，肠鸣即泻，泻下完谷，形寒肢冷，腰膝酸软，舌淡苔白，脉沉细，证属肾虚泄泻。治以温补脾肾，固涩止泻。可选四神丸、附子理中丸、右归丸、金匮肾气丸（片）等健脾益气剂、温补肾阳剂。

6. 每因抑郁恼怒或情绪紧张之时，发作腹痛泄泻，腹中雷鸣，攻窜作痛，矢气频作，舌淡红，脉弦，证属肝郁泄泻。治以抑肝扶脾。可选痛泻宁颗粒、固肠止泻丸等清肝胆湿热剂、理气剂。

八、便秘

便秘是指由于大肠传导失常，导致大便秘结，排便周期延长，或周期不长，但粪质干结，排出艰难；或粪质不硬，虽有便意，但便而不畅的病证。便秘是临床常见病症，可见于各种急慢性病证过程中，临床常见功能性便秘、肠易激综合征、肠炎恢复期、直肠及肛门疾病所致的便秘、药物性便秘、内分泌及代谢疾病的便秘、肌力减退所致的排便困难等。

便秘的病位在大肠，但常与脾、胃、肺、肝、肾等功能失调有关，在临床诊察时需注意与其他脏腑的密切关系，同时结合症状和舌脉特点，应用时当辨虚实，审证求因，审因论治。

（一）实证

1. 大便干结，腹胀腹痛，口干口臭，小便短赤，舌红苔黄燥，脉滑数，属肠胃积热证。治以泻热导滞，润肠通便。可选麻子仁丸、大承气汤、当归龙荟丸、积实导滞丸、六味安消散（胶囊）等消导剂。

2. 大便干结，或欲便不得出，或便而不爽，腹中胀痛，胸胁满闷，嗳气频作，舌苔薄腻，脉弦，属气机郁滞证。治以顺其导滞。可选逍遥丸（颗粒、胶囊）、柴胡舒肝丸、朝阳丸（胶囊）、红花逍遥片（胶囊、颗粒）、平肝舒络丸、舒肝丸（散、片、颗粒）等理气剂。

3. 大便艰涩，腹痛拘急，胀满拒按，手足不温，呃逆呕吐，舌苔白腻，脉弦紧，属阴寒积滞证。治以温里散寒、通便止痛。可选大黄附子汤、三物备急丸等。

（二）虚证

1. 粪质并不干硬，虽有便意，但临厕努挣乏力，便难排出，汗出气短，便后乏力，面白神疲，肢倦懒言，舌淡苔白，脉弱，属气虚证。治以补气润肠。可选黄芪片（颗粒）、四君子丸（颗粒）、十一味参芪片（胶囊）/参芪十一味颗粒等补气剂。

2. 大便干结，面色无华，心悸气短，失眠多梦，舌淡苔白，脉细，属血虚证。治以养血润燥。可选生血丸、再造生血片（胶囊）、益气维血片（胶囊、颗粒）、当归补血丸（胶囊、颗粒、口服液）、益血生胶囊（片）、健脾生血片（颗粒）等气血双补剂、养血剂、健脾益气剂。

3. 大便干结，如羊屎状，心烦少眠，潮热盗汗，腰膝酸软，舌红少苔，脉细数，属阴虚证。治以滋阴通便。可选六味地黄丸（颗粒、软胶囊、片、胶囊、口服液）、苁蓉益肾颗粒、左归丸等滋补肾阴剂。

4. 大便干或不干，排出困难，腹中冷痛，得热则减，腰膝冷痛，舌淡苔白，脉沉迟，属阳虚证。治以温阳通便。可选温脾丸、理中丸、四神丸、右归丸、刺五加片（胶囊、颗粒、注射液）、金匮肾气丸（片）等健脾益气剂、温补肾阳剂。

九、血证

由多种原因引起火热熏灼或气虚不摄，致使血液不循常道，或上溢于口鼻诸窍，或下泄于前后二阴，或渗出于肌肤，所形成的疾患，统称为血证。它是涉及多个脏腑组织，而临床又极为常见的一类病证。临床上多种急慢性疾病所致的出血，包括某些系统疾病（如呼吸、消化、泌尿系统疾病）有出血症状者，以及造血系统所引起的出血性疾病。

临床上血证以出血为突出表现，随着病因、病位的不同，而表现为鼻衄、齿衄、咳血、吐血、便血、尿血、紫斑等。随病情轻重及原有疾病的不同，则有出血量或少或多，病程或短或长及伴随症状等不同。治疗血证时，应针对各种血证的病因病机及损伤脏腑的不同，结合证候虚实及病情轻重而辨证论治。

（一）鼻衄

1. 鼻燥衄血，口干咽燥，或兼有身热、咳嗽痰少，舌质红，苔薄，脉数，属热邪犯肺证。治以清泻肺热，凉血止血。可选桑菊饮、连花清瘟胶囊等清热剂。

2. 鼻衄或兼齿衄，血色鲜红，口渴欲饮，鼻干，口干臭秽，便秘，舌红，苔黄，脉数，属胃热炽盛证。治以清胃泻火，凉血止血。可选牛黄清胃丸、清胃黄连丸等清热剂。

3. 鼻衄，目眩耳鸣，烦躁易怒，两目红赤，口苦，舌红，脉弦数，属肝火上炎证。治以清肝泻火，凉血止血。可选龙胆泻肝丸（片、胶囊、颗粒）等清肝胆湿热剂。

4. 鼻衄，神疲乏力，面色㿠白，头晕心悸，夜寐不安，舌质淡，脉细无力，属气血亏虚证。治以补气摄血。可选健脾生血片（颗粒）、补中益气丸（颗粒）、十一味参芪片（胶囊）/参芪十一味颗粒、八珍丸（片剂、颗粒、胶囊）、当归补血丸（胶囊、颗粒、口服液）、归脾丸（合剂、片、胶囊、颗粒）、复方阿胶浆、生血宁片、益气维血片（胶囊、颗粒）、生血宝颗粒（合剂）、芪胶升白胶囊、人参归脾丸、人参养荣丸、十全大补丸等健脾和胃剂、健脾益气剂、养血剂、气血双补剂。

（二）齿衄

1. 牙龈血色鲜红，红肿疼痛，头痛口臭，舌红，苔黄，脉洪数，属胃火炽盛证。治以清胃泻火，凉血止血。可选牛黄上清丸等。

2. 齿衄血色淡红，起病较缓，齿摇不坚，舌质红，苔少，脉细数，属阴虚火旺证。治以滋阴降火，凉血止血。可选知柏地黄丸（片、颗粒、胶囊）、大补阴丸等滋补肾阴剂。

（三）咳血

1. 喉痒咳嗽，痰中带血，口干鼻燥，或有身热，舌质红，少津，苔薄黄，脉数，属燥热伤肺证。治以清热润燥，宁络止血。可选鸡苏丸、止嗽化痰丸等。

2. 咳嗽阵作，痰中带血，胸胁胀痛，烦躁易怒，口苦，舌质红，苔薄黄，脉弦数，属肝火犯肺证。治以清肝泻肺，凉血止血。可选羚羊清肺丸（颗粒、胶囊）。

3. 咳嗽痰少，痰中带血或反复咳血，血色鲜红，口干咽燥，颧红，潮热盗汗，舌质红，脉细数，属阴虚肺热证。治以滋阴润肺，宁络止血。可选麦味地黄丸（片、胶囊、口服液）、止血宁胶囊等。

（四）吐血

1. 脘腹胀闷，甚则作痛，吐血色红或紫暗，常夹有食物残渣，口臭，便秘，大便色黑，舌质红，苔黄腻，脉滑数，属胃热壅盛证。治以清胃泻火，化瘀止血。可选胃康胶囊、致康胶囊等。

2. 吐血色红或紫暗，口苦胁痛，心烦易怒，寐少梦多，舌质红绛，脉弦数，属肝火犯胃证。治以泻肝清胃，凉血止血。可选龙胆泻肝丸（片、胶囊、颗粒）、加味左金丸等。

3. 吐血缠绵不止，血色暗淡，神疲乏力，心悸气短，面色苍白，舌质淡，脉细弱，属气虚血溢证。治以健脾养心，益气摄血。可选健脾生血片（颗粒）、补中益气丸（颗粒）、十一味参芪片（胶囊）/参芪十一味颗粒、八珍丸（片剂、颗粒、胶囊）、当归补血丸（胶囊、颗粒、口服液）、归脾丸（合剂、片、胶囊、颗粒）、复方阿胶浆、生血宁片、益气维血片（胶囊、颗粒）、生血宝颗粒（合剂）、芪胶升白胶囊、人参归脾丸、人参养荣丸、十全大补丸等健脾和胃剂、健脾益气剂、养血剂、气血双补剂。

（五）便血

1. 便血色红，大便不畅，或有腹痛，口苦，苔黄腻，脉濡数，属肠道湿热证。治以清化湿热，凉血止血。可选槐角丸等凉血止血剂。

2. 便血色红或紫暗，面色萎黄，心悸，少寐，舌质淡，脉细，属气虚不摄证，治以益气摄血。可选健脾生血片（颗粒）、补中益气丸（颗粒）、十一味参芪片（胶囊）/参芪十一味颗粒、八珍丸（片剂、颗粒、胶囊）、当归补血丸（胶囊、颗粒、口服液）、归脾丸（合剂、片、胶囊、颗粒）、复方阿胶浆、生血宁片、益气维血片（胶囊、颗粒）、生血宝颗粒（合剂）、芪胶升白胶囊、人参归脾丸、人参养荣丸、十全大补丸等健脾和胃剂、健脾益气剂、养血剂、气血双补剂。

3. 便血紫暗，甚则黑色，腹部隐痛，喜热饮，面色不华，神倦懒言，便溏，舌质淡，脉细，属脾胃虚寒证。治以健脾温中，养血止血。可选补中益气丸（颗粒）等。

（六）尿血

1. 小便黄赤灼热，尿血鲜红，心烦口渴，面赤口疮，夜寐不安，舌质红，脉数，属下焦热盛证。治以清热泻火，凉血止血。可选金钱草片（胶囊、颗粒）等剂。

2. 小便短赤带血，头晕耳鸣，颧红潮热，腰膝酸软，舌质红，脉细数，属肾虚火旺证。治以滋阴降火，凉血止血。可选知柏地黄丸（片、颗粒、胶囊）、大补阴丸等滋补肾阴剂。

3. 久病尿血，体倦乏力，气短声低，面色不华，舌质淡，脉细弱，属脾不统血证。治以补脾摄血。可选健脾生血片（颗粒）、补中益气丸（颗粒）、十一味参芪片（胶囊）/参芪十一味颗粒、八珍丸（片剂、颗粒、胶囊）、当归补血丸（胶囊、颗粒、口服液）、归脾丸（合剂、片、胶囊、颗粒）、复方阿胶浆、生血宁片、益气维血片（胶囊、颗粒）、生血宝颗粒（合剂）、芪胶升白胶囊、人参归脾丸、人参养荣丸、十全大补丸等健脾和胃剂、健脾益气剂、养血剂、气血双补剂。

4. 久病尿血，血色淡红，头晕耳鸣，精神困惫，腰脊酸痛，舌质淡，脉沉弱，属肾气不固证。治以补益肾气，固摄止血。可选无比山药丸等滋补肾阴剂。

（七）紫斑

1. 皮肤出现青紫斑点或斑块，或伴有鼻衄、齿衄、尿血、便血，或有发热，口渴，便秘，舌红，苔黄，脉弦数，属血热妄行证。治以清热解毒，凉血止血。可选升血小板胶囊等止血剂。

2. 皮肤出现青紫斑点或斑块，时发时止，常伴鼻衄、齿衄或月经过多，颧红，心烦，口渴，手足心热，或有潮热，盗汗，舌质红，苔少，脉细数，属阴虚火旺证。治以滋阴降火，宁络止血。可选六味地黄丸（颗粒、软胶囊、片、胶囊、口服液）、知柏地黄丸（片、颗粒、胶囊）、大补阴丸等滋补肾阴剂。

3. 反复发生肌衄，久病不愈，神疲乏力，头晕目眩，面色苍白或萎黄，食欲不振，舌质淡，脉细弱，属气不摄血证。治以补气摄血。可选健脾生血片（颗粒）、补中益气丸（颗粒）、十一味参芪片（胶囊）/参芪十一味颗粒、八珍丸（片剂、颗粒、胶囊）、当归补血丸（胶囊、颗粒、口服液）、归脾丸（合剂、片、胶囊、颗粒）、复方阿胶浆、生血宁片、益气维血片（胶囊、颗粒）、生血宝颗粒（合剂）、芪胶升白胶囊、人参归脾丸、人参养荣丸、十全大补丸等健脾和胃剂、健脾益气剂、养血剂、气血双补剂。

十、不寐

不寐，又称失眠，是临床常见病证之一，虽不属于危重疾病，但常妨碍人们正常的生活、工作、学习和健康，并能加重或诱发心悸、胸痹、眩晕、头痛、中风等病证。不寐是现代医学中神经症、更年期综合征等病变中较为常见的一种症状。

不寐的病因诸多，主要病机为心、胆、脾、肾的阴阳失调，气血失和，以致心神失养或心神不安。在临床诊察上应结合伴发症状和舌脉特点，首辨脏腑，再审虚实，最终分析证候归属，确定理法方药。

1. 急躁易怒，不寐多梦，甚至彻夜不眠，伴有头晕头胀，目赤耳鸣，舌红苔黄，脉弦而数，属肝火扰心证。治以清肝泻火，镇心安神。可选龙胆泻肝丸（片、胶囊、颗粒）、当归龙荟丸等清肝胆湿热剂。

2. 心烦不寐，泛恶嗳气，伴有头重目眩，口苦，舌红苔黄腻，脉滑数，属痰热扰心证。治以清化痰热，和中安神。可选安神温胆丸、神安胶囊、礞石滚痰丸等。

3. 心烦不寐，腰酸足软，伴头晕，耳鸣健忘，口干，五心烦热，舌红少苔，脉细数，属阴虚火旺证。治以滋阴降火，清心安神。可选六味地黄丸（颗粒、软胶囊、片、胶囊、口服液）、左归丸等滋补肾阴剂。

4. 多梦易醒，心悸健忘，神疲食少，伴有四肢倦怠，面色少华，舌淡苔薄，脉细无力，属心脾两虚证。治以补益心脾，养心安神。可选安神定志丸、归脾丸（合剂、片、胶囊、颗粒）、参芪五味子片（胶囊、颗粒）、人参归脾丸、人参养荣丸等安神剂、气血双补剂。

5. 虚烦不寐，多梦易醒，胆怯易惊，伴有气短自汗，倦怠乏力，舌淡，脉弦细，属心胆气虚证。治以益气镇惊，安神定志。可选酸枣仁合剂、柏子养心丸、枣仁安神颗粒（胶囊）、复方枣仁胶囊等安神剂。

十一、郁证

郁证是由于情志不舒、气机郁滞所致，以心情抑郁、情绪不宁、胸部满闷、胁肋胀痛，或易怒喜哭，或咽中如有异物梗塞等症为主要临床表现的一类病证。

根据郁证的临床表现及其以情志内伤为致病原因的特点，主要见于现代医学的神经衰弱、癔症、焦虑症等。另外，也见于更年期综合征及反应性精神病。

在古代医家对于郁证中医认知的基础上，现代中医名家继承、丰富了对郁证病因病机的认识，在辨证论治的基础上，常兼顾辨病。从中西医结合的角度，与郁证相关的疾病具体包括：神经衰弱、抑郁、焦虑、癔症、妄想；妇科的月经不调、女子不月、乳痈、乳岩等；以及各种因郁所致杂症。

1. 精神抑郁，情绪不宁，郁郁寡欢，胸部满闷，胁肋胀痛，痛无定处，脘闷嗳气，不思饮食，大便不调，苔薄腻，脉弦，属肝气郁结证。治以疏肝解郁。可选用逍遥丸（颗粒、胶囊）、柴胡舒肝丸、舒肝解郁胶囊、舒肝丸（散、片、颗粒）、红花逍遥片等。肝气犯胃，胃失和降，而见嗳气频作，脘闷不舒者，可联合气滞胃痛颗粒（片、胶囊）、木香顺气丸（颗粒）、舒肝健胃丸等；兼有食滞腹胀者，可联合保和丸（片、颗粒）；肝气乘脾而见腹胀、腹痛、腹泻者，可联合参苓白术散（丸、颗粒、片、胶囊）；兼有血瘀而见胸胁刺痛，舌质有瘀点瘀斑，可联合复方丹参片（胶囊、颗粒、丸剂）、红花清肝十三味丸。

2. 性情急躁易怒，胸胁胀满，口苦而干，或头痛，目赤，耳鸣，或嘈杂吞酸，大便秘结，舌质红，苔黄，脉弦数，属气郁化火证。治以清热疏肝解郁。可选用丹栀逍遥丸、加味逍遥丸等。热势较甚，口苦，大便秘结者，可联合大黄利胆片、龙胆泻肝丸（片、胶囊、颗粒）；肝火犯胃见胁肋疼痛，口苦，嘈杂吞酸，嗳气，呕吐者，可联合左金丸；肝火上炎见头痛，目赤，耳鸣者，可联合苦黄颗粒（注射液）、茵栀黄口服制剂。

3. 精神抑郁，胸部闷塞，胁肋胀满，咽中如有物梗塞，吞之不下，咯之不出，苔白腻，脉弦滑，属痰气郁结证。治以化痰解郁。可选用越鞠保和丸等。湿郁气滞而兼胸脘痞闷，嗳气，苔腻者，可联合五苓片（胶囊、丸）；病久入络而有瘀血征象，胸胁刺痛，舌质紫暗或有瘀点瘀斑，脉涩者，可联合血府逐瘀丸。

4. 精神恍惚，心神不宁，多疑易惊，悲忧善哭，喜怒无常，或时时欠伸，或手舞足蹈，骂詈喊叫等，舌质淡，脉弦，属心神失养证。治以养心安神。可选用枣仁安神颗粒（胶囊）、柏子养心丸等。血虚生风而见手足蠕动或抽搐者，可联合养阴生血合剂、天麻钩藤颗粒。

5. 多思善疑，头晕神疲，心悸胆怯，失眠健忘，气短乏力，纳差，面色不华，舌质淡，苔薄白，脉细，属心脾两虚证。治以健脾补血。可选用归脾丸（合剂、片、胶囊、颗粒）、人参归脾丸、健脾生血片（颗粒）、健脾丸、人参健脾丸、八珍丸（片剂、颗粒、胶囊）、当归补血丸（胶囊、颗粒、口服液）等。

6. 情绪不宁，心悸，健忘，失眠，多梦，五心烦热，盗汗，口咽干燥，舌红少津，脉细数，属心肾阴虚证。治以交通心肾。可选用六味地黄丸、天王补心丸、苁蓉益肾颗粒、大补阴丸、麦味地黄丸（片、胶囊、口服液）、杞菊地黄丸等。心肾不交而见心烦失眠，多梦遗精者，可联合七味都气丸；遗精较频者，可联合金锁固精丸。

十二、发热

发热指以发热为主要表现的病证，患者体温常超出正常范围或自觉发热。根据病因不同分为外感发热和内伤发热。

外感发热，是指感受六淫之邪或温热疫毒之气，导致营卫失和，脏腑阴阳失调。外感发热的病机是外邪入侵，人体正气与之相搏，正邪交争于体内，则引起脏腑气机紊乱，阴阳失调，阳气亢奋，或热、毒充斥于人体，发生阳气偏盛的病理性改变。

内伤发热，是指以内伤为病因，以脏腑功能失调，气血水湿郁遏或气血阴阳亏虚为基本病机，以发热为主要临床表现的病证。一般起病较缓，病程较长。临床上多表现为低热，但有时可为高热。内伤发热的基本病机是气血阴阳亏虚、脏腑功能失调。病理性质大体可归纳为虚、实两类。由气郁化火、瘀血阻滞及内湿停聚所致者属实；由中气不足、血虚失养、阴精亏虚及阳气虚衰所致者属虚。本病病机比较复杂，可由一种也可由多种病因同时引起发热。如气郁血瘀、气阴两虚、气血两虚等。久病往往由实转虚，其中以瘀血病久，损及气、血、阴、阳，分别兼见气虚、血虚、阴虚或阳虚，而成为虚实兼夹之证的情况较为多见。其他如气郁发热日久，热伤阴津，则转化为气郁阴虚；气虚发热日久，病损及阳，阳气虚衰，发展为阳虚发热。

（一）外感发热

1. 发热恶寒，鼻塞流涕，头身疼痛，咳嗽，或恶寒甚而无汗，或口干咽痛，或身重脘闷，舌苔薄白或薄黄，脉浮，属卫表证。治以解表退热。可选用感冒清热颗粒、荆防颗粒、感冒疏风胶囊等辛温解表之品。

2. 身热较重，微恶风，汗出不畅，头胀痛，咳嗽，痰黏稠或黄，口咽干燥，或咽喉红肿疼痛，鼻塞，鼻流黄涕，口渴想饮水，舌边尖红，舌苔薄白微黄，脉浮数，属风热证。治以清热解毒，宣肺化痰。可选用维 C 银翘片、银翘解毒丸（合剂）、双黄连口服液、复方感冒灵片等辛凉解表之品。

3. 身热，微恶风，汗少，肢体沉重或酸痛，头昏重胀痛，咳嗽痰黏，鼻流浊涕，心烦，口渴，或口中黏腻不爽，口渴不欲多饮，胸闷，恶心，反酸，小便短赤，舌苔薄黄而腻，脉濡数，属暑湿证。治以清暑祛湿解表。可选用藿香正气水、暑湿感冒颗粒等清暑解表之品。

（二）内伤发热

1. 壮热，口渴引饮，面赤心烦，口苦口臭，日晡热甚，腹胀满，大便秘结或热结旁流，烦躁谵语，舌红苔黄甚至舌苔焦燥有芒刺，脉沉，属胃热腑实证，治以通腑泻热。可选用牛黄上清丸、大败毒胶囊、牛黄解毒片等。

2. 寒热往来，胸胁苦满，口苦咽干，或恶心呕吐，或身目发黄，舌红苔黄腻，脉弦数，属胆热证。治以清热利胆。可选用龙胆泻肝丸（片、胶囊、颗粒）、消炎利胆片（胶囊、颗粒）、胆宁片等清热利胆之品。

3. 发热，腹痛，泄泻或痢下赤白脓血，里急后重，肛门灼热，口干口苦，小便短赤，舌质红，属大肠湿热证。治以清利湿热。可选用葛根芩连丸、四磨汤口服液等。

4. 寒热起伏，午后热甚，尿频、尿急、尿痛，小便灼热黄赤，腰部或少腹疼痛，舌红苔黄腻，脉滑数，属膀胱湿热证。治以清利膀胱湿热。可选用八正胶囊（颗粒）等。

5. 午后潮热，或夜间发热，不欲近衣，手足心热，烦躁，少寐多梦，盗汗，口干咽燥，舌质红，或有裂纹，苔少甚至无苔，脉细数，属阴虚发热证。治以滋阴清热。可选用知柏地黄丸（片、胶囊、颗粒）等。

6. 发热，热势多为低热，头晕眼花，身倦乏力，心悸不宁，面白少华，唇甲色淡，舌质淡，脉细弱，属血虚发热证。治以益气养血。可选用归脾丸（合剂、片、胶囊、颗粒）、当归补血丸（胶囊、颗粒、口服液）等。

7. 发热，热势或低或高，常在劳累后发作或加剧，倦怠乏力，气短懒言，自汗，易于感冒，食少便溏，舌质淡，苔薄白，脉细弱，属气虚发热证。治以益气健脾，甘温除热。可选用补中益气丸（颗粒）等。

8. 发热而欲近衣被，形寒怯冷，四肢不温，少气懒言，头晕嗜卧，腰膝酸软，纳少便溏，面色㿠白，舌质淡胖，或有齿痕，苔白润，脉沉细无力，属阳虚发热证。治以温补阳气，引火归原。可选用金匮肾气丸（片）等。

十三、神昏

"神昏"是神志异常，它不是一个独立的病种，是多种内科疾病发展到一定阶段的临床表现，属急危重症，临床表现有轻重之分。神昏指由多种病症引起，以心脑受损，窍络不通，神明被蒙，以神志不清为特征的急危重症。

中医认为，心主神，人的一切精神意识思维活动都与心有关。脑是元神之府，清窍所居。清阳出上窍，凡脏腑清阳之气均含于此而出于五官。故凡清阳被扰，清窍被阻，或元神失养，均可导致神志异常。本病病位在心脑清窍，由热毒、痰浊、瘀血而致气机逆乱，蒙蔽清窍，或气血虚耗，阴阳衰竭，清窍失荣，与肝、脾、肾关系密切，病性以实邪致病居多。发病过程中，各种病因病机可以互相影响，互相转化，形成虚实夹杂。

1. 昏愦不语，面色苍白，口唇青紫，呼吸微弱，冷汗淋漓，四肢厥逆，二便失禁，唇舌淡润，脉微细欲绝，属亡阳证。治以回阳固脱。可选用安宫牛黄丸、局方至宝丸等。

2. 神志昏迷，皮肤干皱，口唇干燥无华，面色苍白，或面红身热，目陷睛迷，自汗肤冷，气息低微，舌淡或绛，少苔，脉芤或细数或结代，属亡阴证。治以救阴敛阳，固脱醒神。可选用苏合香丸等。

3. 神志昏迷，口开目合，肢厥，鼻鼾息微，或声高气促，面色苍白，舌苔厚腻，脉微欲绝，属内闭外脱证。治以开窍通闭，回阳固脱。可选用安宫牛黄丸等。

4. 神昏，高热或身热不扬，烦躁，或见谵语，二便秘结，舌红或绛，苔厚或腻或黄或白，脉沉实有力，属邪毒内闭证。治以清热化痰，开窍醒神。可选用醒脑再造丸（胶囊）等。

十四、水肿

水肿是体内水液潴留，泛溢肌肤，表现以头面、眼睑、四肢、腹背，甚至全身浮肿为特点的一类病证。轻则仅眼睑及脚部浮肿，重则全身肿胀，甚至腹大胀满，气喘不能平卧。更严重者可见尿闭或尿少，恶心呕吐，口中有异味，头痛，抽搐，神昏谵语等危象。水肿的病位在肺、脾、肾，关键在肾，基本病机为肺失通调，脾失运化，肾失开阖，三焦气化不利，病理性质有阴水、阳水，阳水属实，阴水属虚或虚实夹杂。阳水失治、误治，损伤脾胃，可转化为阴水；阴水复感外邪或饮食不节，使肿势加重，呈现阳水的证候，而成本虚标实之证。此外，风水相搏之证，若风去湿留可转化为水湿浸渍证。

1. 眼睑浮肿，继则四肢及全身皆肿，来势迅速，多有恶寒发热，关节酸痛，小便不利。偏于风热者，伴咽喉红肿疼痛，舌质红，脉浮滑数。偏于风寒者，兼有咳喘，舌苔薄白，脉浮滑或浮紧，如水肿甚者，可见沉脉，属风水相搏证。治以疏风清热，宣肺利水。可选用肾炎康复片、肾炎片等。

2. 眼睑浮肿，蔓延至全身，皮肤光亮，尿少色赤，身发疮痍，甚至溃烂，恶风发热，舌质红，苔薄黄，脉浮数或滑数，属湿毒浸渍证。治以宣肺解毒，利湿消肿。可选用三清片等。

3. 全身水肿，下肢明显，按之没指，小便短少，身体困重，胸闷，不思饮食，恶心，苔白腻，脉沉缓，属水湿浸渍证。治以健脾化湿，通阳利水。可选用五苓散（片、胶囊）等。

4. 遍体浮肿，皮肤绷急光亮，胸脘满闷，烦热口渴，小便短赤，或大便干结，舌红苔黄腻，脉沉数或濡数，属湿热壅盛证。治以分利湿热。可选用三清胶囊（片）等。

5. 周身浮肿时间久，腰以下为甚，按之凹陷不易恢复，脘腹胀闷，纳少便溏，面色不华，神疲乏力，四肢倦怠，小便短少，舌质淡，苔白腻或白滑，脉沉缓或沉弱，属脾阳虚衰证。治以健脾温阳利水。可选用五苓散（片、胶囊）等。

6. 水肿反复，持续时间较久，面部浮肿，身体肿，腰以下为重，按之凹陷不起，尿量减少或反多，腰部酸冷疼痛，四肢厥冷，怕冷，精神疲倦，面色㿠白，严重时甚至心悸胸闷，喘促难以平卧，腹大胀满，舌质淡胖，脉沉细或沉迟无力，属肾阳衰微证。治以温肾助阳，化气行水。可选用济生肾气丸（片）等。

7. 水肿久久不退，肿势轻重不一，四肢或全身浮肿，以下肢为主，皮肤可见瘀斑，腰部刺痛，或伴血尿，舌质紫暗，苔白，脉沉细涩，属瘀水互结证。治以活血化瘀，行气利水。可选用四物颗粒（合剂、胶囊）、五苓散（片、胶囊）等。

十五、腹胀（痞满）

腹胀（痞满）是指以自觉心下痞塞，胸膈胀满，触之无形，按之柔软，压之无痛为主要症状的病证。按部位痞满可分为胸痞、心下痞等，心下痞即胃脘部。临床以胃脘痞塞，满闷不舒为主症，并有按之柔软、压之不痛、望无胀形的特点。发病缓慢，时轻时重，反复发作，病程漫长。多由饮食、情志、起居、寒温等因素诱发。痞满的基本病位在胃，与肝、脾的关系密切。基本病机为中焦气机不利，脾胃升降失职。病理性质不外虚实两端，实即实邪内阻（食积、痰湿、外邪、气滞等），虚则如脾胃虚弱（气虚或阴虚），虚实夹杂则两者兼而有之。病理演变：初病多实，久病致虚，虚实兼杂。

1. 脘腹痞闷而胀，进食尤甚，拒按，嗳腐吞酸，恶食呕吐，或大便不调，矢气频作，味臭如败卵，舌苔厚腻，脉滑，属饮食内停证。治以消食和胃，行气消痞。可选用保和丸（片、颗粒）、健脾消食丸、大山楂丸、四磨汤口服液等消食剂。

2. 脘腹痞塞不舒，胸膈满闷，头晕目眩，身重困倦，呕恶纳呆，口淡不渴，小便不利，舌苔白厚腻，脉沉滑，属痰湿中阻证。治以除湿化痰，理气和中。可选用二陈丸（合剂）、平胃片、香砂平胃颗粒等化湿祛痰剂。

3. 脘腹痞闷，或嘈杂不舒，恶心呕吐，口干不欲饮，口苦，纳少，舌红苔黄腻，脉滑数，属湿热阻胃证。治以清热化湿，和胃消痞。可选用加味左金丸、一清颗粒等清热祛湿剂。

4. 脘腹痞闷，胸胁胀满，心烦易怒，善太息，呕恶嗳气，或吐苦水，大便不爽，舌质淡红，苔薄白，脉弦，属肝胃不和证。治以疏肝解郁，和胃消痞。可选用枳实导滞丸、逍遥颗粒、气滞胃痛颗粒等疏肝和胃剂。

5. 脘腹满闷，时轻时重，喜温喜按，纳呆便溏，神疲乏力，少气懒言，语声低微，舌质淡，苔薄白，脉细弱，属脾胃虚弱证。治以补气健脾，升清降浊。可选用补中益气丸（颗粒）等健脾益气剂。

6. 脘腹痞闷，嘈杂，饥不欲食，恶心嗳气，口燥咽干，大便秘结，舌红少苔，脉细数，属胃阴不足证。治以养阴益胃，调中消痞。可选用益胃口服液等养胃阴剂。

十六、眩晕

眩是指眼花或眼前发黑，晕是指头晕甚或感觉自身或外界景物旋转。二者常同时并见，故称为"眩晕"。临床表现为头晕目眩，视物旋转，轻者闭目即止，重者如坐车船，甚则仆倒，可伴有恶心呕吐、眼球震颤、耳鸣耳聋、汗出、心悸、心慌、面色苍白等。眩晕病位在脑，与肝、脾、肾相关。病机复杂，多相互兼夹和转化。

1. 眩晕，耳鸣，头目胀痛，口苦，失眠多梦，遇烦劳郁怒而加重，甚则仆倒，颜面潮红，急躁易怒，肢麻震颤，舌红苔黄，脉弦或数，属肝阳上亢证。治以平肝潜阳，清火息风。可选用天麻钩藤颗粒等。

2. 眩晕，头重昏蒙，或伴视物旋转，胸闷恶心，呕吐痰涎，食少多寐，舌苔白腻，脉濡滑，属痰湿中阻证。治以化痰去湿，健脾和胃。可选用半夏白术天麻胶囊等。

3. 眩晕，头痛，兼见健忘、心悸，失眠，精神不振，耳鸣耳聋，面唇紫暗，舌暗有瘀斑，脉涩或细涩，属瘀血阻窍证。治以祛瘀生新，活血通窍。可选用通络活血胶囊、脑血疏口服液等。

4. 眩晕动则加剧，劳累即发，面色㿠白，神疲乏力，倦怠懒言，唇甲不华，发色不泽，心悸少寐，纳少腹胀，舌淡苔薄白，脉细弱，属气血亏虚证。治以补益气血，调养心脾。可选用归脾丸（合剂、片、胶囊、颗粒）等。

5. 眩晕日久不愈，精神委靡，腰膝酸软，少寐多梦，健忘，两目干涩，视力减退；或遗精滑泄，耳鸣齿摇；或颧红咽干，五心烦热，舌红少苔，脉细数；或面色㿠白，形寒肢冷舌淡嫩，苔白，脉弱尺甚，属肾精不足证。治以滋养肝肾，益精填髓。可选用左归丸等。

中成药名索引